看護学テキスト NiCE

がん看護

様々な発達段階・治療経過にあるがん患者を支える

編集　鈴木久美　林　直子　佐藤まゆみ

南江堂

執筆者一覧

◆ 編 集

鈴木　久美	すずき　くみ	大阪医科薬科大学看護学部
林　　直子	はやし　なおこ	聖路加国際大学大学院看護学研究科
佐藤まゆみ	さとう　まゆみ	順天堂大学大学院医療看護学研究科

◆ 執 筆（執筆順）

鈴木　久美	すずき　くみ	大阪医科薬科大学看護学部
林　　直子	はやし　なおこ	聖路加国際大学大学院看護学研究科
高山　千春	たかやま　ちはる	神奈川県立保健福祉大学保健福祉学部看護学科
廣瀬　善信	ひろせ　よしのぶ	大阪医科薬科大学医学部病理学
西野　善一	にしの　よしかず	金沢医科大学医学部公衆衛生学
山内　照夫	やまうち　てるお	ハワイ大学がんセンタートランスレーショナル・臨床研究プログラム
重岡　　靖	しげおか　やすし	淀川キリスト教病院腫瘍内科
保坂　　隆	ほさか　たかし	保坂サイコオンコロジー・クリニック
辻　　哲也	つじ　てつや	慶應義塾大学医学部リハビリテーション医学教室
山下　素弘	やました　もとひろ	四国がんセンター
山中美智子	やまなか　みちこ	聖路加国際病院女性総合診療部／遺伝診療センター
平家　勇司	へいけ　ゆうじ	元聖路加国際病院免疫・細胞治療科
佐藤まゆみ	さとう　まゆみ	順天堂大学大学院医療看護学研究科
鶴若　麻理	つるわか　まり	聖路加国際大学大学院看護学研究科
小山富美子	こやま　ふみこ	神戸市看護大学
府川　晃子	ふかわ　あきこ	兵庫医科大学看護学部
増島麻里子	ますじま　まりこ	千葉大学大学院看護学研究院
小林　京子	こばやし　きょうこ	聖路加国際大学大学院看護学研究科
渡邊　知映	わたなべ　ちえ	昭和大学保健医療学部看護学科
綿貫　成明	わたぬき　しげあき	国立看護大学校
高橋奈津子	たかはし　なつこ	神奈川県立保健福祉大学保健福祉学部看護学科
大城　　怜	おおしろ　れい	神戸医療産業都市推進機構医療イノベーション推進センター
上別府圭子	かみべっぷ　きよこ	国際医療福祉大学大学院医療福祉学研究科
首藤　潔彦	しゅとう　きよひこ	帝京大学ちば総合医療センター外科
鍋谷　圭宏	なべや　よしひろ	千葉県がんセンター食道・胃腸外科
藤阪　保仁	ふじさか　やすひと	大阪医科薬科大学医学部内科学講座腫瘍内科学
小塚　拓洋	こづか　たくよう	虎の門病院放射線治療科
神田　善伸	かんだ　よしのぶ	自治医科大学附属病院血液科
村上　晴泰	むらかみ　はるやす	静岡県立静岡がんセンター呼吸器内科

小澤　桂子	おざわ　けいこ	国立がん研究センターがん対策研究所サバイバーシップ研究部
阿部　恭子	あべ　きょうこ	東京医療保健大学千葉看護学部
後藤　志保	ごとう　しほ	がん研有明病院看護部
近藤　美紀	こんどう　みき	国立がん研究センター東病院看護部
中島　和子	なかじま　かずこ	静岡県立静岡がんセンター看護部
荒尾　晴惠	あらお　はるえ	大阪大学大学院医学系研究科保健学専攻
向井美千代	むかい　みちよ	兵庫県看護協会
樺澤三奈子	かばさわ　みなこ	新潟県立看護大学
千﨑美登子	せんざき　みとこ	北里大学病院看護部
高山　京子	たかやま　きょうこ	順天堂大学医療看護学部
細田　志衣	ほそだ　ゆきえ	聖路加国際病院看護部女性総合診療部
八巻真紀子	やまき　まきこ	前聖路加国際大学大学院看護学研究科
井沢　知子	いざわ　ともこ	京都大学大学院医学研究科
岩田多加子	いわた　たかこ	聖路加国際病院看護部
清水奈緒美	しみず　なおみ	湘南医療大学保健医療学部看護学科
濱本　千春	はまもと　ちはる	YMCA訪問看護ステーション・ピース
高屋敷麻理子	たかやしき　まりこ	岩手県立大学看護学部
松本　明子	まつもと　あきこ	聖カタリナ病院看護部
竹之内直子	たけのうち　なおこ	元神奈川県立こども医療センター
逢阪　美里	おおさか　みさと	聖路加国際病院オンコロジーセンター
井関　千裕	いせき　ちひろ	兵庫県立西宮病院看護部
南口　陽子	みなみぐち　ようこ	大阪医科薬科大学看護学部
谷　宏子	たに　ひろこ	千葉県がんセンター看護局

はじめに

　がんは1981年以来日本人の死因第1位を占め，今や日本人の2人に1人ががんに罹患する時代となりました．一方，過去40年のうちにがん医療はめざましい進歩を遂げ，がんは不治の病から長期生存が可能な病気となり，5年生存率も60%以上と飛躍的に上昇しました．分子生物学の進歩により，がんの発生や進展のメカニズムも解明され，ゲノム解析に基づく遺伝子診断技術や治療薬が開発されるなど，現代のがん医療は日々高度化しています．さらに，遺伝子診断をもとにした個別化医療へと進むなど，がん医療はいっそう複雑化・多様化しています．

　看護基礎教育課程において，これまでは急性期，回復期，慢性期，終末期という疾病の経過別に学習するのが主流でした．しかし，2007年のがん対策基本法の施行により，がん患者に対する全人的ケアが重視されたこと，また臨地実習で受け持つ患者の多くががん患者であることから，看護基礎教育課程で系統的に「がん看護」を学ぶ必要性が高まっています．近年「がん看護」を1つの科目に位置付けて教育する大学もみられるようになり，本看護学テキストNiCEシリーズの他書採用校の先生方からも，がん看護の教科書を刊行してほしいとの要望が多く寄せられていたこともその表れと言えるでしょう．そこで，このたびNiCEシリーズの一環として，「がん看護」を体系的に学習する本書を刊行する運びとなりました．

　本書は，従来の「病気に対する看護」や「治療別の看護」の枠にとどまらず，患者の発達段階や臨床経過，実践の場に即した看護に重点を置いて構成しています．これは，がん患者の年齢や社会的背景，臨床経過の違いにより患者が体験する苦痛や生活上の困難が異なるため，治療的側面のみならず対象個々の特徴を踏まえて支援することが看護師に求められているからです．また，がんに関する専門知識や技術をもとに，包括的な視点で「根拠に基づいたがん看護」を実践できる看護師としての基礎が育まれることをねらいとしています．

【本書の構成】

　本書は，8つの章で構成されています．第Ⅰ章では，がん看護の全容を把握できるように，がん看護を学ぶ意味，患者が抱えている苦痛，がんの臨床経過，がん看護の役割について解説しています．第Ⅱ章では，わが国のがんの動向とその対策，がんの病態や治療の基礎知識，がん医療を円滑に進めるための専門職連携やその中で起こりうる倫理的課題などを解説しています．第Ⅲ章では，がんになった人とその家族を理解するために，がんの臨床経過や発達段階における患者の特徴と援助，がんサバイバーシップの概念，さらに家族の特徴と支援について解説しています．第Ⅳ章では，集学的治療の理解を深めるために，がんの5大治療である手術療法，薬物療法，放射線療法，造血幹細胞移植，免疫療法の基礎知識について，そして第Ⅴ章ではこれらの5大治療を受ける患者の治療前から治療後までの一連の看護を系統的に学べるように構成しています．第Ⅵ章では，緩和ケアや症状マネジメントの概念を述べたうえで，がん治療に伴う副作用や機能障害，進行期や終末期に出

現しやすい症状の観点から，がん患者に特有な症状を取り上げて発症機序から治療法，援助方法についてわかりやすく解説しています．第Ⅶ章では，がん患者は一般病棟のみならず多様な場で治療や療養をしているという視点を広げるために，外来，在宅，緩和ケア病棟/ホスピス病棟で実践されている看護について学習できるようにしています．最後の第Ⅷ章では，第Ⅰ章から第Ⅶ章までの知識を応用して思考力や臨床判断力を養えるように，各発達段階で罹患しやすいがんを取り上げ事例として提示し，その事例の看護展開を学習することにより問題解決的思考のプロセスを学べるよう工夫しました．

　ますます発展するがん医療の場で将来活躍されるであろう看護学生の皆様にとって，本書ががん看護の考え方や看護実践の拠り所となりましたら幸甚です．そして，本書を授業等で活用される教員の方々や利用される学生の皆様から，忌憚のないご意見を頂戴し，厚みのある充実したテキストへと進化していけるよう努めてまいる所存です．

　最後に，本書の刊行にあたり，快くご執筆くださいました多くの先生方に心より感謝いたします．また，企画から刊行までご支援いただきました南江堂の皆様に深謝いたします．

2020年11月

鈴木　久美
林　　直子
佐藤まゆみ

目　次

第Ⅰ章　がん看護とは　鈴木久美 ……………………………………………… 1

A．「がん看護」を学ぶとは ……………………………………………………… 2
　1●人々にとってのがんという病気の意味を理解する ……………………… 2
　2●がん医療の発展とがん治療および臨床経過を理解する ………………… 2
　3●発達段階におけるがんおよびがん治療の影響を理解する ……………… 3
B．がん患者が抱える苦痛 ……………………………………………………… 4
C．がんの臨床経過と治療 ……………………………………………………… 4
D．がん看護における看護師の役割 …………………………………………… 6
　1●がん患者の心のケア ………………………………………………………… 6
　2●がん治療や最期の療養の場に対する意思決定支援 ……………………… 6
　3●症状マネジメント …………………………………………………………… 7
　4●社会参加を促す支援 ………………………………………………………… 7
　5●家族ケア ……………………………………………………………………… 8
　6●がん啓発教育 ………………………………………………………………… 8
E．科学的根拠に基づくがん看護実践 ………………………………………… 8

第Ⅱ章　がんおよびがん医療の理解 ………………………………………… 11

1　がんの疫学とがん対策 ……………………………………………………… 12

A．がんの疫学　林　直子 ……………………………………………………… 12
　1●罹患の動向 …………………………………………………………………… 12
　2●死亡の動向 …………………………………………………………………… 15
　3●生存率 ………………………………………………………………………… 15
B．がん対策 ……………………………………………………………………… 18
　1●がん対策のあゆみ　林　直子 ……………………………………………… 18
　2●がん対策基本法 ……………………………………………………………… 20
　3●がん対策推進基本計画 ……………………………………………………… 20
　4●がん教育　高山千春 ………………………………………………………… 21

2　がんの病態と集学的治療 …………………………………………………… 24

A．がんの病態　廣瀬善信 ……………………………………………………… 24
　1●がんの進行と表現型 ………………………………………………………… 24
　2●がんの原因と発生機序 ……………………………………………………… 27
　　コラム　職業がん　27
B．がん予防・がん検診　西野善一 …………………………………………… 31
　1●がん予防のための対策 ……………………………………………………… 31

　　　2 ● がん検診 33
　　　3 ● がん啓発教育 35
　C．治療の視点からみたがんの経過　　山内照夫 36
　　　1 ● 治療の経過 36
　　　2 ● 生命予後 37
　　　3 ● 緩和ケア 37
　D．がんの診断と集学的治療　　山内照夫 37
　　　1 ● がんの画像診断 38
　　　2 ● がんの病理診断 38
　　　3 ● がんの治療 38
　　　4 ● 治療の進め方 40
　　　5 ● 診断・治療計画のためのキャンサーボード（症例検討カンファレンス） ... 42
　E．オンコロジックエマージェンシー　　重岡　靖 43
　F．サイコオンコロジー　　保坂　隆 45
　　　1 ● サイコオンコロジーの定義 45
　　　2 ● がん患者の心理の理解に役立つ切り口 45
　　　3 ● 適応障害への対応 46
　　　4 ● がん患者のうつと希死念慮 46
　　　5 ● スピリチュアルペイン 46
　　　6 ● 家族への対応 47
　G．がんリハビリテーション　　辻　哲也 48
　　　1 ● がんリハビリテーションの概要 48
　　　2 ● リハビリテーション診療の進め方 48
　　　3 ● がんリハビリテーションの実際 50
　H．補完・代替医療　　山下素弘 51
　　　1 ● 補完・代替医療とは 51
　　　2 ● 補完・代替医療のエビデンス 52
　　　3 ● 免疫療法について 52
　　　4 ● 患者が補完・代替医療を望んだ場合の対応 52
　　　　　コラム　補完・代替医療を検討する視点　53
　I．最新のがん医療 53
　　　1 ● がんゲノム医療　　山中美智子 53
　　　　　コラム　ゲノム医療における「二次的所見」　55
　　　2 ● 免疫療法　　平家勇司 55
　　　　　コラム　がん患者が望む治療と免疫治療　57

3　がん医療における専門職連携　　佐藤まゆみ 58
　A．専門職連携とは 58
　B．チーム医療をめぐる社会の動向 58
　C．がん医療におけるチーム医療の必要性 59

D. がん医療における専門職 ……………………………………………… 60
E. 専門職連携の方法 ……………………………………………………… 61
　1●患者中心の意識 ……………………………………………………… 61
　2●協働するためのスキル ……………………………………………… 61
　3●専門性の発揮 ………………………………………………………… 63
F. 専門職連携における看護師の役割 …………………………………… 63
　1●看護師としての専門性の発揮 ……………………………………… 63
　2●他職種が活用できるよう情報提供を行う ………………………… 63
　3●チーム医療がうまく機能するための調整役 ……………………… 63

4 がん医療における倫理 ………………………………………………… 65

A. がん医療における倫理的課題　　鶴若麻理 ………………………… 65
　1●悪い知らせの伝達 …………………………………………………… 65
　2●がん医療における倫理的意思決定 ………………………………… 65
　3●アドバンス・ディレクティブとアドバンス・ケア・プランニング（ACP）………… 66
　4●エンド・オブ・ライフ期（終末期）の鎮静 ……………………… 67
　5●がん・生殖医療をめぐる倫理的課題 ……………………………… 68
　6●家族性腫瘍の遺伝子診断をめぐる倫理的課題 …………………… 68
B. 看護師の役割　　小山富美子 ………………………………………… 69
　1●患者擁護（ペイシェントアドボカシー）………………………… 69
　2●倫理調整 ……………………………………………………………… 71

第Ⅲ章　がんになった人とその家族の理解および看護 ………… 73

1 がんの臨床経過におけるがん患者の特徴と援助 …………………… 74

A. 診断期にあるがん患者の特徴と援助のポイント　　鈴木久美 …… 74
　1●診断期にあるがん患者の特徴 ……………………………………… 74
　2●診断期にあるがん患者への援助のポイント ……………………… 75
B. 治療期にあるがん患者の特徴と援助のポイント　　府川晃子 …… 78
　1●治療期にあるがん患者の特徴 ……………………………………… 78
　2●治療遂行のための援助のポイント ………………………………… 80
C. 再発・転移がんの診断・治療期にあるがん患者の特徴と援助のポイント　　鈴木久美 …… 82
　1●再発・転移がんの診断・治療期にあるがん患者とその家族の特徴 …… 82
　2●再発・転移がんの診断・治療期にあるがん患者とその家族への援助のポイント …… 83
D. エンド・オブ・ライフ期にあるがん患者の特徴と援助のポイント　　増島麻里子 …… 85
　1●エンド・オブ・ライフ期にあるがん患者の特徴 ………………… 85
　2●症状緩和 ……………………………………………………………… 87
　3●生を支えるケア ……………………………………………………… 87
　4●看取りのケア ………………………………………………………… 89

5●遺族ケア ……………………………………………………………… 90

② 発達段階におけるがん患者の特徴と援助 ……………………………… 92

A. 小児期発症のがん患者の特徴と援助のポイント　　小林京子 …… 92
1●小児期発症のがん患者の特徴 ……………………………………… 92
2●成長・発達を促す援助のポイント ………………………………… 93

B. AYA世代のがん患者の特徴と援助のポイント　　渡邊知映 …… 96
1●AYA世代のがん患者の特徴 ……………………………………… 96
2●アイデンティティの確立を支える援助のポイント ……………… 98
3●AYA世代のがん患者に対するチーム医療 ……………………… 100

C. 成人期のがん患者の特徴と援助のポイント　　林　直子 …… 101
1●成人期のがん患者の特徴 ………………………………………… 101
2●社会生活を支える援助のポイント ……………………………… 103

D. 老年期のがん患者の特徴と援助のポイント　　綿貫成明 …… 105
1●老年期のがん患者の特徴 ………………………………………… 105
2●人生の統合を支える援助のポイント …………………………… 106
　　コラム　薬物療法を受ける高齢者への配慮　108

③ がんサバイバーシップとソーシャルサポート　　高橋奈津子 …… 110

A. がんサバイバーシップとは ……………………………………… 110
B. がんサバイバーの特徴 …………………………………………… 111
C. がんサバイバー・がん患者を支えるソーシャルサポート …… 111
1●手段的サポート …………………………………………………… 111
2●情報的サポート …………………………………………………… 112
3●情緒的サポート …………………………………………………… 113
4●評価的サポート …………………………………………………… 113
5●ピアサポート―サポートグループ/患者会（セルフヘルプグループ） …… 113
　　コラム　マギーズ　114

④ がん患者の家族の特徴と支援　　大城　怜, 上別府圭子 …… 115

A. 患者と家族を取り巻く課題 ……………………………………… 115
1●家族とは …………………………………………………………… 115
2●家族の心理 ………………………………………………………… 115
3●子どもの心理 ……………………………………………………… 115
4●家族の課題 ………………………………………………………… 116
B. 家族を支えるケア ………………………………………………… 116
1●配偶者へのケア …………………………………………………… 116
2●子どもへのケア …………………………………………………… 117
3●親へのケア ………………………………………………………… 117
4●家族全体へのケア ………………………………………………… 118

ⓒⓞⓛⓤⓜ 小児がん患児のきょうだいを対象とした支援の実際　118

| 第Ⅳ章 | がん患者に対する治療 | 121 |

1 手術療法　首藤潔彦, 鍋谷圭宏 ……………………………………………… 122

A. 手術療法の目的と種類 ……………………………………………………… 122
B. 手術療法の流れ …………………………………………………………… 122
　1●疾患診断と全身評価 ……………………………………………………… 122
　2●術式決定と術前管理 ……………………………………………………… 123
　3●がんの手術の特徴 ……………………………………………………… 123
C. 術後合併症予防と対策 …………………………………………………… 123
　1●術後合併症とは ……………………………………………………… 123
　2●術後合併症の予防, 評価と対処法 ……………………………………… 123
D. 治療の効果判定と経過観察 ………………………………………………… 125
E. 晩期合併症 ……………………………………………………………… 125
F. 手術療法後の再発 ……………………………………………………… 125
　ⓒⓞⓛⓤⓜ 術後の食事摂取量の低下とサルコペニア　125

2 薬物療法　藤阪保仁 ……………………………………………………… 126

A. 薬物療法の目的と種類 …………………………………………………… 126
　1●薬物療法の目的 ……………………………………………………… 126
　2●薬物療法の種類 ……………………………………………………… 126
B. 薬物療法の流れあるいは治療方針の決定 ………………………………… 128
C. 治療レジメン ……………………………………………………………… 130
D. 副作用（有害反応）の管理・対策 ……………………………………… 131
E. 治療の効果判定・副作用の評価 ………………………………………… 132
F. 晩期合併症（晩期障害）………………………………………………… 133
G. 薬物療法後の再発 ……………………………………………………… 134

3 放射線療法　小塚拓洋 …………………………………………………… 135

A. 放射線療法の目的と種類 ………………………………………………… 135
　1●目的 ……………………………………………………………………… 135
　2●放射線の種類 ………………………………………………………… 135
　3●照射方法 ……………………………………………………………… 135
B. 治療方針の決定 ………………………………………………………… 136
　1●診察 …………………………………………………………………… 136
　2●治療計画用CTの撮影 ………………………………………………… 137
C. 治療計画 ………………………………………………………………… 137
　1●外部照射の治療計画 ………………………………………………… 137

　　　2●内部照射の治療計画 ……………………………………………………… 139
　D．放射線療法の実際 …………………………………………………………… 139
　　　1●事前準備や注意点 ……………………………………………………… 139
　　　2●体の位置合わせ ………………………………………………………… 139
　　　3●照射 ……………………………………………………………………… 139
　E．治療中の有害事象の管理・対策 …………………………………………… 139
　F．治療の効果判定と経過観察 ………………………………………………… 139
　G．晩期有害事象 ………………………………………………………………… 140
　H．放射線療法後の再発と再照射 ……………………………………………… 140

4　造血幹細胞移植　　神田善伸 ……………………………………………… 141
　A．造血幹細胞移植の目的と種類 ……………………………………………… 141
　B．造血幹細胞移植の決定 ……………………………………………………… 142
　C．造血幹細胞移植前の準備，移植の実際 …………………………………… 142
　　　1●造血幹細胞移植の流れ ………………………………………………… 142
　　　2●ドナーの選択 …………………………………………………………… 143
　　　3●移植前処置 ……………………………………………………………… 144
　　　4●幹細胞の輸注 …………………………………………………………… 145
　D．合併症の管理 ………………………………………………………………… 146
　　　1●GVHDの診断，予防，治療 …………………………………………… 146
　　　2●感染症の予防と治療 …………………………………………………… 146
　　　3●晩期合併症 ……………………………………………………………… 148
　E．移植後の再発 ………………………………………………………………… 148

5　免疫療法　　村上晴泰 …………………………………………………… 149
　A．免疫療法の種類 ……………………………………………………………… 149
　　　1●免疫応答を増強する治療 ……………………………………………… 149
　　　2●免疫抑制を解除する治療 ……………………………………………… 149
　B．免疫チェックポイント阻害薬治療方針の決定 …………………………… 150
　　　1●各がん種における治療前評価 ………………………………………… 150
　　　2●がん種横断的な治療前評価 …………………………………………… 151
　　　3●副作用のリスクからみた治療適応の判断 …………………………… 151
　C．治療計画 ……………………………………………………………………… 152
　D．治療の実際 …………………………………………………………………… 153
　　　1●副作用の管理・対策 …………………………………………………… 153
　　　2●治療の効果判定と経過観察 …………………………………………… 153

第Ⅴ章　がん治療を受ける患者の看護 ———————————————————— 155

1 手術療法を受ける患者の看護　佐藤まゆみ ————————————— 156

A．術前期の援助 ————————————————————————————— 156
　1●アセスメント ————————————————————————————— 156
　2●看護目標 ——————————————————————————————— 156
　3●看護活動 ——————————————————————————————— 156
B．術後期の援助 ————————————————————————————— 159
　1●アセスメント ————————————————————————————— 159
　2●看護目標 ——————————————————————————————— 159
　3●看護活動 ——————————————————————————————— 159

2 化学療法を受ける患者の看護　小澤桂子 ——————————————— 163

A．化学療法前の援助 ——————————————————————————— 163
　1●アセスメント ————————————————————————————— 163
　2●看護目標 ——————————————————————————————— 163
　3●セルフケア教育 ———————————————————————————— 164
B．化学療法中の援助 ——————————————————————————— 164
　1●看護目標 ——————————————————————————————— 164
　2●看護活動 ——————————————————————————————— 164
C．曝露対策 ——————————————————————————————— 169
　1●抗がん薬曝露による医療者への影響 ——————————————————— 169
　2●抗がん薬曝露の経路と発生状況 ————————————————————— 169
　3●曝露対策 ——————————————————————————————— 170
D．化学療法（終了）後の援助 ——————————————————————— 170

3 内分泌療法を受ける患者の看護　阿部恭子 ——————————————— 172

A．内分泌療法前の援助 —————————————————————————— 172
　1●アセスメント ————————————————————————————— 172
　2●看護目標 ——————————————————————————————— 172
　3●看護活動 ——————————————————————————————— 172
B．内分泌療法中の援助 —————————————————————————— 174
　1●アセスメント ————————————————————————————— 174
　2●看護目標 ——————————————————————————————— 175
　3●看護活動 ——————————————————————————————— 175
C．内分泌療法後の援助 —————————————————————————— 176

4 放射線療法を受ける患者の看護　後藤志保 ——————————————— 177

A．放射線療法前の援助—治療計画CT撮影と治療開始に向けた援助 ——————— 177

　　　1●アセスメント ································· 177
　　　2●看護目標 ····································· 177
　　　3●看護活動 ····································· 177
　　B．放射線療法中の援助 ······················· 178
　　　1●アセスメント ································· 178
　　　2●看護目標 ····································· 179
　　　3●看護活動 ····································· 179
　　C．放射線療法（終了）後の援助 ··············· 181
　　　1●アセスメント ································· 181
　　　2●看護目標 ····································· 181
　　　3●看護活動 ····································· 181
　　D．放射線防護対策 ··························· 182

5　造血幹細胞移植を受ける患者の看護　　近藤美紀 ····· 183
　　A．造血幹細胞移植前の援助―移植に向けての準備 ··· 183
　　　1●アセスメント ································· 183
　　　2●看護目標 ····································· 184
　　　3●看護活動 ····································· 184
　　B．造血幹細胞移植中から退院までの援助 ······· 186
　　　1●アセスメント ································· 186
　　　2●看護目標 ····································· 186
　　　3●看護活動 ····································· 186
　　C．退院後の外来での長期フォローアップ ······· 188
　　　1●移植後も長期にわたって生じる患者の問題 ··· 188
　　　2●長期フォローアップでの看護活動 ··········· 188
　　　3●移植後患者指導管理料 ····················· 188

6　免疫療法を受ける患者の看護　　中島和子 ··········· 190
　　A．免疫療法前の援助 ························· 190
　　　1●アセスメント ································· 190
　　　2●看護目標 ····································· 191
　　　3●看護活動 ····································· 191
　　B．免疫療法中の援助 ························· 192
　　　1●アセスメント ································· 192
　　　2●看護目標 ····································· 192
　　　3●看護活動 ····································· 192
　　C．免疫療法後の援助 ························· 194
　　　1●アセスメント ································· 194
　　　2●看護目標 ····································· 194
　　　3●看護活動 ····································· 194

第VI章 緩和ケア 197

1 緩和ケアとは 荒尾晴惠 198

A. 緩和ケアの定義 198
B. 専門性からみた緩和ケアの分類 198
C. 緩和ケアを受ける対象の全人的な理解 199
D. 緩和ケアにおけるチームアプローチ 200

2 症状マネジメントとは 荒尾晴惠 201

A. 症状マネジメントの概念 201
1 ● 症状と症状マネジメントモデル 201
2 ● 症状の体験から患者個別の症状を理解する 201
3 ● 症状マネジメントとは 202
4 ● 症状マネジメントにおける看護 203

3 各症状のマネジメント 205

A. がん疼痛 向井美千代 205
1 ● 概念 205
2 ● 症状の特徴 205
3 ● 発症のメカニズム 205
4 ● 治療法 208
5 ● アセスメント 209
6 ● 援助 210

B. 倦怠感 樺澤三奈子 212
1 ● 概念 212
2 ● 症状の特徴 212
3 ● 発症のメカニズム 212
4 ● 治療法 212
5 ● アセスメント 212
6 ● 援助 213

C. 悪液質 千﨑美登子 214
1 ● 概念 214
2 ● 症状の特徴 215
3 ● 発症のメカニズム 215
4 ● 治療法 215
5 ● アセスメント 216
6 ● 援助 216

D. 呼吸困難 高山京子 217
1 ● 概念 217

2 ● 症状の特徴 ·· 217

3 ● 発症のメカニズム ·· 217

4 ● 治療法 ··· 218

5 ● アセスメント ··· 219

6 ● 援助 ··· 219

E．消化器症状①──悪心・嘔吐　細田志衣 ················ 220

1 ● 概念 ··· 220

2 ● 症状の特徴 ·· 220

3 ● 発症のメカニズム ·· 220

4 ● 治療法 ··· 221

5 ● アセスメント ··· 222

6 ● 援助 ··· 222

F．消化器症状②──食欲不振　細田志衣 ················ 223

1 ● 概念 ··· 223

2 ● 症状の特徴 ·· 223

3 ● 発症のメカニズム ·· 224

4 ● 治療法 ··· 224

5 ● アセスメント ··· 224

6 ● 援助 ··· 224

G．消化器症状③──腹水　八巻真紀子 ················ 225

1 ● 概念 ··· 225

2 ● 症状の特徴 ·· 225

3 ● 発症のメカニズム ·· 225

4 ● 治療法 ··· 225

5 ● アセスメント ··· 226

6 ● 援助 ··· 226

H．リンパ浮腫　井沢知子 ················ 227

1 ● 概念 ··· 227

2 ● 症状の特徴 ·· 228

3 ● 発症のメカニズム ·· 228

4 ● 治療法 ··· 228

5 ● アセスメント ··· 229

6 ● 援助 ··· 229

I．不安・抑うつ（希死念慮）　岩田多加子 ················ 230

1 ● 概念 ··· 230

2 ● 症状の特徴 ·· 230

3 ● 発症のメカニズム ·· 231

4 ● 治療法 ··· 231

5 ● アセスメント ··· 232

6 ● 援助 ··· 233

J．せん妄　岩田多加子 ·················· 234
1 ● 概念 ·················· 234
2 ● 症状の特徴（がん終末期せん妄） ·················· 234
3 ● 発症のメカニズム ·················· 234
4 ● 治療法 ·················· 234
5 ● アセスメント ·················· 235
6 ● 援助 ·················· 236

第Ⅶ章　がん患者の療養の場における看護 ·················· 239

1 外来における看護　清水奈緒美 ·················· 240

A．近年のがん患者の療養の特徴 ·················· 240
B．外来看護の構造 ·················· 240
C．外来看護の役割・機能 ·················· 240
D．外来で提供している看護の実際 ·················· 241

2 在宅における看護　濵本千春 ·················· 243

A．訪問看護の役割・機能 ·················· 243
1 ● 訪問看護とは ·················· 243
2 ● 訪問看護の対象者 ·················· 243
B．地域包括ケア/地域連携クリティカルパス ·················· 243
1 ● 地域包括ケアとは ·················· 243
2 ● 地域連携クリティカルパスとは ·················· 243
3 ● がん患者を地域社会で支えるために必要なことは ·················· 244
C．訪問看護の実際 ·················· 244
1 ● 患者アセスメント ·················· 244
2 ● その人らしく生活するための支援 ·················· 245
3 ● 多職種連携 ·················· 246
4 ● 社会資源の調整 ·················· 247
5 ● 看取り ·················· 247
6 ● 遺族ケア ·················· 247

3 緩和ケア病棟/ホスピス病棟における看護　高屋敷麻理子 ·················· 248

A．緩和ケア病棟の役割 ·················· 248
B．緩和ケア病棟の機能 ·················· 248
C．緩和ケアの実際 ·················· 248
1 ● 患者アセスメント ·················· 248
2 ● 症状マネジメント ·················· 249
3 ● スピリチュアルケア ·················· 249

4 ● 多職種連携 ·· 250
5 ● 家族ケア ·· 250
6 ● 看取り ·· 251
7 ● 遺族ケア ·· 251

4　がん患者の療養の場の移行支援　　松本明子 ··········· 252

A．がん患者の療養の場の移行とは ························· 252
1 ● 療養の場の選択が必要になる患者 ··················· 252
2 ● 療養の場の選択肢と特徴 ····························· 252
B．がん患者の療養の場の移行の特徴 ····················· 253
1 ● 患者の個別性に合わせた情報提供 ··················· 253
2 ● 対話による本人の意思決定支援 ····················· 253
C．がん患者の療養の場の移行支援の実際 ················· 253
1 ● 入退院支援と退院支援看護師 ······················· 254
2 ● 入退院支援のステップ ······························· 255
3 ● 移行期の支援における注意点 ······················· 255

第Ⅷ章　事例で考えるがん看護 ························· 257

1　小児がん患者への看護—急性白血病の女性　竹之内直子 ········· 258

場面 1　医師から診断・治療方針について説明を受けた場面　258
A．病態・診断・治療 ··································· 258
B．診断時の看護 ····································· 260
場面 2　初回治療開始後の時期　263
C．初回治療開始後の看護 ····························· 263
場面 3　治療経過に伴う意思決定が必要となった場面　266
D．新たな治療の選択が必要になった時の看護 ··········· 266
場面 4　治療終了後，長期フォローアップの時期　269
E．長期フォローアップの時期の看護 ··················· 269

2　AYA世代（若年成人）のがん患者への看護—精巣がんの男性　逢阪美里 ··· 271

場面 1　医師から診断・治療方針の説明を受けた後の看護師面談の場面　271
A．病態・診断・治療 ································· 271
B．医師による診断，治療方針説明後の面談時の看護 ····· 273
場面 2　高位精巣摘除術後の化学療法オリエンテーションの場面　275
C．高位精巣摘除術後の化学療法オリエンテーション時の看護 ········· 275

3　成人（壮年前期）のがん患者への看護—乳がんの女性　　　井関千裕 ⋯⋯ 281

場面 ❶　診断がついた場面　281

A．病態・診断・治療 ⋯⋯⋯⋯⋯⋯⋯⋯⋯⋯⋯⋯⋯⋯⋯⋯⋯⋯⋯⋯⋯⋯⋯ 281

B．診断時の看護 ⋯⋯⋯⋯⋯⋯⋯⋯⋯⋯⋯⋯⋯⋯⋯⋯⋯⋯⋯⋯⋯⋯⋯⋯⋯ 283

場面 ❷　治療の選択・実施の場面　285

C．初期治療選択時の看護 ⋯⋯⋯⋯⋯⋯⋯⋯⋯⋯⋯⋯⋯⋯⋯⋯⋯⋯⋯⋯⋯ 286

場面 ❸　術前化学療法を受ける場面　287

D．化学療法時の看護 ⋯⋯⋯⋯⋯⋯⋯⋯⋯⋯⋯⋯⋯⋯⋯⋯⋯⋯⋯⋯⋯⋯⋯ 287

場面 ❹　術後3日目の場面　288

E．周手術期の看護 ⋯⋯⋯⋯⋯⋯⋯⋯⋯⋯⋯⋯⋯⋯⋯⋯⋯⋯⋯⋯⋯⋯⋯⋯ 289

場面 ❺　放射線療法を受ける場面　291

F．放射線療法時の看護 ⋯⋯⋯⋯⋯⋯⋯⋯⋯⋯⋯⋯⋯⋯⋯⋯⋯⋯⋯⋯⋯⋯ 291

4　成人（壮年後期）のがん患者への看護—肺がんの男性　　　南口陽子 ⋯⋯ 293

場面 ❶　初回抗がん薬治療（1次治療）終了後から2次治療を開始するまでの場面　293

A．病態・診断・治療 ⋯⋯⋯⋯⋯⋯⋯⋯⋯⋯⋯⋯⋯⋯⋯⋯⋯⋯⋯⋯⋯⋯⋯ 293

B．1次治療終了後，腫瘍の増大時の看護 ⋯⋯⋯⋯⋯⋯⋯⋯⋯⋯⋯⋯⋯⋯ 296

場面 ❷　2次治療を中止し，緩和ケアを中心とした治療への移行を意思決定する場面　298

C．2次治療の中止，および緩和ケアを中心とした治療への移行を意思決定する時の看護 ⋯⋯⋯⋯⋯⋯⋯⋯⋯⋯⋯⋯⋯⋯⋯⋯⋯⋯⋯⋯⋯⋯⋯⋯⋯⋯⋯⋯ 298

場面 ❸　緩和ケアを中心とした治療への移行後，療養の場を決定するまでの場面　301

D．療養の場を意思決定する時の看護 ⋯⋯⋯⋯⋯⋯⋯⋯⋯⋯⋯⋯⋯⋯⋯⋯ 301

場面 ❹　在宅での療養の経過　303

5　高齢のがん患者への看護—大腸がんの男性　　　谷　宏子，佐藤まゆみ ⋯⋯ 304

場面 ❶　外来化学療法を終了し手術のために入院した場面　304

A．病態・診断・治療 ⋯⋯⋯⋯⋯⋯⋯⋯⋯⋯⋯⋯⋯⋯⋯⋯⋯⋯⋯⋯⋯⋯⋯ 305

B．入院時の看護 ⋯⋯⋯⋯⋯⋯⋯⋯⋯⋯⋯⋯⋯⋯⋯⋯⋯⋯⋯⋯⋯⋯⋯⋯⋯ 308

場面 ❷　術後早期の場面　309

C．術後早期の看護 ⋯⋯⋯⋯⋯⋯⋯⋯⋯⋯⋯⋯⋯⋯⋯⋯⋯⋯⋯⋯⋯⋯⋯⋯ 310

場面 ❸　在宅療養に向けて：人工肛門のセルフケア確立への支援を行う場面　312

D．在宅療養に向けたセルフケア確立時の看護 ⋯⋯⋯⋯⋯⋯⋯⋯⋯⋯⋯⋯ 312

索引 ⋯⋯⋯⋯⋯⋯⋯⋯⋯⋯⋯⋯⋯⋯⋯⋯⋯⋯⋯⋯⋯⋯⋯⋯⋯⋯⋯⋯⋯⋯⋯ 315

第I章

がん看護とは

1. がん看護とは何かについて理解する
2. がんおよびがん治療が人々に及ぼす影響を理解する
3. がん看護における看護師の役割を理解する

　　がんは，日本のみならず諸外国でも多くの人が罹患する病気であり，世界共通の健康課題となっている．医療の進展に伴い治る時代となったが，いまだ死のイメージが強く，人々に脅威をもたらす病気である．本章では，がん看護を学ぶとは，がん患者が抱える苦痛，がんの臨床経過と治療，がん看護における看護師の役割，科学的根拠に基づくがん看護実践について概説する．

A.「がん看護」を学ぶとは

　　がん看護は，がんと診断された人およびその家族を対象に，がんおよびがん治療からもたらされる全人的苦痛を緩和し，がんと共にその人らしい生活や人生を送ることができるようエビデンスに基づいた看護実践を行うことである．また，人々ががんになる前の段階においても，がんの予防や早期発見・早期治療につながるようにがん啓発教育を実践することである．これらの看護実践を行うためには，がん看護を系統的に学ぶ必要がある．

1●人々にとってのがんという病気の意味を理解する

　　2017年に新たにがんと診断された日本人は約97.7万人[1]と，男女ともに2人に1人が一生涯のうちにがんに罹患しており，いまやがんは国民病といわれるほどまでになっている．がんはかつて不治の病として認識されていたが，診断・治療技術の進展とともに治るがんも多く，がん生存率は約60％[1]まで向上し，がん体験者であるサバイバーが増加している．しかし，2016年に3,000人（うち回収率60.5％）を対象に行われた「がん対策に関する世論調査」[2]では，がんに対する印象として「こわいと思う」者が72.3％，その理由として「がんで死に至る場合があるから」72.1％，「がんの治療や療養には，家族や親しい友人などに負担をかける場合があるから」55.2％，「がんそのものや治療により，痛みなどの症状が出る場合があるから」50％があげられ，多くの人々はがんに対して脅威を抱き，負の感情をもっていることがわかる．このような背景から，多くの人はがんと診断されると大きな衝撃を受け，死への恐怖に直面し，混乱や絶望，否認，不安，抑うつなどのさまざまな精神的苦痛を体験している．そして，がんの診断以降も再発の不安を抱えながら生活している患者が多い．したがって，人々にとってのがんという病気の意味をよく理解したうえで，一般の人やがん患者および家族にかかわることが重要であり，がんは心のケアが欠かせない病気であるといえる．

2●がん医療の発展とがん治療および臨床経過を理解する

　　現在のがん医療は，分子生物学の進歩により，がんの発生や進展の機構が解明され，ゲノム解析をはじめ新しい遺伝子診断技術や治療薬が開発されている．そして，従来の臓器別あるいは病理組織学的な病理診断を超えて，がん細胞に特異的な遺伝子異常やタンパク質の発現異常を診断する遺伝子診断による個別化医療へと進んでおり，がん医療は年々高度化・複雑化している．このため，日進月歩の勢いで変化しているがん医療の状況をふまえて，がん患者や家族のニーズに合わせたタイムリーな援助を提供することが求められている．

　また，がん治療は診断結果に基づき，手術療法，がん薬物療法，放射線療法などを組み合わせた集学的治療が肝要とされている．最近の治療では，病理診断や遺伝子診断の結果をもとに最大限の治療効果を目指し，最小限の身体侵襲になるように配慮されている．しかし，手術療法は身体欠損や機能障害が避けられないため，患者は日常生活の変更を余儀なくされ，外見の変化に伴う心理的葛藤を抱えやすい．化学療法や内分泌療法は，倦怠感，悪心・嘔吐などの消化器症状，末梢神経障害，皮膚障害，更年期症状などの副作用が生じるため，患者は苦痛を伴う症状を体験する．これらの治療は，化学療法であれば約半年，内分泌療法では約5年間と長い期間を要する．そのため，患者は治療と社会的役割を両立させながら生活しなければならず，社会的役割の変更を余儀なくされることもある．とくに若年でがんに罹患した場合は，治療の晩期障害により子どもを産み育てる妊孕能が障害され，人生設計までも変えなければならないこともある．がん治療が患者に及ぼす影響は多種多様であることから，それぞれの治療の特徴を理解したうえで看護を展開する必要がある．

　さらに，がんが再発したり転移した場合，患者は治療効果が得られるまで延々と化学療法や内分泌療法などのがん薬物療法を継続しなければならない．しかも，がんの転移があった場合は治癒が期待できないことが多く，やがて患者は治療中止の決断を迫られ，死を免れられないエンド・オブ・ライフの時期を迎える．それぞれの時期によりがんの病態や治療法，患者が体験する苦痛症状や苦悩が異なるため，がん患者がたどる臨床経過や軌跡に合わせた援助が重要である．

3 ● 発達段階におけるがんおよびがん治療の影響を理解する

　がんはどの年代にも発症する病気であり，それぞれの年代で発症しやすいがんの種類が異なるため治療法や治療によって受ける影響もさまざまである．また，各年代において発達課題を有しているが，がん治療の影響によりその達成が妨げられやすい．小児期では白血病や脳腫瘍の罹患が多いため，化学療法や放射線療法などの副作用や有害事象により患児の心身の成長・発達，社会化が阻害されやすい．思春期・青年期では白血病や性腺腫瘍，子宮頸がんなどの罹患が多く，化学療法や手術療法により生殖器機能障害が生じ，妊娠・出産という妊孕能の問題を抱えやすい．また，壮年期でがんになった場合は，手術療法に伴う身体の形態・機能の喪失によって生活の再構築や再調整を迫られたり，就労や子育て，介護の問題が生じやすい．老年期では，身体機能や認知機能の低下にがん治療の副作用が上乗せされるため，症状マネジメントがむずかしく，活動範囲や社会的役割が縮小しやすい．したがって，どの年代でがんに罹患したのかということを理解したうえで，がんやその治療が及ぼす影響，発達課題もふまえてがん患者や家族にかかわることが求められる．

　以上のことから，日本で増え続けているがん患者は，がん特有の臨床経過をたどり，身体侵襲の大きい集学的治療を受けなければならないため，さまざまな身体的，精神的，社会的，スピリチュアルな問題を有する．また，がんに罹患した年代によって直面する課題が異なる．そのため，がん患者はどのような臨床経過をたどっているのか，どのようながんの種類でどのような治療を受けているのか，どのような年代でがんに罹患したのかについて多面的・全人的な視点で患者をとらえることが重要である．これらの視点で患者をと

らえることにより，患者へのがんおよびがん治療の影響を予測し，臨床経過や発達段階，個別性をふまえてエビデンスに基づいた最善のケアを患者および家族に提供することが可能となる.

B. がん患者が抱える苦痛

　がんは，死の病気というイメージがあり，身体侵襲の大きい治療を必要とすることから，がん患者は身体的，精神的，社会的，スピリチュアルな**苦痛を体験している**. 身体的，精神的，社会的，スピリチュアルな苦痛は，**トータルペイン**すなわち**全人的苦痛**とよばれている. 身体的苦痛は，痛みや倦怠感などの身体症状の出現や日常生活動作の低下した状態をいう. 精神的苦痛は，不安や苛立ち，うつ状態，孤独感などを示す. 社会的苦痛は，仕事や家庭内における問題や人間関係が悪化する状態などをいう. スピリチュアルな苦痛（スピリチュアルペイン）は，生きる意味を見出せなかったり，自分が存在している価値を見出せなかったり，死への恐怖などを示す. これらの苦痛は単独で存在することもあるが，多くの場合は互いに影響し合い，全体として苦しみを形成する[3]といわれている. たとえば，がんによる痛みがあり夜間眠れなくなると，「この治療で効果が出るのだろうか」「副作用がつらい化学療法を続けられるのだろうか」「自分の痛みを理解してもらえず悲しい」とさまざまなことを考え，不安になったり気持ちが落ち込んだり，孤独感を抱いたりする. また，残される家族のことや仕事のことが心配になり，「子どもを残して死ねない」と生きることに強い執着を示したり，「家族に迷惑をかけてまで生きたくない」「こんな状態で生きていても意味がない」と生きる気力を失ったりすることもある. このように身体的，精神的，社会的，スピリチュアルな苦痛は，互いに影響し合って存在するのである. そして，がん患者はどのような時期であってもこのようなトータルペインを有するため，全人的な視点でその人を理解することが適切な援助をするうえで重要となる.

C. がんの臨床経過と治療

　がんは，さまざまな発がん要因の影響を受けた正常細胞ががん細胞へと変化し，いくつかの発がん過程を経て増殖し，発見される. 現在では発がん要因も解明されており，予防できるがんも存在する. **がんの臨床経過は図I-1**に示したように，予防の時期，がんの診断期，治療・回復期，慢性期，再発・転移がんの診断・治療期，エンド・オブ・ライフ期あるいは終末期に分けられる.

　図I-2に示したように，**予防の時期**は一次予防，二次予防が含まれ，がんを防ぐために禁煙，高脂肪食や塩分を控えるなどの予防行動をとったり，早期発見のためのがん検診を受けたりする時期である. この時期は，がん予防行動やがん検診受診行動を促進するがん啓発教育が重要となる.

　診断期は，患者が何らかの症状を自覚したり，がん検診や人間ドックなどの検査を受けて異常を発見されたりして，医療機関で精密検査や病理検査を受けた後に医師からがんと診断・告知され，提示された治療法を選択する時期である. この時期は，がん告知に対す

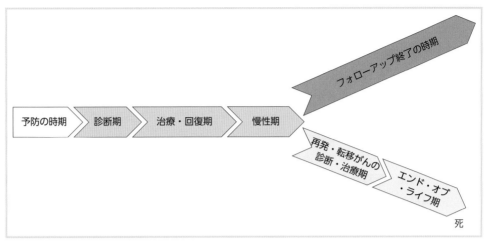

図 I-1　がんの臨床経過

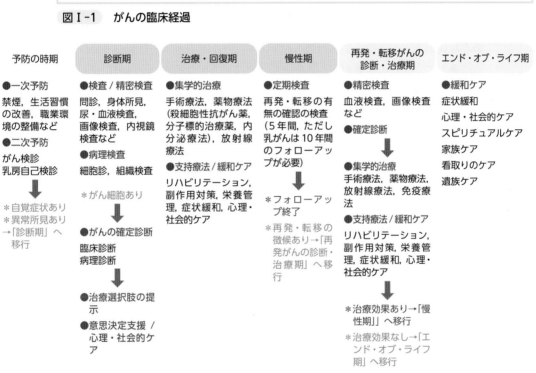

図 I-2　がんの臨床経過別の治療

る危機介入や，治療選択に対する意思決定支援が援助のポイントとなる．また，診断期に
おいて，がんが小さい段階で発見される早期がんと，周囲の組織や臓器に浸潤・転移した
状態で発見される進行がんがあり，進行がんで発見された場合は再発・転移がんと同じよ
うな臨床経過をたどる．

　治療・回復期は，患者ががんの治癒を目的とした手術療法，がん薬物療法，放射線療法
などの複合的な集学的治療，いわゆる積極的治療に専念しつつ，形態喪失に伴う機能障害
へのリハビリテーションを受けて心身の回復を図り，必要な治療を完遂するまでの時期で

ある．この時期は，治療に対するセルフマネジメント支援や外見の変化へのアピアランスケア，就労支援，再発不安へのケアが援助のポイントとなる．

慢性期は，がんに対する治療が何らかの効果をあげ病状が安定している時期であり，局所再発や転移を確認するための定期検査によるフォローアップを受ける時期である．この時期は，多くの患者が再発不安を抱えているため再発不安へのケアの継続が重要である．そして，定期検査によるフォローアップが終了し，再発がない状態が続けば治癒にいたる．しかし，慢性期にがんの局所再発や転移が発見される患者もおり，このような場合は再発・転移がんの診断・治療期に移行する．

再発・転移がんの診断・治療期は，切除したがんが同じ部位に発生する局所再発や他の臓器へのがんの転移が発見され，再び積極的治療が必要となる時期である．再発や転移の治療は延命が主な目的となり，とくにがんが転移した場合は治癒が期待できない．そのため，患者は化学療法や内分泌療法などのがん薬物療法を長期にわたり継続しなければならない．したがって，この時期は，危機介入と治療継続への意思決定支援，治療継続のための心身両面からの援助，アドバンス・ケア・プランニングへの支援が援助のポイントとなる．そして，がんの病勢が強く治療効果が期待できずに治療の副作用による身体侵襲が大きくなった場合は，積極的治療を中止せざるを得ず，エンド・オブ・ライフ期に移行する．

エンド・オブ・ライフ期あるいは**終末期**は，がんの進行に伴い病状が悪化し，人生の最終段階を迎え，死にいたる時期である．この時期は，病状の悪化に伴うがん疼痛や倦怠感などの症状が複合的に出現するため，症状緩和のための症状マネジメントが必要になる．また，死への恐怖や生きることへの問いが生じるなどのスピリチュアルな苦痛が出現するため，生を支えるケアが重要である．そして，最愛の人との別れを目前に控えた家族に対するケア，死にいたる段階においては看取りのケアが援助のポイントとなる．

D. がん看護における看護師の役割

1● がん患者の心のケア

　がんと診断されると，多くの人は衝撃を受け，混乱や絶望，否認，不安，抑うつなどさまざまな心理反応を呈する．なかには適応障害やうつ病を発症する患者もいる．そして，がんは再発や転移をすると治癒が見込めないため，がんに罹患した患者の多くは再発不安を抱えている[4]．また，がん患者は家族に心配をかけないように不安や悩みがあっても一人で抱えていたり，身体症状や精神症状などの苦痛を家族や周囲の人に理解してもらえなかったりと孤独を感じている人もいる．さらに，再発や転移と診断されたがん患者は強い不安や抑うつ，死への不安を抱き，エンド・オブ・ライフ期になると死への恐怖が大きくなる．このように，どの段階においてもがん患者はさまざまな精神的苦痛を体験しているため，**心のケア**は重要であり，がん患者自身が最も求めているケアである．

2● がん治療や最期の療養の場に対する意思決定支援

　現在のがん診療はインフォームド・コンセントが前提となっており，がんと診断された患者は医師が提示するいくつかの治療選択肢の中から，自分で治療法を選んで決めなけれ

ばならない．これは，初めてのがんであっても，再発・転移がんであっても同様である．とくに再発・転移がんの場合，患者は治療効果がなくなるたびに，次の治療法をどうするか治療継続の意思決定を迫られる．そして，効果が期待できる治療法がなくなると治療を中止する決断を求められ，エンド・オブ・ライフの時期をどのような場で療養し，どこで死を迎えるのかという決定をせざるを得ない状況に置かれる．また，インターネットの普及とともにさまざまながん情報が手軽に入手できるようになったが，このような状況の中で，患者や家族は医療者の説明や適切ながん情報をもとに自分にとってベストな治療法や療養の場，死を迎える場を決めなければならない．そして，その意思決定をすることはむずかしいのが現状である．したがって，がん患者の**意思決定支援**は必要不可欠な援助である．

3 ● 症状マネジメント

がんの三大治療である手術療法，がん薬物療法，放射線療法は身体侵襲が大きく，術後痛や倦怠感，悪心・嘔吐，末梢神経障害など苦痛を伴う身体症状をもたらす．また，がんが進行すると患者が最も恐れるがん疼痛が出現したり，倦怠感や呼吸困難など対応のむずかしい症状が出現する．さらに，がんの診断や再発・転移，病状悪化，積極的治療の中止などのバッドニュースは患者のストレスとなり，不安や抑うつ，せん妄などの精神症状をもたらす．このような身体症状や精神症状は，患者の精神面や社会面，スピリチュアルな側面に影響し，生活の質，いわゆる QOL（quality of life）の低下の原因となる．したがって，これらの症状をマネジメントすることは，患者の心身の安寧を図り QOL を高めるうえで非常に重要であり，患者の身近にいる看護師が果たすべき役割である．

4 ● 社会参加を促す支援

がん患者は，治療による外見の変化や機能障害，長期にわたる治療の継続によりさまざまな社会的制約を強いられる．たとえば，化学療法により脱毛が生じると外見が変化するため多くの女性はウィッグを使用する．このような状態になると，患者は人目を気にするようになったり，何かのはずみでウィッグがずれたらどうしようと心配になったりして，外出を控えるようになる．また，治療の副作用で倦怠感や悪心・嘔吐などの身体症状が強くなると活動性が低下し，仕事を休んだり，子どもの行事などに参加できなくなったりする．このように外見の変化や身体症状は患者の**社会参加**を阻害する要因となる．したがって，がん患者と社会とのつながりを維持するためには，外見の変化への**アピアランスケア**や**症状マネジメント**が重要な支援となる．また，がんになったことをどの範囲までの人に公表するか悩む患者が多い．その理由としては，「同情されたくない」「差別されたくない」「子どもが仲間外れにされるのではないか」「仕事に不利になるのではないか」など，がんによる偏見や差別を恐れたり，がんになってからは同じ病気の人としか付き合わなくなったと孤立する人もいる．さらに，がん患者の中には，がんの話をすると家族が心配するので話しにくい，気持ちや身体のつらさを理解してもらえないと孤独感を抱く人もいる．このようながんによる偏見や差別への恐れ，孤独感，孤立感は，家族や他者とのつながりを阻害する要因となる．これらの負の感情を軽減するためには，看護師によるケアも重要であるが，同病者による**ピアサポート**が効果的である．

「がん対策に関する世論調査」[2] によれば，日本社会はがん治療と仕事を両立できる環境だと思う人が27.9％，思わない人が64.5％であり，その両立を困難にしている理由として，「代わりに仕事をする人がいない，またはいても頼みにくい」「職場が休むことを許してくれるかわからない」「がん治療と仕事の両立が体力的に困難である」があげられている．このように，がん患者が安心して働ける職場環境が整っていない現状に対して，第3期がん対策推進基本計画では，がん患者が治療と仕事の両立ができるように**就労支援**を強化している．そして，この就労支援では看護師がその中心的役割を担っている．

5●家族ケア

がんは，患者のみならず家族にもさまざまな影響をもたらす．たとえば，30歳代の既婚女性ががんになった場合，その夫や子ども，両親は患者同様にショックを受け，病気や治療に対する不安，悩み，何もできない無力感や苛立ち，母親が死んでしまうのではないかという悲しみなどの心理的負担を抱えるだろう．また，患者がこれまで担っていた家事や育児などの家庭における役割遂行が治療のために困難であれば，それを家族が代行しなければならず，家族自身の日常生活も変化する．このように，家族の一員ががんになるということは，患者のみならず家族も危機に直面し，なかにはがんになったことを機に離婚といった家族崩壊にいたる場合もある．したがって，がん患者個人だけでなく家族全体をとらえてケアすることが必要であり，家族ケアは看護師にしかできない重要な役割である．

6●がん啓発教育

がんは早期発見・早期治療により治癒が期待できる病気である．しかし，日本のがん検診受診率は40％前後[5] と欧米の60～80％[6] と比較すると低く，第3期がん対策推進基本計画では「科学的根拠に基づくがん予防・がん検診の充実」を全体目標の1つとして掲げ，がん検診受診率50％以上を目指している[7]．また，分野別施策の中にがん教育が位置づけられ，国民ががんを理解し安心して暮らせる社会の構築を提示している．したがって，禁煙などのがん予防行動や，がん検診受診行動を促進する**がん啓発教育**は，国が目標とするがん検診受診率50％以上を達成させるために重要な課題であり，看護師が担うべき役割の1つである．

E. 科学的根拠に基づくがん看護実践

日本では質の高いがん医療を提供するために，科学的根拠に基づく医療，いわゆるevidence-based medicine（EBM）が実践されている．科学的根拠はエビデンスともよばれ，人を対象とした研究（臨床研究）の成果のことである．そして，科学的根拠に基づく医療の本質は，医療者の専門性と患者の希望とを総合して医療上の判断を行う考え方[8] と定義されている．つまり，医療者とがん患者がどのような治療を行うかを検討する際に，病理診断や遺伝子診断の結果および患者の価値観や意向に基づき，患者にとって最善の治療法は何かを決める際の道具としてエビデンスを活用することである．そして，がん看護においてもこの考え方が主流となっており，**科学的根拠に基づく看護実践**（evidence-based practice：EBP）が求められている．

　米国がん看護学会は，エビデンスに基づく実践が不可欠であるという認識のもと，有用なエビデンスを日常のがんケアに適用することを目的に，エビデンスを看護実践に取り入れるための活用情報（putting evidence into practice resources，以下PEPリソース），評価測定ツール，患者ケアと施設内運用の考え方などを『がん看護PEPリソース―患者アウトカムを高めるケアのエビデンス』[9]という1冊の書籍にまとめている．このPEPリソースは，がん患者へのケアの標準化に役立ったり，エビデンスレベルの高い介入を用いるための情報収集活動をサポートしたり，看護師の研修に役立てたりするなど，患者や家族に最善のケアを提供することにつながるため，日本のがん看護実践においてこのPEPリソースを活用する取り組みが進んでいる．

　このように，がん患者にかかわる看護師は，患者にとって最善の成果が得られるように，最も有効なエビデンスに基づいてケアを提供することが求められており，このことが質の高いがん看護につながるのである．そのため，看護師は従来どおりのケアを漫然と実践していればよいのではなく，最新の研究論文を調べて，患者のケアに活用できるエビデンスを探し，そのエビデンスが患者の意向や望みに沿ったものであるかどうかをよく吟味したうえで，実践に応用することが求められている．すなわち，看護師は研究論文を調べて読む力，論文の成果が信頼できるものであるかどうかを吟味する力，そして，信頼できるエビデンスを患者のケアに適用できる力を身につけることが重要なのである．

┃ 引用文献

1）　国立がん研究センターがん対策情報センター：最新がん統計，〔https://ganjoho.jp/reg_stat/statistics/stat/summary.html〕（最終確認：2020年8月18日）
2）　内閣府政府広報室：「がん対策に関する世論調査」の概要，〔https://survey.gov-online.go.jp/h28/h28-gantaisaku/gairyaku.pdf〕（最終確認：2020年8月18日）
3）　Saunders C, et al: The philosophy of terminal care. The Management of Terminal Malignant Disease (Saunders C ed)，p.232-241, Arnold Publishers, 1984
4）　Simard S, Thewea B, Humphris G, et al : Fear of cancer recurrence in adult cancer survivors: a systematic review of quantitative studies. Journal of cancer survivorship 7（3）：300-322, 2013
5）　国民生活基礎調査（厚生労働省大臣官房統計情報部）：国民生活基礎調査による都道府県別がん検診受診率データ，国立がん研究センターがん情報サービス「がん登録・統計」，〔https://ganjoho.jp/reg_stat/statistics/dl_screening/index.html#a16〕（最終確認：2020年8月18日）
6）　OECD: Health at a Glance 2017，〔https://www.oecd-ilibrary.org/docserver/health_glance-2017-en.pdf〕（最終確認：2020年8月18日）
7）　厚生労働省：がん対策推進基本計画の概要（第3期）＜平成30年3月9日閣議決定＞，〔https://www.mhlw.go.jp/stf/seisakunitsuite/bunya/0000183313.html〕（最終確認：2020年8月18日）
8）　国立がん研究センターがん対策情報センター：用語集，〔https://ganjoho.jp/public/qa_links/dictionary/dic01/EBM.html〕（最終確認：2020年8月18日）
9）　鈴木志津枝，小松浩子（監訳）：がん看護PEPリソース―患者アウトカムを高めるケアのエビデンス，p.2-9，医学書院，2013

第Ⅰ章の学習課題

1．がん患者が抱える苦痛について説明してみよう
2．がんの臨床経過と治療の特徴について説明してみよう
3．がん看護における看護師の役割をあげて説明してみよう

第II章

がんおよび
がん医療の理解

学習目標

1. がんの疫学（罹患・死亡動向）とがん対策について理解する
2. がんの病態と予防対策，がん診断と集学的治療について理解する
3. がん医療における専門職連携について理解する
4. がん医療における倫理的課題と看護師の役割について理解する

1 がんの疫学とがん対策

A. がんの疫学

1 ● 罹患の動向

a. がんの部位別罹患率の動向

(1) 罹患数，罹患率について

　2017年現在，1年間に約98万人が新たにがんの診断を受けている．がんの部位別**罹患数**と**罹患率**（人口10万あたり）をみると，男女合わせた罹患数が最も多いのは直腸，結腸を合わせた大腸がんで約153,000人，次いで胃がんが約129,000人，肺がんが約125,000人の順である．男女別にみると，男性では前立腺がんが最多の91,000人あまり，次いで胃がん約89,000人，大腸がん約87,000人であり，女性では乳がんが最も多く92,000人，次いで大腸がん，肺がんの順となっている．

　次に，年齢階級別がん罹患率を**図Ⅱ-1-1**に示す．図に示すように，加齢とともにがん罹患率は上昇するが，とくに50歳代後半以降の男性の罹患率の上昇が著しい．

　性別・年齢階級別にみたがん罹患数割合を**図Ⅱ-1-2**に示す．男性は50歳代後半にかけて消化器系のがんの罹患割合が高くなるが，60歳代以降徐々に減少し，肺がん，前立腺がんの占める割合が高くなる．一方，女性は40歳代後半まで乳がんの罹患割合がきわめ

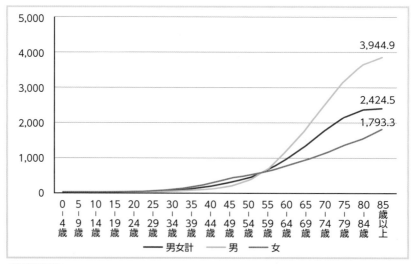

図Ⅱ-1-1　年齢階級別がん罹患率（全部位合計，2015年）

〔国立がん研究センター：地域がん登録全国推計によるがん罹患データ(1975-2015年)，〔https://ganjoho.jp/reg_stat/statistics/dl/index.html〕（最終確認：2020年8月20日）より作成〕

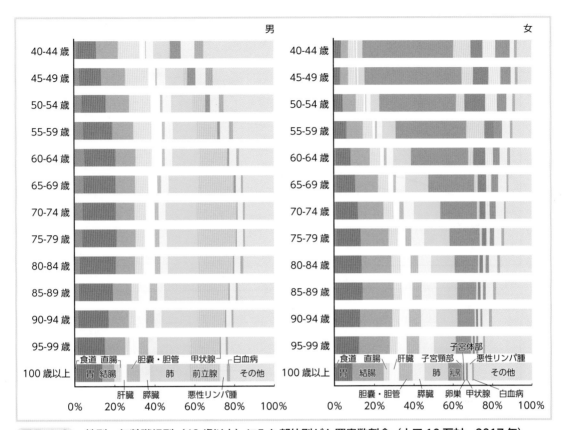

図Ⅱ-1-2　性別・年齢階級別（40歳以上）にみた部位別がん罹患数割合（人口10万対，2017年）

[国立がん研究センターがん情報サービス：最新がん統計．〔https://ganjoho.jp/reg_stat/statistics/stat/summary.html〕（最終確認：2020年8月20日）より引用]

て高いが50歳代以降その割合は減少する．子宮体がんは50歳代にかけて占める割合が高くなるがそれ以降は徐々に小さくなり，50歳代以降は加齢とともに消化器系のがんの占める割合が高くなる．

（2）罹患率の動向（全体，男女別）

　がんの罹患率の動向について**図Ⅱ-1-3**に示す．1985年以降約30年の間に，がんの罹患率は約2.4倍（男性2.5倍，女性2.3倍）となり，男性では前立腺がんは約9.4倍，大腸がんは約4.3倍，肺がんは約2.5倍に，女性では乳がんは約3.6倍，大腸がんは3.3倍，肺がんは2.9倍，子宮がんは2.4倍に増加した．

（3）がんの生涯罹患率

　生涯でがんに罹患する確率（**累積罹患リスク**）をみると，現代では男性は2人に1人（65.5％），女性も2人に1人（50.2％）が生涯のいずれかの時期にがんに罹患する状況となり，がんは誰もが罹患しうる身近な疾患になりつつある．男女別にみると，男性は前立腺がん（10.8％，9人に1人），胃がん（10.7％，9人に1人）の順に累積罹患リスクが高く，女性では乳がん（10.6％，9人に1人），大腸がん（8.1％，12人に1人）の順に高いことが示されている[1]．

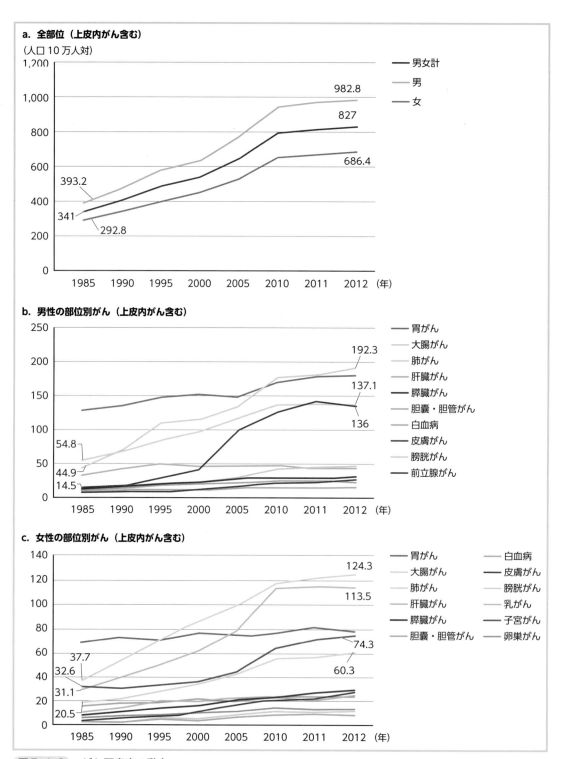

図Ⅱ-1-3　がん罹患率の動向

[国立がん研究センター：高精度地域がん登録のがん罹患データ（1985-2012年），〔https://ganjoho.jp/reg_stat/statistics/dl/index. html〕（最終確認：2020年8月4日）より作成]

2●死亡の動向

a. がんの死亡率の動向

(1) 日本の死亡率の動向

　戦前は結核などの感染症による死亡が多かったが，1950年代以降，結核による死亡は減少し，がん，心疾患，脳血管疾患（**三大死因**）による死亡が増加，その後，脳血管障害による死亡が首位を占めたが1981年以降がんが首位となり，2019年は1位がん（悪性新生物）（27.3%），2位心疾患（15.0%），3位老衰（8.8%），4位脳血管疾患（7.7%），5位肺炎（6.9%）の順となっている[2]．がんによる**死亡率**は年々増加しているが，**年齢調整死亡率***をみると男女共に近年減少している．このことより，がんが高齢者の疾患であり，高齢者の増加ががん死亡率の上昇の要因であることがわかる．

(2) がんの死亡率の動向と年代別，部位別死亡率

　がんが死因の第1位となって30年あまりが経過し，現在は3人に1人ががんで死亡する時代となった．部位別にみると，長らく胃がんが日本人のがん死亡の第1位であったが，食の欧米化，検診の浸透と治療技術の向上により早期発見・早期治療が可能となり，1970年代から下降し始めた．2018年のデータでは，がんで死亡した人は373,584人（男性218,625人，女性154,959人）である．部位別にみると男女合わせたがん死亡数は1位肺がん，2位大腸がん（直腸と結腸を合わせた数），3位胃がんとなっており，男性では肺がん，胃がん，大腸がんの順に，女性では大腸がん，肺がん，膵臓がんの順に多い．**表Ⅱ-1-1**より，男性の肺がんによる死亡数は女性の約2.4倍，胃がんによる死亡数は，女性の約2倍である．男性は女性に比べ，乳がん，子宮がんを除きすべてのがんで死亡数が多いことがわかる．男女共に胃がんの死亡数割合の減少は著しく，**図Ⅱ-1-4**よりいずれのがんも年齢調整死亡率はおおむね減少傾向であるが，膵臓がんは増加傾向であることがわかる．

　性別・年齢階級別にみた部位別がん死亡数割合を**図Ⅱ-1-5**に示す．部位別がん死亡率（人口10万対）では，男性は肺がん，胃がん，大腸がんの順に多く，女性は大腸がん，肺がん，膵臓がんの順に多い[1]．

b. がんの累積死亡リスク

　2018年データによると，現在がんで死亡する確率は，男性は4人に1人（23.9%），女性は7人に1人（15.1%）とされている．男女別にみると，男性は肺がん（5.7%，17人に1人）の**累積死亡リスク**が最も高く，次いで胃がん（3.2%，32人に1人），大腸がん（3.0%，34人に1人）の順となっている．女性は大腸がん（2.2%，45人に1人）肺がん（2.1%，47人に1人），膵臓がん（1.7%，58人に1人）の順に累積死亡リスクが高い[1]．

3●生存率

　がんを慢性疾患としてとらえ，長期的な療養生活を送ることを前提にする根拠に，がん患者の**5年相対生存率**が近年著しく向上したことがあげられる．この5年相対生存率は，がんと診断された後5年間生存している可能性が，日本人全体として5年後に生存している確率と比べてどのくらいであるかを示す値であり，100%に近いほどがん治療が奏効し，

---

*年齢調整死亡率：年によって人口の年齢構成が異なるため，年次間で死亡状況の比較ができるよう，ある年の年齢構成を基準とし，各年次を基準となる年齢構成に調整した死亡率である．

表Ⅱ-1-1　性・部位別にみた悪性新生物（腫瘍）による死亡数の推移

	昭和55 （1980）	平成2 （'90）	12 （2000）	22 （'10）	30 （'18）	令和元* （'19）
男						
悪性新生物〈腫瘍〉	93,501	130,395	179,140	211,435	218,605	220,315
胃	30,845	29,909	32,798	32,943	28,843	28,044
肝1)	9,741	17,786	23,602	21,510	17,032	16,751
膵	4,483	7,317	10,380	14,569	17,938	18,124
肺2)	15,438	26,872	39,053	50,395	52,401	53,330
大腸3)	7,724	13,286	19,868	23,921	27,098	27,409
その他	25,270	35,225	53,439	68,097	75,313	76,657
女						
悪性新生物〈腫瘍〉	68,263	87,018	116,344	142,064	154,959	156,077
胃	19,598	17,562	17,852	17,193	15,349	14,887
肝1)	4,227	6,447	10,379	11,255	8,893	8,514
膵	3,352	6,001	8,714	13,448	17,452	18,232
肺2)	5,856	9,614	14,671	19,418	21,927	22,055
大腸3)	7,015	11,346	16,080	20,317	23,560	24,000
乳房	4,141	5,848	9,171	12,455	14,653	14,838
子宮	5,465	4,600	5,202	5,930	6,800	6,803
その他	18,609	25,600	34,275	42,048	46,325	46,748

資料　厚生労働省「人口動態統計」（＊は概数である）
注）　1）　肝および肝内胆管を示す.
　　　2）　気管，気管支および肺を示す.
　　　3）　結腸と直腸S状結腸移行部および直腸を示す.
［厚生労働統計協会：国民衛生の動向 2020/2021, p.62, 2020 より引用］

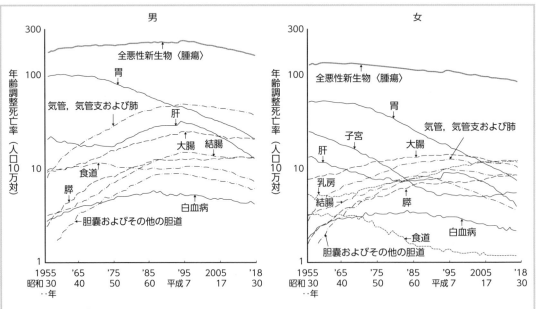

資料　厚生労働省「人口動態統計」
注　1）大腸は，結腸と直腸S状結腸移行部および直腸を示す. ただし，昭和40年までは直腸肛門部を含む.
　　2）結腸は，大腸の再掲である.
　　3）肝は，肝および肝内胆管を示す.
　　4）年齢調整死亡率の基準人口は「昭和60年モデル人口」である.

図Ⅱ-1-4　部位別にみた悪性新生物（腫瘍）の年齢調整死亡率（人口10万対）の推移
［厚生労働統計協会：国民衛生の動向 2020/2021, p.63, 2020 より引用］

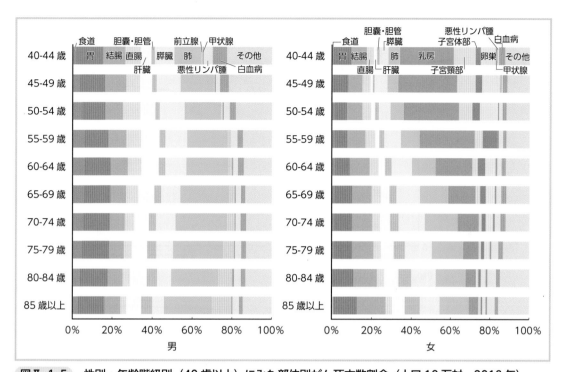

図Ⅱ-1-5　性別・年齢階級別（40歳以上）にみた部位別がん死亡数割合（人口10万対，2018年）

[国立がん研究センターがん情報サービス：最新がん統計，〔https://ganjoho.jp/reg_stat/statistics/stat/summary.html〕（最終確認：2020年8月20日）より引用]

他の日本人集団と同等の確率で生存することを意味する指標である．近年，がん診断後の5年相対生存率は男女合わせて64.1％であり（2009〜2011年診断者のデータ），男性は62.0％，女性は66.9％と女性がとくに高い値を示している．男女別5年相対生存率をみると，男性では前立腺（99.1％），皮膚（94.4％），甲状腺（91.3％），女性では甲状腺（95.8％），皮膚（94.6％），乳房（92.3％）の5年相対生存率が高く，男女ともに膵臓（男性8.9％，女性8.1％），胆嚢・胆管（男性26.8％，女性22.1％）は低い[1]．

さらに近年「がんサバイバーの5年相対生存率」も指標として用いられている．これは，がん診断後一定年数生存している人のその後の生存の確率を示したものである．がん診断後1年経過した**サバイバー**の5年相対生存率とは，1年生存した者がその5年後に生存する確率を示す．これをみると，診断時の5年相対生存率が男女共9％未満の膵臓がんであっても，3年後に生存しているサバイバー（**3年サバイバー**）のその後の5年相対生存率は60％，**5年サバイバー**の5年相対生存率は80％と大きく上昇することが示されている．一方，診断時から5年サバイバーにかけて大きな上昇をみないのは男女とも肝臓がんである（**図Ⅱ-1-6**）．

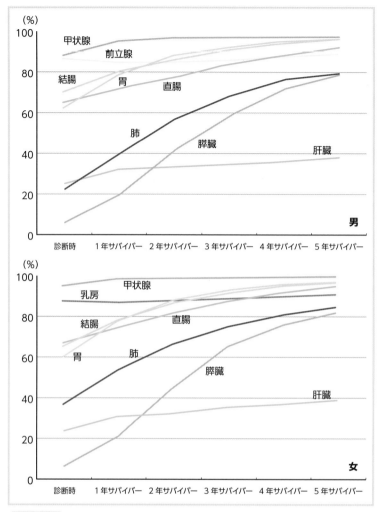

図Ⅱ-1-6　サバイバー5年相対生存率
〔国立がん研究センターがん情報サービス：最新がん統計，〔https://ganjoho.jp/reg_stat/
statistics/stat/summary.html〕（最終確認：2020年8月20日）より引用〕

▌引用文献▌
1) 国立がん研究センターがん情報サービス：最新がん統計，〔https://ganjoho.jp/reg_stat/statistics/stat/summary.html〕（最終確認：2020年8月20日）
2) 厚生労働統計協会：国民衛生の動向2020/2021，p.61-62，2020

B. がん対策

1 ● がん対策のあゆみ

　　1981年以降30年以上にわたり，がんは日本の死因第1位を占めている．いまや国民の誰もが罹患しうる疾患であるがんに対して，政府はがん対策としてこれまでさまざまな施策を講じてきた（**表Ⅱ-1-2**）．1984年に**対がん10か年総合戦略**が策定されて以降，10年

表Ⅱ-1-2　　日本におけるがん政策の流れ

1962年	国立がんセンター設置
1984年	対がん10か年総合戦略（〜1993年）
1994年	がん克服新10か年戦略（〜2003年）
2001年	地域がん診療拠点病院整備開始
2004年	第3次対がん10か年総合戦略（〜2013年）
2005年5月	がん対策推進本部設置（厚生労働省）
8月	がん対策推進アクションプラン2005策定
2006年4月	がん対策推進室設置（厚生労働省）
6月	がん対策基本法成立 がん診療連携拠点病院の整備に関する指針通知 （都道府県がん診療連携拠点病院，地域がん診療連携拠点病院の整備）
2007年4月	がん対策基本法施行，がん対策推進協議会設置
6月	がん対策推進基本計画策定（閣議決定）
2012年6月	第2期がん対策推進基本計画策定
2014年	がん診療連携拠点病院の整備に関する指針改正 （地域がん診療病院，特定領域がん診療連携拠点病院の整備）
2015年12月	がん対策加速化プラン策定
2016年12月	がん対策基本法改正
2018年3月	第3期がん対策推進基本計画閣議決定

ごとに新たな戦略が施行されている．2005年に厚生労働省にがん対策推進本部が設置され，翌年には4章20条からなる**がん対策基本法**が成立，2007年に同法が施行されると，この法律に基づき**がん対策推進基本計画**に関するさまざまな審議を行う機関として，**がん対策推進協議会**が厚生労働省内に設置された．この協議会は医療専門職や学識経験者のみならず，がん患者とその家族を委員に構成され，日本のがん対策について定期的に審議している．

　2001年以降，国内どの地域においても等しく質の高いがん医療を受けられる体制確保を目的に**地域がん診療拠点病院**が整備され，さらに患者・家族等への相談支援機能を強化するため2006年には**がん診療連携拠点病院**の整備に関する指針が通知された．これにより都道府県がん診療連携拠点病院と地域がん診療連携拠点病院へと整備されることとなり，2014年の同指針の改正に伴い**地域がん診療病院**，**特定領域がん診療連携拠点病院**が設けられ施設間の連携協力体制を図っている．2020年4月1日現在，がん診療連携拠点病院402ヵ所（都道府県がん診療連携拠点病院51ヵ所，地域がん診療連携拠点病院［高度型］47ヵ所，地域がん診療連携拠点病院275ヵ所，地域がん診療連携拠点病院［特例型］26ヵ所，特定領域がん診療連携拠点病院1ヵ所，国立がん研究センター2ヵ所），地域がん診療病院45ヵ所が指定されている[1]．がん診療連携拠点病院には，がん相談支援センターを設置することが義務づけられており，各拠点病院への受診の有無にかかわらず，がん患者とその家族等の相談を受け支援する体制がとられている．

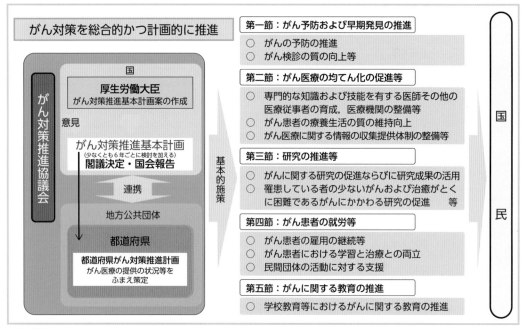

図Ⅱ-1-7　がん対策基本法の概要

［厚生労働省健康局がん・疾病対策課：がん対策基本法一部改正と第3期がん対策推進基本計画の検討状況について，〔https://www.mhlw.go.jp/file/05-Shingikai-10901000-Kenkoukyoku-Soumuka/0000168737.pdf〕（最終確認：2020年8月20日）より引用］

2 ● がん対策基本法

　　がん対策基本法は，超党派の議員により提案された議員立法として2007年に施行された．日本の"がん対策を総合的に策定・実施"するための法律であり，これまでのがんに関する施策に対して，がん医療の均てん化を促進するために，①がん化学療法，放射線治療などの専門的知識・技能を有する医療職の育成，②がん患者のQOLの向上として治療初期段階からの緩和ケアの実施，③がん医療に関する情報収集と提供体制の整備（がん登録等）を示した点で新規性のある内容となっている（**図Ⅱ-1-7**）．2016年には一部改正され4章25条となり，がん対策のいっそうの推進力となっている．

3 ● がん対策推進基本計画

　　がん対策基本法の施行後，第1期がん対策推進基本計画（2007年），第2期がん対策推進基本計画（2012年），第3期がん対策推進基本計画（2017年）と5年ごとに計画が刷新され，具体的な施策が打ち出された．

　　第1期がん対策推進基本計画では，**がん予防**と**早期発見**の推進，**がん医療の均てん化**を図るための医療職の人材育成，患者の療養生活の質の向上（**緩和ケアの充実**），**がん研究の推進**に重点が置かれた．第2期がん対策推進基本計画は，放射線療法，化学療法，手術療法のさらなる充実とこれらを専門的に行う医療従事者の育成，がんと診断されたときからの緩和ケアの推進，**がん登録**の推進，**働く世代や小児へのがん対策**の充実を重点課題に掲げ，がんによる死亡者の減少，すべてのがん患者とその家族の苦痛の軽減と療養生活の

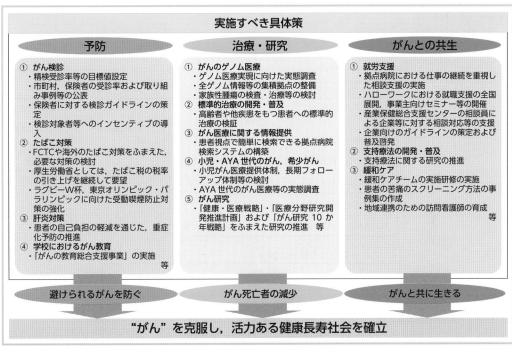

図Ⅱ-1-8　　がん対策加速化プランにおける実施すべき具体策

FCTC : Framework Convention on Tobacco Control，たばこ規制枠組条約

AYA : Adolescent and Young Adult，思春期と若年成人

［厚生労働省：がん対策加速化プランの概要＜平成27年12月＞，〔https://www.mhlw.go.jp/file/06-Seisakujouhou-10900000-Kenkoukyoku/0000115121.pdf〕（最終確認：2020年8月20日）より引用］

質の維持向上，がんになっても安心して暮らせる社会の構築を全体目標に定めた．

　これらの計画は，がん対策基本法が施行された2007年度からの10年間に「がんの年齢調整死亡率を20％減少させる」ことを目標に掲げていた．計画が進行する中で，終了年の2017年時点の目標達成が困難であることが予測されたことから，見直しと強化策が検討され，2015年12月に**がん対策加速化プラン**が策定された．同プランは，がんの予防，がんの治療・研究，がんとの共生を3本柱とし，それぞれの施策に対する現状と課題，さらに実施すべき具体策が提示された（**図Ⅱ-1-8**）．

　このような施策の評価を受けて，2018年3月に第3期がん対策推進基本計画が閣議決定された（**図Ⅱ-1-9**）．

4 ● がん教育

　学校における**がん教育**は，がん対策基本法（平成18年法律第98号）の下，現在は第3期がん対策推進基本計画（2018年3月）に基づいて推進されている．2017年に小学校および中学校，2018年に高等学校の学習指導要領が改定され，中学校および高等学校においては，保健体育の指導内容として「がんについても取り扱うものとする」と明記され，がん対策の一環として学校においてがん教育が組み込まれ，中学校，高校と発達段階に応じてがんに対する知識の教授と意識づくりがなされることになった．

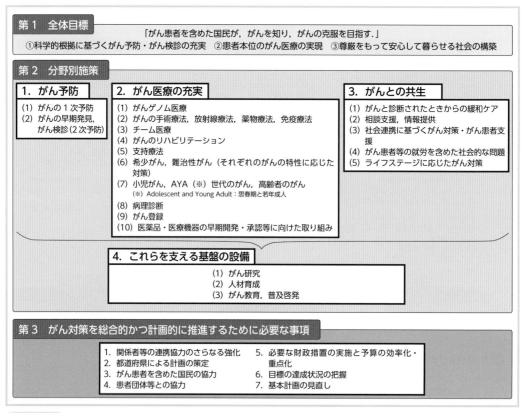

図Ⅱ-1-9　第3期がん対策推進基本計画（2018年3月9日閣議決定）の概要

〔厚生労働省：がん対策推進基本計画の概要（第3期）＜平成30年3月＞，〔https://www.mhlw.go.jp/file/06-Seisakujouhou-10900000-Kenkoukyoku/0000196974.pdf〕（最終確認：2020年8月20日）より引用〕

　　2015年3月にまとめられた「学校におけるがん教育の在り方について（報告）」では，がん教育の定義を，「健康教育の一環として，がんについての正しい理解と，がんと向き合う人々に対する共感的な理解を深めることを通して，自他の健康と命の大切さについて学び，共に生きる社会づくりに寄与する資質や能力の育成を図る教育である」[2]としている．また，本報告ではがん教育の目標を以下のようにあげている[2]．

　①がんについて正しく理解することができるようにする：がんが身近な病気であることや，がんの予防，早期発見・検診等について関心をもち，正しい知識を身に付け，適切に対処できる実践力を育成する．また，がんを通じて様々な病気についても理解を深め，健康の保持増進に資する．

　②健康と命の大切さについて主体的に考えることができるようにする：がんについて学ぶことや，がんと向き合う人々と触れ合うことを通じて，自他の健康と命の大切さに気付き，自己の在り方や生き方を考え，共に生きる社会づくりを目指す態度を育成する．

　　さらに，がん教育の具体的な内容として，「がんとは（がんの要因等）」「がんの種類と

その経過」「わが国のがんの状況」「がんの予防」「がんの早期発見・がん検診」「がんの治療法」「がん治療における緩和ケア」「がん患者の生活の質」「がん患者への理解と共生」の9つがあげられている[3].

　がん教育を行うにあたり，児童や家族ががんに罹患していたり，身近な人をがんで亡くした者が含まれる可能性を考慮し，授業の際には十分に配慮することが必要である．また，必ずしも生活習慣ががんの原因とは限らないことから，生活習慣病としてがんを説明する際には，誤解を招かないよう伝える必要がある．

　がん教育とは，学校教育活動全体で推進していくものであり，学校の教職員と外部講師が連携を図りながら行うことが推奨されている．前述の報告において，がんに関する科学的根拠をもとに健康と命の大切さを考える教育を進めるには，医師やがん経験者等の外部講師を活用するべきだとしている．看護師は，がんと向き合う人々に寄り添う立場から，外部講師としてがん教育にかかわっていくことが期待される．

┃引用文献┃

1) 厚生労働省：がん診療連携拠点病院等，〔https://www.mhlw.go.jp/stf/seisakunitsuite/bunya/kenkou_iryou/kenkou/gan/gan_byoin.html〕（最終確認：2020年8月20日）
2) 「がん教育」の在り方に関する検討会：学校におけるがん教育の在り方について（報告），p.2，文部科学省，2015，〔http://www.mext.go.jp/a_menu/kenko/hoken/1369993.htm〕（最終確認：2020年8月20日）
3) 前掲2），p.2-4

2 がんの病態と集学的治療

A. がんの病態

1 ●がんの進行と表現型

　がんの進行は，早期がん，進行がん，末期がんに分類するとわかりやすい．ここではそれぞれの段階を，がんの表現型（＝固有の形や性質）と関連づけて述べていく．

a. がんとは

　がんを理解するには，まず腫瘍の定義から始めなければならない．腫瘍とは**身体の細胞の異常な増殖**であり，良性腫瘍と悪性腫瘍に分類される．**良性**とは腫瘍による個体の被害が局所的で，生命に危険はほぼ及ばないものであり，**悪性**とは腫瘍による個体の被害が著しく，往々にして死にいたらしめるものである．病理形態学的には，少し変わった形をした細胞からなり，局所で膨張性に増え全身に広がらないものが良性であり，かなり変わった形の細胞からなり，周囲組織に破壊性に広がり，全身に飛び散りうるものが悪性である．

　また腫瘍を分類する際には，腫瘍がもつ性格・特徴から**上皮性**と**非上皮性**に分けるのが一般的である．とくに，上皮性の（たとえば腺や扁平上皮に似る）悪性腫瘍を**癌腫**といい，非上皮性の（たとえば脂肪や筋肉に似る）悪性腫瘍を**肉腫**という．すなわち，「がん（あるいはガン）」と「癌（あるいは癌腫）」は違った意味をもつことがあるため注意が必要であり，本書ではがんという用語を，癌腫・肉腫を含めた悪性腫瘍全般の意味で使っている．

b. がんは増える

　がんの起源は単一細胞であるといわれ，長い年月をかけて発育し，臨床的に把握できるまでに数十年かかるものもある．がんの発育は，細胞増殖と細胞死のバランスにより決まる．すなわち，がんでは**細胞増殖が細胞死を上回っている**．そもそもわれわれの身体では，細胞数が厳密にコントロールされている．その制御のもと，役割を終えて死んでいく細胞分だけ新たに補充され，細胞総数はほぼ一定に保たれる．ところが，がんは発生直後から臓器・組織の中での増殖調節の枠から外れ，がん細胞の仲間を増やすことに没入しているようにみえる．そのため，がんには**無限の増殖性**とよばれる性質が備わっており，正常細胞がもつ上限数を超えた細胞分裂が可能である．また，**不死化**とよばれる，がん細胞が死ににくい機序も働いている．

c. がんは異型をもつ

　がんは元来，**異型**をもつ．異型とは，広義で顕微鏡的形態的なレベルの形・構造が「変わっている（普通と違う）」という意味である．一般にがんは発生した組織（母地ともいう）に形が似る．つまり，母地組織からの形の隔たり具合が異型に相当する．異型には細胞レベルでの異型と，それらが形づくる構造レベルの異型がある．

　細胞異型としては，サイズの大型化，核染色質の増量，細胞質に対する核の比率（N/C

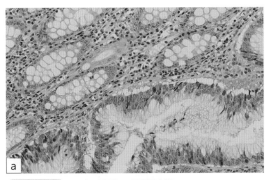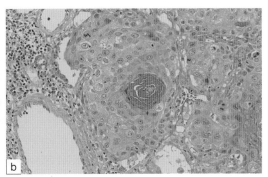

図Ⅱ-2-1　　がん細胞の顕微鏡像
a：がんの細胞異型．細胞のサイズが大型化し，核染色質の増量で濃くみえる．上部が正常，下部が腺がん．
b：扁平上皮がんにみられる癌真珠(中央のピンク色部分)．

比という）の増大などがあげられる（**図Ⅱ-2-1-a**）．構造異型には，たとえば扁平上皮系の腫瘍において異常な角化が渦を巻くような変化（癌真珠とよぶ）などがある（**図Ⅱ-2-1-b**）．このような異型はがんの発生直後からすでに多かれ少なかれ存在しており，したがって臨床的にはまだわからない段階でも，顕微鏡レベルでがんは認識可能である．また，がんが発育するにつれて，異型は強くなる傾向がある．

d. 早期がんとは

　早期がんを，生じて間もない小さいがんと考えるだけでは不十分である．たとえば食道では，がんの大半は粘膜の表層にある扁平上皮内で発生する．がんが発生した場所を原発というが，当初は上皮内でのみ増えるため，上皮内がんとよばれる．しばらくすると，増えるべき新たな空間を求めるがごとく，がんは上皮直下の基底膜を壊して粘膜固有層に広がり始める．ちなみに，ここまでの段階であれば，がんが生命を脅かす可能性はほぼない．さらに，がんは粘膜筋板に及んでこれを破壊し，粘膜下層に広がり始める．このように，基底膜や粘膜筋板を破壊して周囲に広がるさまを浸潤という．

　がんの浸潤は，後述する転移と密接にかかわっており，予後が悪くなる原因となる．食道の場合，がんが粘膜筋板にいたると，転移を起こし始める．このような背景をもとに，食道の早期がんは粘膜にとどまるがんと定義されている．すなわち，早期がんという考え方には，その時点でのがんの広がり具合に加えて，生命を脅かす可能性も強く反映されている．早期がんの定義は臓器によって違いがあるが，この段階で治療が行われたとすると，高率の治癒が期待できる点は共通している．

e. 進行がんとは

　進行がんは早期がんに対して用いられる用語で，原発部位周囲への広がりの程度が大きく，往々にして遠隔臓器へも飛び散っている．治療による高率の治癒が期待できる段階を過ぎたものともいえる．以下では，進行がんの特徴である浸潤，転移について述べていく．

f. がんは浸潤する

　あらためてがんの浸潤を定義すると，がんが周囲組織を破壊しながら浸み入るように広がるさまをいう．浸潤を単純化すれば，がん細胞が「動いて」「根づく」過程になる．そ

のような過程にはエネルギーが余計に必要とされ，がんは自前でエネルギーを供給すべく，血管の豊富な線維性間質も引き連れて浸潤する．また治療の観点からは，がんの浸潤によってがんと正常組織の境界が不明瞭になる点も重要である．

g. がんは転移する

　がんは原発巣からさまざまな経路を通り遠隔部位に運ばれ，そこで新たに増殖を始めることがある．これを**転移**といい，できあがった病変を転移巣とよぶ．早期がんが転移することは少なく，転移は進行がんの特徴といえる．転移が1ヵ所でも起こると，全身のあらゆる部位にすでにがんが及んでいる可能性が否定できなくなる．がんの転移とはすなわち，治療を阻む最もやっかいな性質といえるかもしれない．転移はその経路によってリンパ行性，血行性，播種性の3つに分けられる．

　リンパ行性転移とは転移経路がリンパ管であり，リンパ流によって運ばれるものをいう．リンパ行性転移は，原則として解剖学的なリンパの流れに沿って起こる．まず原発部位近くのリンパ節に転移しやすく，この一群のリンパ節を**所属リンパ節**と表現する．がんの進行に伴って，この所属リンパ節への転移から，リンパの流れに沿ってさらに遠位へと転移していく．

　血行性転移は血管（主に静脈）を転移経路とし，血流によってがんが運ばれる．血行性転移がよく起こる臓器として肝臓と肺がある．血行性転移が成立するには，血流に乗ったがんが転移先にたどり着く必要がある．つまり，がんが転移先の血管内で捕捉され，その血管壁に生着する過程を経る．肝臓や肺にがんの転移が多いのは，肝小葉，肺胞壁にはいずれも毛細血管が発達しており，そこに捕捉されやすいからと考えれば理解しやすい．

　播種性転移とは，胸腔あるいは腹腔内の漿膜面のいたるところに転移巣をつくるものである．胸腔あるいは腹腔内臓器に発生したがんが進行すると，臓器の最外層にある漿膜を破ってがんが体腔内に散らばる．一般に体腔内には多少の差はあるが体腔液が存在し，がん細胞はそれに乗って移動し，その一部は漿膜面に生着する．その転移は，あたかも種子をばら撒いたような有り様にみえるため播種とよばれる．体腔内播種が著しい状態をがん性胸膜炎あるいはがん性腹膜炎とよび，大量の胸水あるいは腹水を伴うことが多い．

h. 末期がんとは

　末期がんとは，浸潤や転移がさらに著しくなり，もはや個体の死が間近になった状態をいう．とくに，臨床的に治癒の見込みがほぼなくなった状態という点が重要である．この段階では，一般に原発巣のサイズは大きく，転移巣が複数あることも珍しくない．

i. TNM分類

　がんを治療する場合，がんの進行具合を加味する必要がある．がんは発育するにつれて浸潤や転移という性格を発揮するようになり，徐々に取り除くのが困難になっていくさまについては前述した．したがって，早期がんの段階で見つかったものと，放っておいて進行してしまったものでは，治療方針が大きく異なるのは当然であろう．

　TNM分類は，統一されたルールの下にがんの進行程度を分類する方法として，国際的に普及している．TNMとは「tumor（腫瘍）」「lymph node（リンパ節）」「metastasis（転移）」の頭文字からなる．一般的にTは腫瘍進展の程度を表し，大きさや周囲への広がりによりT0～T4に段階評価される．**N**は**リンパ節転移**の程度を表しており，N0～N3な

どと段階評価される．また，**M**は**遠隔転移**の有無を表し，M0（遠隔転移のないもの），M1（遠隔転移のあるもの）と評価される．TNM分類は，がんが発見されるとただちに画像等検査により評価され，この段階ではclinical（臨床段階の）の頭文字を取ってcT，cN，cMなどと表現される．その後，手術（surgicalの頭文字からsT，sN，sMと表現される）や病理検索（pathologicalの頭文字からpT，pN，pMと表現される）を経て変わることがあるが，あとのタイミングでの評価がより正確といえる．

j. 病期とは

TNMの組み合わせによって**病期（ステージ）**が決定され，病期0，Ⅰ，Ⅱ，Ⅲ，Ⅳに分類される．病期分類の基準は各臓器ごとに別々に定められているが，共通するルールがいくつかある．たとえば，病期0は上皮内がんを示し，病期の数字が大きいとより進行していることを意味し，遠隔転移があると病期Ⅳとなる，などである．一般に病期0は予後良好で転移は例外的であり，病期Ⅰでも予後はまだよく，手術でがんが取り除ける確率が高い．病期がⅡ，Ⅲになるにつれ，手術で取り除くことが徐々にむずかしくなり，予後がだんだん悪くなる．病期Ⅳになると予後不良であり，手術がされるケースはまれになる．

2 ● がんの原因と発生機序

年余のがん研究によって，がんには複数の遺伝子異常が含まれていることがわかっている．すなわち，がんは遺伝子が壊れゆく疾患であることに異論はなくなりつつある．がん発生の要因は，外界から受ける影響である**外因**と，個体が内在性にもつ**内因**とに大きく分けられる．外因として化学的，物理的，生物学的因子などがあり，内因として遺伝性因子，素因などがある．実際にはそれらの要因が積み重なり，複数の遺伝子を壊すことによって，がん化が進むと考えられる．

a. 化学的因子としての化学発がん物質

われわれが暮らす環境中には多数の**化学発がん物質**が存在する．その発見の歴史は，英国の産業革命時代にさかのぼる．当時，英国では煙突掃除夫に陰嚢がんが頻発していることを外科医ポット（Pott）が報告した．その後デンマークでは，煙突の煤への曝露を減らす目的で煙突掃除夫に入浴を奨励し，その結果と考えられる陰嚢がんの減少が明らかになった．20世紀初頭，この煤と陰嚢がんの関係に触発された病理学者の山極勝三郎は，ウサギの耳にコールタールを塗り続けることで人工的にがんをつくることに成功した．そ

コラム

職業がん

発がん性をもつ物質に仕事で頻回に曝露するため，特定のがんになりやすい職業があり，それを職業がんという．前述の煙突掃除夫のがんが少なくなったのは公衆衛生学の歴史的功績であるが，職業がんがその後撲滅されたわけではない．たとえば，断熱材として住居等に頻用されていたアスベストは，悪性中皮腫を引き起こす．アスベストを扱う建築業界などで発がん性が問題になり，2004年から日本ではアスベストはほぼ使われなくなった．しかし，アスベストによる発がんは数十年の潜伏期があるため，悪性中皮腫による死亡数は，2017年現在，右肩上がりの増加を示している[1]．今後も社会環境やライフスタイルの変化により，新規の化学的発がん因子が問題になってくる可能性があり，引き続き注意が求められる．

表Ⅱ-2-1　ヒトのがんに関連するウイルス

ウイルス名	関連するがん
ヒトパピローマ（乳頭腫）ウイルス	子宮頸がん，口腔がん　ほか
エプスタイン・バーウイルス	バーキットリンパ腫，鼻咽頭がん　ほか
ヒトT細胞白血病ウイルス	成人T細胞白血病/リンパ腫
B型およびC型肝炎ウイルス	肝臓がん

の後，タール中の発がんを起こす物質の抽出が試みられ，ベンゾピレンをはじめとする多環芳香族炭化水素が同定された．その後，これらの化学発がん物質はたばこの煙にも含まれており，たばこが肺がんのリスクとして社会的に認知されるにいたり，化学発がん物質がさらに注目されることとなった．一般に化学発がん物質の多くは**遺伝毒性**をもつ．遺伝毒性とは，遺伝情報に異常を生じさせうる性質をいう．

b. 物理的因子としての放射線

　放射線は重要な物理的発がん因子である．放射線によるDNA傷害の機序としては，放射線が直接DNA鎖を傷害する直接作用と，放射線曝露により生じる活性酸素などがDNAを傷害する間接作用がある．その結果，DNA鎖切断や変異など各種の異常が起こる．

　放射線発がんとして想起される事例は，やはり白血病などを多発させた広島・長崎での原爆被害であろうが，残念ながらそれは過去の話ではない．1986年の旧ソ連におけるチェルノブイリ原発事故の後，周辺地域でがん発症の増加が認められ，2011年の福島原発事故後の混乱も記憶に新しい．また，医療現場でも被曝問題がないとはいえず，日本は欧米に比べて画像検査をはじめとする医療被曝による発がんリスクが高いとの報告がある[2]．

c. 生物学的因子としてのウイルス

　ウイルスによる発がんは動物でしばしば認められるが，ウイルスが原因で人のがんが発生することが証明されているものは少ない（**表Ⅱ-2-1**）．ここでは子宮頸がんの原因として広く知られる**ヒトパピローマ（乳頭腫）ウイルス（HPV）**を取り上げる．

　100種類以上あるHPVのうち，HPV-16，-18，-52，-58などの感染と子宮頸がんの関連が強く，これらのHPVタイプを高リスク型とよぶ．HPV感染は主に性行為などで個体から個体へ水平感染するが，多くの女性でHPV感染は一過性で自然消退し，持続感染するものは1割程度である．HPVの持続感染により子宮頸がんが発生し，がんにいたるまでの一連の形態変化は詳細に観察されている．すなわち，**軽度異形成**，**中等度異形成**，**高度異形成**，**上皮内がん**を経て，**浸潤がん**が発生する過程である．異形成とは，異常ではあるががんになりきれていない状態を広く指し，この一連の前駆変化を**前がん病変**とよぶ．子宮頸がんの発症には，DNAウイルスであるHPVに由来し感染細胞内に産生されるタンパクのE6，E7がかかわっている．E6，E7は，後述する*p53*などのがん抑制遺伝子の不活化に関与するといわれている．

d. 内　因

　内因における**遺伝性因子**としては，家族性に腫瘍が起こりやすい遺伝性腫瘍が代表である．遺伝性腫瘍の家系では，腫瘍を引き起こす遺伝子レベルの異常が生殖細胞に存在する

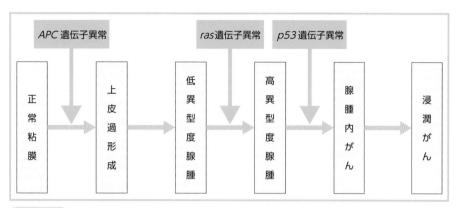

図Ⅱ-2-2　　多段階発がんモデル

ため，腫瘍の起こりやすさが親から子へと遺伝する.

　素因は発がんとの直接的な関係は示されないが，がんが発生しやすい土壌のようなものである. たとえば，免疫の低下は発がん素因として重要である. 自己免疫疾患，免疫不全症候群，免疫抑制治療状態などで，がんの発生率が高いことがその根拠となる. 加齢も素因になり，それだけ遺伝子に傷害を受ける頻度・機会が多いという考え方も成り立つが，免疫低下の関与も無視できない. このように，さまざまな因子が複雑に関係し合って発がんに作用していると考えられる.

e. 多段階発がんモデル

　個体のがんの自然史を追跡することは不可能に近いが，多段階の過程を経てがんになることがさまざまな臨床検体や研究で観察されている. 大腸を例にあげると，大腸腫瘍は形態的に良性の腺腫，悪性の腺がんに分類される. 実際の症例において，腺腫の一部に腺がんが含まれていたり，粘膜内がんの一部で粘膜下層に浸潤し始めているような変化が，まれならず観察される. すなわち，大腸腫瘍の多くは**低異型度腺腫，高異型度腺腫，腺腫内がん，浸潤がん**へと段階的に進行していくらしいことは，以前よりいわれていた.

　この形態の段階的変化に遺伝子変化をリンクさせる考え方が，1990年に米国のグループから提唱された[3]. それによると，がん化のごく初期変化である上皮過形成に*APC*遺伝子異常が関与しており，それに*ras*遺伝子の異常が加わって高異型度の腺腫になる. ここにさらに*p53*遺伝子の異常が加わり，大腸がんが発生するというモデルである（**図Ⅱ-2-2**）. このがん発生の考え方を**多段階発がんモデル**とよぶ. その後の研究により，さらに多くの遺伝子異常がかかわっており，異常蓄積の数や順番には多様性があることもわかっている.

　がん発生に関与する遺伝子には，以下に取り上げるがん遺伝子，がん抑制遺伝子以外にも，アポトーシス*調節因子，増殖因子・受容体など多数ある. 代表的なものを**表Ⅱ-2-2**に示した.

---

*アポトーシス：細胞死の1つ. 私たちの体には，有害な細胞，不要な細胞を自浄する能力が備わっている. たとえば，DNAに修復不能な傷を負った細胞は，*p53*などが関与する経路が働き，アポトーシスが誘導される.

表Ⅱ-2-2　代表的ながん遺伝子とがん抑制遺伝子

遺伝子		異常が多い腫瘍
がん遺伝子	*ras*	大腸がん，膵臓がん，肺がん　ほか
	HER2	乳がん，胃がん　ほか
	EGFR	大腸がん，肺がん　ほか
がん抑制遺伝子	*p53*	大腸がん，肺がん，胃がん　ほか
	RB	網膜芽細胞腫，肺がん　ほか
	APC	大腸がん　ほか
	NF1	神経線維腫　ほか

f. がん遺伝子とは

　がん遺伝子とは，その異常によって固有の働きが活性化・過剰となり，がんの発生進展に関与する遺伝子であり，クルマのアクセルによく例えられる．異常になる前のがん遺伝子をがん原遺伝子とよび，がん原遺伝子は厳密なコントロールのもと，個体の生命維持に必要な働き（たとえば細胞増殖の制御など）を成している．

　がん原遺伝子は，さまざまな機序で異常になる．第一に，遺伝子変異により，その遺伝子産物であるタンパクの機能が異常になり，がん化を進めることがある．たとえば*ras*遺伝子は，細胞増殖のスイッチとして働いている．*ras*遺伝子に変異があると，異常な*ras*タンパクがつくりだされ，異常な*ras*タンパクが持続的な細胞増殖を引き起こす．

　第二の異常として，遺伝子増幅（本来は1対2個である遺伝子コピー数が増える），染色体転座（染色体の一部が入れ替わる）などによって，遺伝子発現が過剰になる場合がある．これらの遺伝子異常の結果，一般には細胞増殖の活性化などがんの発育に有利な作用を及ぼす．

g. がん抑制遺伝子とは

　がん抑制遺伝子とは，その遺伝子異常によりがんを抑制する働きが減弱・消失し，結果的にがん発生を促進させる遺伝子である．クルマのブレーキに例えられるがん抑制遺伝子は，その多くが遺伝性腫瘍の原因遺伝子として発見されたが，自然発生の多くのがんにおいても異常があることがわかっている．そもそも抑制という名が付いているが，正常細胞においてがんを抑制するという働きだけを成すわけではない．むしろ，その果たしている機能が正常細胞の増殖制御，アポトーシス制御など，がん化の阻止（すなわちブレーキ役）に強く関連しているため，その機能破綻はがん化に直結してしまうと考えたほうがよい．

　また，がん抑制遺伝子ががんに関与する機序として，1対ある染色体上のがん抑制遺伝子の片方だけの異常では，がん化は促進されない点が重要である．両方に異常が起こることががん化には必要である．

　がん抑制遺伝子として有名なものに*p53*遺伝子がある．*p53*遺伝子はDNA傷害直後の細胞増殖停止，DNA修復，アポトーシス誘発等に働く複数の遺伝子発現を制御している．つまり*p53*は，あたかも遺伝情報を守る番人のような働きを成している．その*p53*遺伝子

に変異が起こると，それら一連の機能が障害され，その結果がん化が促進される．すなわち，DNAが傷を負っても修復が働かず，アポトーシスになりにくくなる．

h. ドライバー遺伝子とは

最近では，遺伝子異常を発がんへの貢献度から分類する動きが広がっている．がんには遺伝子異常が起こりやすいゲノム不安定性とよばれる性質があり，たとえば大腸がんを詳細に調べると，タンパクレベルに異常をきたす遺伝子変異数は数十〜数百に及ぶと報告されている[4]．蓄積した遺伝子異常の中には，がんが発育するために必須・重要なものが含まれており，これを**ドライバー遺伝子変異**という．それ以外の変異の多くは，がんの発育には影響せずたまたま異常になったものであり，これを**パッセンジャー遺伝子変異**とよんでいる．このドライバー遺伝子を標的として阻害薬などを投与することでがんを治療するという考え方を**分子標的治療**という．

■引用文献■

1) 厚生労働省：都道府県（21大都市再掲）別にみた中皮腫による死亡数の年次推移（平成7年〜29年），（情報公開日：2018年9月7日），〔https://www.mhlw.go.jp/toukei/saikin/hw/jinkou/tokusyu/chuuhisyu17/dl/chuuhisyu.pdf〕（最終確認：2020年8月20日）
2) Berrington de González A, Darby S：Risk of cancer from diagnostic X-rays: estimates for the UK and 14 other countries. Lancet **363**：345-351, 2004
3) Fearson ER, Vogelstein B：A genetic model for colorectal tumorigenesis. Cell **61**（5）：759-767, 1990
4) The Cancer Genome Atlas Network：Comprehensive molecular characterization of human colon and rectal cancer. Nature **487**：330-337, 2012

B. がん予防・がん検診

1● がん予防のための対策

がんの予防（発生の予防：一次予防）は，そのリスクを増加させる要因を除いたり，リスクを減少させる要因を取り入れることによって行われる．がんのリスクに関連する主な要因としては，喫煙，受動喫煙，感染性要因，飲酒，食事，肥満，身体活動などがあげられる．このうち日本人におけるがんの発生は喫煙と感染性要因が多くかかわっており，それぞれがん全体の20％程度の発生に寄与し，とくに男性では喫煙が原因であるものが約3割を占めると推定されている[1]．

a. 喫煙，受動喫煙

喫煙は上気道や呼吸器だけではなく，**表II-2-3**に示したそれ以外のさまざまな部位におけるがん発生リスクの上昇に関与する[2]．また，**受動喫煙**によって肺がんのリスクが上昇することは因果関係を推定する十分な科学的証拠があるとされている[2]．

受動喫煙対策を含む喫煙対策は，がん予防において最も優先されるべき取り組みである．世界保健機関（WHO）は喫煙対策を世界的に推し進めることを目的として「たばこの規制に関する世界保健機関枠組条約」を2003年に採択するとともに，規制において鍵となる MPOWER とよばれる6つの政策（①たばこの使用と予防政策をモニターする，②受動喫煙からの保護，③禁煙支援の提供，④警告表示等を用いたたばこの危険性に関する知識

表Ⅱ-2-3　日本人における喫煙の発がんへの影響

因果関係の判定	部　位
根拠十分	鼻腔・副鼻腔がん，口腔・咽頭がん，喉頭がん，食道がん，胃がん，肝臓がん，膵臓がん，肺がん，膀胱がん，子宮頸がん
因果関係を示唆	大腸がん，乳がん，腎盂尿管・腎細胞がん，急性骨髄性白血病，前立腺がん（死亡），子宮体がん（リスク減少）

［喫煙の健康影響に関する検討会（編）：喫煙と健康，喫煙の健康影響に関する検討会報告書，2016より作成］

の普及［脱たばこ・メディアキャンペーンを含む］，⑤たばこの広告，販促活動等の禁止要請，⑥たばこ税引き上げ）について各国の対策の進捗状況を定期的に評価している．

　日本における近年の喫煙対策の進展としては，2006年から条件を満たす喫煙者に対してニコチン依存症の治療という位置づけで禁煙治療に医療保険が適用されることになったことがある．また，2018年の改正健康増進法の成立により，病院，学校，行政機関等の敷地内禁煙，職場（事務所）等の屋内禁煙が義務化されるなど受動喫煙防止対策が強化された．しかしながら，MPOWER施策に関する日本の取り組みはなお十分でない点が多く，対策の加速化が望まれる．

b. 感染性要因

　日本における主要ながんである胃がん，肝細胞がん，子宮頸がんは，それぞれヘリコバクター・ピロリ，B型およびC型肝炎ウイルス，ヒトパピローマウイルス（HPV）の**感染**が大半の原因である．また，成人T細胞白血病（ATL）はヒトT細胞白血病ウイルス（HTLV-1）の感染が原因であり，九州，沖縄地方を中心に年間1,000人程度の新規発生がある．

　感染に起因するがんの予防対策は，感染を予防すること，ならびに感染者の発がんを予防することである．感染の予防については，0歳児を対象としたB型肝炎ワクチンの定期接種や，HTLV-1キャリアから生まれた児への母乳を介した感染を防ぐための断乳指導などが行われている．また，2013年からは日本においてもHPVワクチンの定期接種が開始されたが，接種後に持続的疼痛などの副反応が報告されたことから，因果関係は不明なものの国は現在積極的な接種の勧奨を中止している．

　感染者への対策としては，B型・C型肝炎ウイルス感染者を発見するための肝炎ウイルス検診が，健康増進法に基づく健康増進事業として各市区町村で実施されている．また，ヘリコバクター・ピロリ感染胃炎は除菌治療に医療保険が適用される．

c. 飲酒，食事，肥満，身体活動

　国立がん研究センターの研究班が行った日本人における飲酒，食事，肥満，身体活動といった**生活習慣**と発がんとの関連についての評価結果を**表Ⅱ-2-4**に示す．発がんリスクの上昇が「確実」であると評価されている要因とがんの部位は，飲酒と食道，大腸，肝臓，肥満と閉経後乳房である．また，食塩・塩蔵食品の摂取は胃，熱い飲食物の摂取は食道，肥満は大腸と肝臓の発がんリスクを上昇させることが「ほぼ確実」であると評価されている．一方で，野菜，果物は食道がん，運動は大腸（結腸）がんの発がんリスクを低下させることが「ほぼ確実」と判定されている．このほかに，加工肉（ハム，ソーセージ等）および赤肉（牛肉，豚肉等）の摂取による大腸がんのリスク上昇などが「可能性あり」と評

表Ⅱ-2-4　日本人における飲酒，食事，肥満，身体活動と発がんとの関連

影響	要因	判定	部位
リスク上昇	飲酒	確実	食道，大腸（結腸，直腸），肝臓
	食塩・塩蔵食品	ほぼ確実	胃
	熱い飲食物	ほぼ確実	食道
	肥満	確実	乳房（閉経後）
		ほぼ確実	大腸（結腸，直腸），肝臓
リスク低下	野菜	ほぼ確実	食道
	果物	ほぼ確実	食道
	コーヒー	ほぼ確実	肝臓
	運動	ほぼ確実	大腸（結腸）

[国立がん研究センター：科学的根拠に基づくがんリスク評価とがん予防ガイドライン提言に関する研究，がんのリスク・予防要因　評価一覧，2017，〔https://epi.ncc.go.jp/cgi-bin/cms/public/index.cgi/nccepi/can_prev/outcome/index〕（最終確認：2020年8月20日）より作成]

価されている．国は「21世紀における第二次国民健康づくり運動」（健康日本21［第二次］）において，多量飲酒者の減少，食塩摂取量の減少，野菜と果物の摂取量の増加，適正体重維持者の増加，運動習慣者の増加について具体的な目標を設定したうえで達成に向けた取り組みを進めている．

2●がん検診

　がん検診は，臨床的に症状が現れる前の早期（前臨床期）にがんを発見して，早期治療につなげることによってがんの死亡者の減少を図ることを目的とする．疾病予防の段階としては二次予防に相当する．検診は，対象者の中からがんが存在する可能性のある者を抽出するスクリーニング検査と，抽出された者に対してがんの有無を診断確定するための精密検査から構成される．

　日本におけるがん検診は健康増進法によって市区町村が実施することが努力義務とされており，このほか保険者や事業主によって職域における検診が福利厚生の一環として任意で実施されている．国は指針等でがん検診の対象部位（胃，大腸，肺，乳房，子宮頸部），検査方法，対象年齢，受診間隔等を定めている（表Ⅱ-2-5）．

　がん検診の実施によって対象とする集団における当該がんの死亡率を減少させるためには，上記の国の指針等で示されているような有効性が確認されている（受診による死亡リスクの減少についての科学的根拠をもつ）検診方法を用いて行われることが重要である．併せて，対象者の多くが受診すること（高い受診率），および精度管理を実施することが必要である．

　日本のがん検診受診率は，2019年の国民生活基礎調査によればいずれの部位についても40％台であり，諸外国で実施されているがん検診の受診率と比べると低い状況にある（図Ⅱ-2-3）．また，精密検査が必要と判定された受診者のうち実際に検査を受けた者の割合（精密検査受診率）は，市区町村が実施する検診ではいずれの部位でも90％未満であり，大腸がん検診では30％が未受診である．これらの現状をふまえて，2017年に改定された国の第3期がん対策推進基本計画では，がん検診の受診率の目標値を50％，精密検

表Ⅱ-2-5　国の指針で推奨されるがん検診

部　位	検査方法*1 （スクリーニング検査）	対象年齢	受診間隔
胃がん	胃部X線検査または胃内視鏡検査	50歳以上	2年に1回
大腸がん	便潜血検査	40歳以上	年1回
肺がん	胸部X線検査，喀痰細胞診*2	40歳以上	年1回
乳がん	乳房X線検査（マンモグラフィ）	40歳以上	2年に1回
子宮頸がん	視診，子宮頸部の細胞診および内診	20歳以上	2年に1回

*1 すべての検診で問診を含む．
*2 原則として50歳以上で喫煙指数（1日本数×年数）が600以上である者に実施．
［厚生労働省：がん予防重点教育及びがん検診実施のための指針，2016より作成］

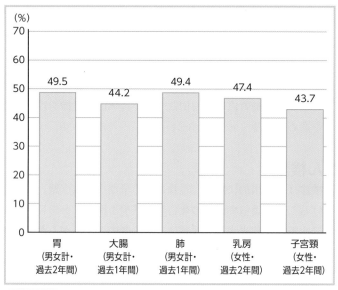

図Ⅱ-2-3　がん検診の受診率（40〜69歳，胃は50〜69歳，子宮頸は20〜69歳），2019年
［厚生労働省：2019年国民生活基礎調査より作成］

査受診率を90％としている．受診率を向上させるためには，対象者へのより効果的な受診勧奨や普及啓発，受診者の立場に立った利便性の向上などが求められる．とくに受診勧奨については，対象者の名簿を整備したうえで，電話や手紙などによる個別の対象者への受診勧奨と未受診者への再度の受診勧奨（個別受診勧奨，再勧奨）が重要である．
　がん検診の精度管理とは，検診が正しく行われているかを評価し不備な点を改善することであり，検診の質に関する指標を設定したうえで，指標のモニタリングとその結果明らかとなった問題点の改善を繰り返すことにより行われる．市区町村が検診を実施するにあたって最低限整備すべき技術，体制の指標は，国立がん研究センターより「事業評価のためのチェックリスト」が公表されており，検診の各プロセスが適切に行われているかを評価するための指標（要精検率，がん発見率等）は，国により各プロセス指標値の許容値と目標値が示されている．また，職域で実施されるがん検診についても，国が公表したマ

表Ⅱ-2-6　日本人のためのがん予防法

喫　煙	たばこは吸わない．他人のたばこの煙を避ける． ・たばこを吸っている人は禁煙をしましょう．吸わない人も他人のたばこの煙を避けましょう．
飲　酒	飲むなら，節度のある飲酒をする． ・飲む場合は1日あたりアルコール量に換算して約23g程度まで（日本酒なら1合，ビールなら大瓶1本，焼酎や泡盛なら1合の2/3，ウイスキーやブランデーならダブル1杯，ワインならボトル1/3程度）．飲まない人，飲めない人は無理に飲まない．
食　事	食事は偏らずバランスよくとる． ・塩蔵食品，食塩の摂取は最小限にする． 　食塩は1日あたり男性8g，女性7g未満（18歳以上），とくに，高塩分食品（たとえば塩辛，練りウニなど）は週に1回未満に控えましょう． ・野菜や果物不足にならない． ・飲食物を熱い状態でとらない．
身体活動	日常生活を活動的に過ごす． ・たとえば歩行またはそれと同等以上の強度の身体活動を1日60分行いましょう．また，息がはずみ汗をかく程度の運動は1週間に60分程度行いましょう（18〜64歳）．
体　形	成人期での体重を適正な範囲に維持する（太りすぎない，やせすぎない）． ・中高年期男性のBMI（体重kg/（身長m）^{2}）で21〜27，中高年期女性では21〜25の範囲内になるように体重を管理する．
感　染	肝炎ウイルス感染の有無を知り，感染している場合は適切な措置をとる．機会があればピロリ菌感染検査を．

[国立がん研究センター：科学的根拠に基づくがんリスク評価とがん予防ガイドライン提言に関する研究，科学的根拠に基づいた「日本人のためのがん予防法」，〔https://epi.ncc.go.jp/can_prev/evaluation/8146.html〕（最終確認：2020年8月20日）より引用]

ニュアルに精度管理のためのチェックリストが掲載されている．

3 ● がん啓発教育

　がんに関する知識の普及啓発にあたっては，適切な情報が多くの国民に伝わることが求められる．科学的根拠に基づくがん予防に関する推奨の例として，国立がん研究センターの研究班が提唱する「日本人のためのがん予防法」を**表Ⅱ-2-6**に示す．現在，普及啓発活動は，主に街頭イベントや公開講座の実施，パンフレット等の配布，ホームページからの情報提供などを通じて行われているが，ソーシャルメディアの活用などで情報をよりいっそう社会に広めるための方策が求められる．また，**がん啓発教育**が成果を上げるためには，国民ががんに関する情報を入手，理解，評価，活用する能力をそれぞれ高める（ヘルスリテラシーを高める）視点からの取り組みが必要である．

┃引用文献┃

1) Inoue M, Sawada N, Matsuda T, et al : Attributable causes of cancer in Japan in 2005--systematic assessment to estimate current burden of cancer attributable to known preventable risk factors in Japan. Annals of Oncology **23**（5）：1362-1369, 2012
2) 喫煙の健康影響に関する検討会（編）：喫煙と健康，喫煙の健康影響に関する検討会報告書, 2016

C. 治療の視点からみたがんの経過

　がんと診断された患者の臨床経過は，診断時の病期（ステージ）によってその後の経過が異なる．がん種ごとに『癌取扱い規約』やUICC（Union for International Cancer Control）/AJCC（American Joint Committee on Cancer）によるTNM分類に基づいてステージングを行い，ステージに応じた治療法を計画する．根治手術可能であるかどうかがはじめの重要な判断となる．治療を主体とした視点でとらえると，**根治手術可能**，**根治手術不能**，**転移**の3つの病期に分けることができる．以下にそれぞれの病期に応じて臨床経過を解説し，また**生命予後**，精神症状の経過や**緩和ケア**，**終末期ケア**もがん患者の臨床経過において重要なポイントであるため，これらについても概説する．

1 ● 治療の経過

a. 根治手術可能（局所限局性）

　早期ステージ（多くのがんではステージⅠ～Ⅲ）の場合，必ずしもがんに特異的な症状があるわけではなく，検診やほかの疾患の検査で偶発的に発見されたり，原発臓器に特異的な軽度から中等度の症状が原因で診断されたりする．早期ステージでは完全切除が可能であると判断され，手術が根治目的に行われる．リンパ節転移や腫瘍サイズ，周辺臓器への浸潤の有無，がん細胞や組織の異型度によって術前もしくは術後の補助薬物療法が行われる．状況によっては放射線療法単独や化学放射線療法で治療が行われる．補助薬物療法は6ヵ月から数年かけて行われる．治療後はそれぞれの治療による副作用や合併症による症状が数ヵ月から数年続く．一般的には，術後5年経過して再発がなければ根治と考えられているが，実際にはがん種によっては術後5年以上経過してからの再発も起こりうる．また，根治手術が可能と判断されたとしても，ステージが上がるにつれて再発のリスクは高くなり，5年生存率も低くなる．

b. 根治手術不能（局所進行性）

　多くの内臓器を原発とするがんは，症状があって診断されることになる．腫瘍が進展経過し，腫瘍の原発臓器の領域リンパ節への転移や，周辺臓器，脈管，神経などへの直接浸潤が起こると，痛みや浮腫，出血（喀血や血便など）などの症状が生じる．診断時点ですでに直接浸潤や広範な領域リンパ節転移があると根治切除が困難となる．また，遠隔転移を有する場合も原発巣を姑息的に切除することはあっても根治目的の手術の適応がなく，疼痛などの局所症状，倦怠感，体重の変化など何らかの全身症状が現れている．がん治療はこれらの症状緩和や延命が目的となる．診断時に根治切除可能と判断され初期治療を完了してその後再発してきた場合も，同様の臨床経過をとる．

c. 転移（全身進行性）

　原発臓器にがんが発生し，局所で進展し成長していく経過のある時点で，細胞が脈管に侵入し，血行性またはリンパ行性に遠隔臓器や原発腫瘍の領域を超えたリンパ節に転移を起こしてくる．診断時から転移を有するステージⅣの患者や再発して転移を有する患者の場合，転移病巣の大きさや位置，広がりに応じて症状が現れる．肺転移であれば，咳や呼吸苦など臓器に応じた症状が発現する．がん治療（主に薬物療法）によって，それらの症

状が緩和される．薬物療法も抗がん薬投与だけでなく，症状に対して直接的に症状緩和目的に行われる対症療法も含まれる．しかし，転移を有するがん患者では，一部のがん種を除き薬物療法のみでは完治することはなく，病勢の進行によって数ヵ月から数年かけて徐々に転移巣の広がりに応じてさまざまな身体症状が出現してくる．

2 ● 生命予後

　ステージによって同じがん種でも診断後の臨床経過は異なってくるが，がん種ごとにその診断難易度や治療奏効率が異なり，診断後の予後の推移にはがん種による特徴がある．男性の前立腺がん，女性の乳がんは比較的早期の段階で発見されることが多く，初期治療が成功し根治するケースも多い．しかし，数年経過しても死亡する患者は一定の割合でみられる．これに対して，膵臓がんは発見もむずかしく，進んだステージで見つかることが多いため，診断後早期の死亡率が高いが年を経るごとに生存率に上昇がみられる．ただし，いずれのがんも生存期間が長くなっても治癒と判断することがむずかしく，初期治療終了後あるいは治療中断後も長期間にわたる経過観察が必要となる．

3 ● 緩和ケア

　がん患者における緩和ケアは，WHOが示した緩和ケアとがん治療のダイアグラムにあるように，診断時から症状緩和や精神心理サポートを含めたケアが必要である．症状の進行に合わせてその比重が大きくなり，終末期ケアへと連続的に移行していく．

D. がんの診断と集学的治療

　がんと診断されるきっかけはさまざまである．自覚症状を有する場合と健康診断や人間ドックで早期発見される場合，または，併存する病気の診断時や経過観察中に偶発的に発見される場合がある．自覚症状は腫瘍の部位と大きさに応じて，また，がん細胞の増殖による消耗や，がん細胞から分泌されるホルモンなどによって生じる．「がん」を診断する際に3つの臨床上重要なポイントがある．1つ目は，腫瘍が**良性**なのか**悪性**なのか，また，悪性であれば，どのタイプのがんであるかを顕微鏡上で確認すること，すなわち，病理診断を確定することである．2つ目は，がんがどれくらい広がっているか，すなわち，画像検査を用いて**病期診断（ステージング）**を正確に行うことである．3つ目は，がんだけでなく，併存症も含め，どれくらい患者の全身状態に影響を及ぼしているかを診断することである．**病理診断**は，悪性か良性かの判断だけでなく，がん細胞における特定のホルモン受容体の発現の有無を調べたり，近年はがんの増殖に関係するタンパク質の変異も調べたりすることができるようになっており，治療薬の選択に必要な情報となっている．ステージングは**集学的治療**を行う際の治療計画や予後推測において重要な過程であり，がん患者の病気の状態を身体的，精神的，社会的に診断することは，がんそのものの治療だけでなく，全人的に医療者として患者に対応するために必須である．本項では，診断の方法と過程，および集学的治療の計画と進め方，管理の仕方について解説する．

1 ● がんの画像診断

　画像診断の目的は，治療を開始する前に正確な病期診断（ステージング）を行うことである．がんの進展度の評価であり，通常はCTなどの画像検査によって臨床的に，または手術検体によって病理組織学的にがんの広がりを診断することになる．国際的規約であるAJCC（American Joint Committee on Cancer）や『癌取扱い規約』に則って，腫瘍の広がり，所属リンパ節への転移の有無，遠隔転移の有無の3つの視点でがんの進展度を評価するTNM分類が使用される（p.26参照）．病期診断は治療開始前に行うのが原則であり，疫学的にはがん登録時の必須情報であり，臨床的には治療計画と予後予測において重要な情報となる．一般的には，腫瘍の進展度よりも所属リンパ節への転移の有無のほうが予後に及ぼす影響は大きく，さらに遠隔転移を有する場合が最も予後不良となる．

2 ● がんの病理診断

　病理診断は，従来からの方法として，生検もしくは手術によって得られた組織を顕微鏡下で観察し，細胞や組織の異型性を評価し，腫瘍の悪性度を判断することで病理組織学的にがん診断を行う方法と，最近の分子標的治療薬の臨床応用に伴い，腫瘍の細胞生物学的特徴を免疫組織化学染色（immunohistochemistry staining：IHC）を用いて評価したり，ある特定の遺伝子の発現や変異を分子生物学的に解析したりすることによって分子病理学的に診断する方法の両方が行われている．たとえば，肺がんの診断においては，通常の病理組織学的診断過程として得られた組織検体の染色標本の顕微鏡検査上の特徴から非小細胞がんの腺がんと診断し，さらに，分子病理学的な診断として組織検体もしくは循環腫瘍細胞からEGFR遺伝子変異陽性であると診断する．これら得られた情報は，治療計画を立てる際に，とくに薬物療法における治療薬選択において重要な情報となっている．

　看護師として注意すべきポイントは，病理組織学的あるいは分子病理学的いずれの診断過程においても，診断時に必要な検体の種類と必要な量や質を知っておくことである．医師がこれら検体採取手技を行う際に，とくに胸水，腹水，心嚢液など体液採取による細胞診の場合，がん細胞検出率を上げるために採取できた体液の全量を検査に提出することが重要である．場合によっては得られたがん細胞によるセルブロックからIHCを行うことが可能であり，さらに治療に有用な情報が得られることがある．

3 ● がんの治療

　"病気診断"，すなわち患者の全身状態，全人的評価は病理診断と病期診断以上に重要である．病理診断と病期診断は臨床的にがんを評価する最低限の診断情報である．これら診断情報に基づいて治療を開始する際に，がんだけでなく，併存症がある場合は併存症も含め，どれくらい全身状態に影響を及ぼしているかを臨床的に評価することが重要である．状態によってはがん治療開始前に併存症の治療を先行させたり，がん治療を標準的最適治療から変更したりする必要がある．治療に臨むがん患者が手術や薬物療法に耐えられる心肺機能や骨髄機能，肝・腎機能を備えているか評価することが肝要である．また，がんと診断されたことで受ける精神心理的な影響の評価とそのケアは非常に重要である．長期的に治療計画を見据えると，患者や家族の身体的かつ精神心理的サポートや経済状況など社

会的環境も十分に把握しておかなければならない．がん診療に精通した看護師（がん看護専門看護師，がん化学療法看護認定看護師など）や精神腫瘍科医，医療ソーシャルワーカーなどによる患者評価とその対処が必要となってくる．とくに進行した状況でがんと診断された患者の場合，緩和ケア医も含め，終末期も意識した**アドバンス・ケア・プランニング**（advance care planning：ACP）（p.66参照）が必要となってくる．

a. 集学的治療

診断要項に基づいて，治療戦略を立て治療を開始することになるが，一般的にがん治療は手術療法，放射線療法，薬物療法の3つの治療法の単独治療であったり，その組み合わせで行われたりする．手術療法や放射線療法は局在する腫瘍に対してのみ効果を発揮する局所治療であり，薬物療法は経口や点滴静注で投与された薬剤が血液循環で全身へと巡り，広範囲に広がったがんにも治療効果のある全身治療である．がん種そのものの臓器の管理も含め，いずれかの方法の単独治療であっても複数の診療科による管理が必要となってくる．

とくに局所的に進行したがん（腫瘍が大きく，領域リンパ節へ転移のある状態）では，手術だけでは原発腫瘍および転移リンパ節を完全に切除することが不可能であり，手術に加えて放射線治療や薬物療法が必要となってくる．単独治療で十分な治療が行えるか，それとも複数の療法を併用する集学的治療が必要となるかは，がん種やステージによって異なる．また，これらの判断は複数の診療科や職種が関与するため，キャンサーボード（症例検討カンファレンス，後述）で病理学的診断やステージの確認，治療法の選択や組み合わせ等の調整が行われる．

b. 標準治療

手術，放射線，薬物いずれの治療法もその安全性や有効性は臨床試験もしくは治験のかたちで吟味されたうえで実臨床の現場で使用されることになる．これらの試験を経て，科学的にエビデンスが確立された治療が**標準治療**とよばれる．がんの再発や進行を抑える効果があり，副作用も重度なものが発生しないことが実証されている治療法であり，臨床の現場でがん患者の治療に応用する価値があるという意味である．

c. 臨床試験・治験

ある特定の治療法を臨床現場に応用する前に人を対象に一定の条件下でその有用性を検証することを**臨床試験**という．とくに新規薬剤や治療法に対して厚生労働省から承認を得るために行われる臨床試験は**治験**とよばれる．通常，がん疾患を治療対象とする臨床試験の場合，試験治療の対象もがん患者となる．治療法の安全性や有効性の検証レベルによって3つの段階に分けられる．第Ⅰ相試験では，主に治療法の安全性の検証と適切な用量・用法の設定が行われる．第Ⅱ相試験では，がん種を限定し，治療法の有効性の検証を行い，第Ⅲ相試験では既存の標準治療との有効性の比較試験が行われる．多くは第Ⅲ相試験を経て，保険診療下で行われる治療として承認されることになる．得られたデータの品質保証のためにモニタリングや監査が行われ，データの解析結果によってその有効性が最終的に評価される．

d. がんの支持療法

がんの**支持療法**は，診断から終末期を含め，がん患者の幅広い症状に対して症状緩和や

表Ⅱ-2-7　ECOG パフォーマンスステータス

スコア	患者の状態
0	無症状で社会的活動ができ，制限を受けることなく発病前と同等にふるまえる
1	軽度の症状があり，肉体労働は制限を受けるが，歩行，軽労働や座業はできる
2	歩行や身の回りのことはできるが，時に少し介助がいることもある．軽作業はできないが，日中50％以上は起居している
3	身の回りのことはある程度できるが，しばしば介助が必要で，日中の50％以上は就床している
4	身の回りのこともできず，常に介助が必要で，終日就床している

[Oken MM, Creech RH, Tormey DC, et al: Toxicity and response criteria of the Eastern Cooperative Oncology Group. American Journal of Clinical Oncology 5：649-655, 1982 より筆者が翻訳して引用]

QOLの維持・改善を行う治療のことを指す．がんによって直接引き起こされる症状だけでなく，がん治療（主に薬物療法）の副作用による症状の緩和や予防も含まれる．また，患者本人だけでなく家族も含めた精神心理的な対応も支持療法の重要な要素である．対処法が多岐にわたるため，がん治療に直接かかわる医師や看護師だけでなく，さまざまな職種の医療者とのチームワークが必要となる．支持療法については，がん患者や家族だけでなく，医療者の中でも終末期ケアのイメージ（ホスピスケア）が強く，ネガティブにとらえられることが多いが，さまざまな臨床研究において支持療法によって化学療法の完遂率が高くなることや進行がんにおいても延命効果が認められることが示されている．

4 ● 治療の進め方

a. 全身状態の評価

　全身状態，いわゆるパフォーマンスステータス（performance status：PS）の評価は，がん治療の適否判断や治療効果の判定に重要な指標となっている．全身状態を客観的に評価するためによく使われるスケールが2つあげられる．いずれも患者の活動性をもとに評価するスケールで，1つは北米の臨床試験グループが開発したECOG（Eastern Cooperative Oncology Group）のパフォーマンスステータス・スケールで，一桁の数字で表す（**表Ⅱ-2-7**）．もう1つはカルノフスキー（Karnofsky）パフォーマンスステータス・スケール（KPS）とよばれるもので，最大100点で10点刻みで表す指標である（**表Ⅱ-2-8**）．

b. 治療の考え方

　がん治療の場合，治療対象となる患者の状態によって治療の目標が大きく2つに分けられる．診断時のがんの進展度（ステージ）に基づき，切除可能で治癒が望める状態にある患者と，はじめから転移があったり，初期治療後に再発したりと進行しており，がん治療によってがんの進行を抑えることで症状緩和や延命が目標となる患者である．根治が目標となる場合は，固形がんでは手術療法が中心となり，その前後で補助療法として薬物療法や放射線療法が行われる．また化学療法と放射線療法を併用する化学放射線療法が行われる．その場合，タイミングや治療期間，またその期間内で投与されるべき薬物用量や放射線線量が重要となってくる．

表Ⅱ-2-8　Karnofsky パフォーマンスステータス（KPS）

	スコア	患者の状態
正常の活動が可能．特別な看護が必要ない	100	正常．疾患に対する患者の訴えがない．臨床症状なし
	90	軽い臨床症状はあるが，正常の活動可能
	80	かなり臨床症状あるが，努力して正常の活動可能
労働することは不可能．自宅で生活できて，看護はほとんど個人的な要求によるものである．さまざまな程度の介助を必要とする	70	自分自身の世話はできるが，正常の活動・労働をすることは不可能
	60	自分に必要なことはできるが，ときどき介助が必要
	50	病状を考慮した看護および定期的な医療行為が必要
身の回りのことを自分でできない．施設あるいは病院の看護と同等の看護を必要とする．疾患が急速に進行している可能性がある	40	動けず，適切な医療および看護が必要
	30	まったく動けず，入院が必要だが死は差し迫っていない
	20	非常に重症，入院が必要で精力的な治療が必要
	10	死期が切迫している
	0	死

[Schag CC, Heinrich RL, Ganz PA: Karnofsky performance status revisited: reliability, validity, and guidelines. Journal of Clinical Oncology 2：187-193, 1984 より筆者が翻訳して引用]

c. 治療の決定の流れ

治療方針を決定するために必要な情報は，正確な病理組織診断，腫瘍の広がりの診断（ステージ），全身状態やがん以外の医学的問題があげられる．これらの情報を得る段階，あるいは得られた後で，医師のみでなく看護師，薬剤師などを含めた多職種による症例検討カンファレンス（後述）の場で慎重に協議して治療方針を決定する．ただし，医療環境によっては協議の機会がなかったり，限られた医療者のみで治療方針の決定が行われたりする場合がある．いずれの場合も実際は患者を中心に協議された内容をもとに患者・家族の治療に対する理解を促し，不安を取り除きながら意思決定支援を行い，患者本人にとって最善の治療法選択が行われる．

d. 治療効果の評価

固形がんの治療効果の評価は，腫瘍の大きさや広がりの変化によって評価される．臨床試験で治療効果を評価する方法として世界共通の**治療評価方法**（Response Evaluation Criteria in Solid Tumors：RECIST）が確立されており，日常臨床でも効果判定の指標として使用されている．また，客観的，物理的な腫瘍の大きさだけでなく，がんによる症状の軽減や消失も治療効果である．臨床試験上は，腫瘍の増大や増加を遅らせたり，延命が得られたりすることが治療効果の指標とされるが，同一患者においては異なる治療や無治療の場合と比較ができないので実臨床の現場では当該患者に対する直接の効果としては評価が困難である．

e. 有害事象・副作用・有害反応

有害事象とは，何らかの治療によって患者に生じた好ましくないあるいは意図しない徴候，症状，または病気すべてを指す．必ずしも薬剤や治療法との因果関係は証明されていなくてもよい．とくに臨床試験・治験中は新規治療の安全性・有毒性が不明な場合があるので，被験者に対して起きたすべての健康上有害な事象を因果関係は問わず「有害事象」

として集積することになっている．極端な例では，ある試験薬の投与を受けている患者が臨床試験実施中に交通事故でけがをしたり，死亡したりした場合も「外傷」や「死亡」が有害事象として取り扱われる．

これに対して，**副作用**や**有害反応**は治療によって生じた有害事象のうち，治療との因果関係があるものを指し，ほぼ同義に使用される．厳密には副作用は薬理作用としての主作用ではないという意味であり，必ずしも患者にとって有害であるとは限らない．

f. インフォームド・コンセント

がん治療はどの治療法においても患者の望む効果だけでなく，副作用や合併症など有害作用を有する．ある特定の1つの治療に限らず，考えうる治療法すべてについて期待される治療効果と有害作用，その対処法を患者に十分説明する必要がある．また，単に説明だけで終わらせるのではなく，患者の理解を確認したうえで，治療法を決定する過程とそれを文書に記録すること，またはその記録文書を**インフォームド・コンセント**という．

g. セカンドオピニオン

現在診療を受けている主治医以外の医師による医療的判断，意見を**セカンドオピニオン**という．セカンドオピニオンの依頼を受けた医師は現主治医から提供された医療情報に基づいて，患者の医学的問題の判断とその対処法について意見を述べることになる．セカンドオピニオンの内容としては，現主治医の診断や治療法の再確認であったり，患者の病状や病名について異なる判断となったり，異なる治療法の提案であったりすることがある．

5 ● 診断・治療計画のためのキャンサーボード（症例検討カンファレンス）

がん対策基本法（2007年制定）に基づき策定されたがん対策推進基本計画の中には，集学的治療の充実と，チーム医療の推進のための**キャンサーボード（症例検討カンファレンス）**の整備という目標が掲げられている．後者は，多職種によるがん治療計画を協議する症例検討カンファレンスを意図しているが，現場では臨床的に診断や治療に難渋した症例の後ろ向き検討会のかたちで行われていることが多い．米国では**トゥモール・ボード**（Tumor Board）とよばれ，治療開始前かつ経過中に診断の確認と治療計画・方針の協議を目的に行われている．外科医，放射線腫瘍医，腫瘍内科医以外にも，放射線診断医，病理医，関連臓器の内科専門医，看護師（ナースプラクティショナー）[*]，臨床試験コーディネーター，ケースワーカーなどが参加しており，がん患者のケアに関して包括的に協議が行われる場となっている．がん診療専門施設では，がん種ごとに毎週開催されている．予後不良の悪性疾患であるがんの治療において最大限の治療効果を引き出すためには，患者，医療者双方においてどのような条件下において，どのような治療が臨床的に適応があり，どのタイミングで行われるべきかを総合的に判断し，その結果を公正に評価する必要がある．必然的に現在進行形として開催されることになる．

---

[*]日本では，がん化学療法看護認定看護師やがん看護専門看護師が相当．

E. オンコロジックエマージェンシー

オンコロジックエマージェンシーとは，がんに関連して生じる，重篤な臓器障害や生命の危機を引き起こす可能性のある病態を指す．ここでは，がん自体が主な原因となって起きるものの中で，遭遇する頻度の高い事象について解説する．

a. 頭蓋内圧亢進症

頭蓋内圧亢進症は，脳腫瘍やがんの髄膜播種の進行に伴って生じる．頭痛，悪心，食欲不振などの症状が起きやすいが，けいれんや麻痺が出現し緊急対応が必要になる場合もある．放射線治療，手術，薬物療法などで，脳内の腫瘍が縮小すれば症状は改善するが，がんの進行に伴い増悪し生命にかかわる病態でもある．

b. 上大静脈症候群

上大静脈症候群は，肺がんや縦隔リンパ節転移などによる圧迫で，上大静脈が狭窄して生じる．顔面・頸部・上肢の浮腫，咳嗽，呼吸困難などの症状を起こしやすいが，側副血行路ができて自然軽快することもある．生命の危険を伴うような場合は上大静脈ステントの留置も検討するが，がんが縮小すれば改善が期待できるため，原疾患に対する治療を迅速に開始することも重要である．

c. 心タンポナーデ

がんが心膜に播種するとがん性心膜炎を起こして心嚢液が増加する．心嚢液が心臓を圧迫すると，体循環から心臓へ戻る血流が滞り，胸部圧迫感，呼吸困難，頸静脈怒張，血圧低下などを引き起こす．これらの症状がみられた場合には，心臓超音波検査やCTで心嚢液の量などを評価する．心嚢ドレナージにより心嚢液が減少すれば，症状は改善することが多い．

d. 深部静脈血栓症・肺塞栓

がんによる影響，長時間の臥床，あるいは，血管新生阻害薬などの影響で，下肢の深部静脈や肺動脈などに血栓が生じることがある．下肢の浮腫を伴う場合もあるが，無症状で造影CTにより偶然発見されることもある．

肺動脈に血栓が生じると，低酸素血症，呼吸困難などの症状が急速に出現し，生命にかかわる場合もあるため，肺塞栓症の可能性を常に念頭に置き，これらの症状がみられた場合は，造影CTや超音波検査，Dダイマーなどを用いて，迅速に精査する．深部静脈血栓や肺塞栓などが見つかれば，抗凝固薬を用いて改善を試みる．

e. 脊髄圧迫

がんが脊椎に転移した場合，痛みが生じることが多いが，脊髄を強く圧迫した場合は，下肢の麻痺，排尿・排便困難などの機能障害が生じることがある．

麻痺が完成すれば不可逆的で，その後の生活の質が極端に低下することから，**脊髄圧迫**を疑う症状が出現した場合には，迅速に脊椎・脊髄の状態をMRI検査などで評価し，整形外科医にも相談のうえ手術適応に関する判断を行う．骨転移による脊髄の圧迫が解除できれば症状の改善も期待できる．

f. 腫瘍崩壊症候群

腫瘍量の多い悪性リンパ腫などに対する初回化学療法開始後は，急性腎不全や高尿酸血

症が起きることがある．これを**腫瘍崩壊症候群**とよぶが，適切に対処しないと生命にかかわる重篤な状態となりかねない．現在は，化学療法開始時から高尿酸血症治療薬であるラスブリカーゼを使用することにより高尿酸血症を防ぐことが可能となっているが，それでも治療開始から1週間程度は腎機能などを評価しながら十分な補液を行い，慎重に対応する必要がある．必要があれば血液透析も考慮する．

g. 高カルシウム血症などの電解質異常

多発骨転移がある患者では，**高カルシウム血症**が生じることがある．溶骨に伴い骨皮質のカルシウムが血中に流出することが機序であり，眠気，悪心，食欲不振などの症状が急速に強まることがある．これらの症状は，ビスホスホネート製剤の投与や生理食塩水による補液を行うことにより改善することも多い．なお，骨転移がない患者でも，副甲状腺ホルモン関連タンパク（PTHrP）を産生する腫瘍があれば，同様に高カルシウム血症を起こすことがある．

h. 消化管の閉塞，穿孔，出血

がんが腹部にあれば，消化管閉塞を起こして腹痛や嘔吐などを起こす場合がある．狭窄起点の数や生命予後予測により対応は異なってくるが，まず絶飲食，イレウス管留置などにより消化管内の減圧を行う．それでも閉塞が改善しない場合，数ヵ月の生存が見込めるなら，バイパス術や人工肛門造設術，あるいはステント留置による閉塞の解除も選択肢となる．

がんが消化管の深層にまで達すれば**消化管穿孔**を起こすこともあり，緊急手術を考慮する．また，胃がんや大腸がんなどでは腫瘍からの出血により急速に貧血が進行することもあり，その場合は内視鏡などにより止血を試みる．

i. 胆道閉塞

胆管がん，胆嚢がん，膵臓がん，肝門部のリンパ節転移，肝転移などが原因となり，胆管狭窄や閉塞が生じると，細菌感染による急性胆管炎を起こして敗血症性ショックなどの重篤な状態にいたることがある．発熱や直接ビリルビン増加，黄疸などの症状が生じれば，胆管ステント留置などによる胆道ドレナージを考慮する．

j. 尿路狭窄による腎不全

膀胱がん，尿管がんなどの泌尿器系のがんや他のがんであっても，腹膜播種により尿管などの尿路に狭窄・閉塞が生じると，水腎症が生じ，急性腎盂腎炎，腎後性腎不全が急速に生じることがある．抗菌薬投与のみでの改善は困難で，尿管ステント留置による尿管狭窄の解除が必要になる．

k. 発熱性好中球減少症

発熱性好中球減少症（febrile neutropenia：FN）は，化学療法などにより好中球減少が生じた場合に起きるもので，「好中球数が $500/\mu L$ 未満，または $1,000/\mu L$ 未満で48時間以内に $500/\mu L$ 未満に減少すると予測される状態で，かつ腋窩温37.5℃以上（口腔内温38℃以上）の発熱」と定義される．FNが生じれば，感染臓器の推測・同定や，血液培養などによる起炎菌の検索などを行いつつ，広域抗菌薬の投与を開始する．患者の年齢，基礎疾患，全身状態などによりリスク評価を行い，必要があれば入院加療も考慮する．

l. 播種性血管内凝固症候群（DIC）

　がんの骨髄転移が進行した場合や，急性白血病に対する初回治療後などに，凝固線溶系の異常や血小板減少が強まり出血傾向が生じることがある．こうした病態を**播種性血管内凝固（disseminated intravascular coagulation：DIC）**とよぶ．がんが薬物療法で制御できればDICの改善も期待できる．病態に応じて，血小板や新鮮凍結血漿などの補充療法や抗凝固薬の投与を行うことも考慮する．

F. サイコオンコロジー

1 ● サイコオンコロジーの定義

　サイコオンコロジーとは，「サイコ（心理・精神）」「オンコロジー（腫瘍学）」からなる造語である．がんが患者や家族の心に影響を与えるだけでなく，逆に，がんへの心の構え方や心理的な援助が予後に影響を与えることがわかった1970年代に生まれた新しい領域である．「がん」と「心」の間の双方向性の関係性，すなわちサイコオンコロジーとは，次の2つのテーマを扱うことになる[1]．

1. すべての病期にあるがん患者やその家族・介護者の情緒的な反応
   （心理社会的側面）＝ がんが心に与える影響
2. がんの発症率や死亡率に影響を与える心理的・行動的・社会的因子
   （心理生物学的側面）＝ 心ががんに与える影響

2 ● がん患者の心理の理解に役立つ切り口

a. 受容過程は波線モデル

　がん患者の受容の過程については，**図Ⅱ-2-4**のように**波線モデル**で考えるほうが有益である．波線モデルとは，がんの受容は直線的な変化ではなく，受容と否認の間を行った

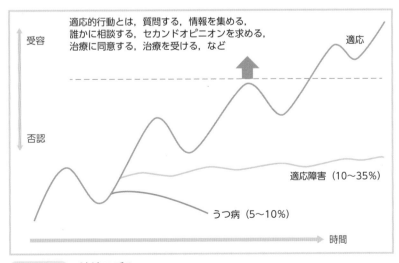

図Ⅱ-2-4　波線モデル

り来たりしながら，大まかにみると受容の方向に進んでいくというモデルである．

　すなわち，がんと告知されて，「やはりそうだったのか」と「受容」の方向に振れたとしても，夜になれば「夢であったらいいな」と「否認」の方向に戻る．翌週になって，検査の説明があると「やはり，自分はがんだったのか」と受容の方向に動くが，夜になると再び否認の方向に振れる．このように，患者の心は受容と否認の間を行ったり来たりしながら，マクロ的にみると受容の方向に向かっていくが，ミクロ的にみると，いったん受容したようにみえても，その後，否認の方向に後戻りすることもあると考えたほうがよい．

b. 怒りの表現型

　すべてのがん患者には，「なぜ，自分ががんにならなければいけないのか？」という怒りがあるが，この**怒りの処理**の仕方によって，表に出てくる言動はまったく違ってくる．

　たとえば，攻撃性・怒りが自分に向かう時には，「あの時，ああすればよかったなぁ……」とか，「早く受診すればよかった……」と自責・後悔・抑うつなどが観察されるが，逆に怒りが外に向かう時には，「あの医者はどうして早く見つけてくれなかったんだ」という周囲への八つ当たりとして観察される．

3● 適応障害への対応

　図Ⅱ-2-4で示したように，なかなか適応的な行動にいたらない場合を**適応障害**というが，日常の看護の中では「適応」に進むよう援助をすることが大切である．具体的には，励ましたり，説明したり，保証するなどの**支持的精神療法**や，家族の面会を多くすること，大部屋か個室を調整することなどの**環境調整**が効果的である．

　また，「がん＝死」という誤った考えに対して，「いまや日本人の2人に1人以上は，一生に1回はがんに罹患するが，がんで亡くなるのは30％ですから，がん患者の約半分はがんが治るか経過観察中に別の病気で亡くなるんです」といった介入は**心理社会教育**という．また，**問題解決技法**は，患者の悩みを直接的に解決するのではなく，同様の困難に遭遇する今後のためにも，解決方法を教えることである．たとえば，「この情報はインターネットに○○というキーワードを入れて調べましょう」のような助言のことである．

　暗示は臨床的にはかなり有効で，不眠時薬を渡す時に「さあ，この薬で必ず眠れますよ」と言う場合である．**リラクセーション**，**イメージ療法**なども臨床的にはかなり有効である．

4● がん患者のうつと希死念慮

　がん患者の抑うつ状態とうつ病の診断を表Ⅱ-2-9に示すが，「適応障害」との違いは，症状が重篤であることと，長く（目安としては2週間以上）続くことである．うつ病は，医療者によって過小評価されるという報告もある[1]．

　抑うつ気分が強くなると，「死にたい気持ち」も生ずることになるが，この症状は**希死念慮**といわれる．

5● スピリチュアルペイン

　がん患者が体験している複雑な苦痛は**全人的苦痛**（全人的痛み，トータルペイン〔total

表Ⅱ-2-9　抑うつ状態・うつ病の診断

1. 抑うつ気分
憂うつ，寂しい，悲しい，孤独だ，自責，涙もろい　など
2. 精神運動性抑制
・精神機能の抑制：頭がスッキリしない，考えがまとまらない，物忘れが多い， 　　　　　　　　　覚えられない，集中力がない，持続力がない　など ・運動性の抑制：何をするのも億劫，何もする気になれない　など
3. 身体症状
食欲不振，体重減少，疲れやすい，肩こり，頭重感，不眠，便秘　など

pain］）とよばれており，これはセント・クリストファー・ホスピスの創立者であるシシリー・ソンダースが提唱した概念である．

　がん患者の痛み（苦痛）の種類は，身体的な苦痛，精神的な苦痛，社会的な苦痛，**スピリチュアルペイン**の4つに分けられている．身体的な苦痛とは，通常の身体の痛みのことで，精神的な苦痛とは，不安や恐怖，怒り，抑うつなどであり，社会的な苦痛とは，病気のために仕事を失い経済的に苦しくなったり，家族関係や社会や友人との関係性が薄れることによる痛みである．最後のスピリチュアルペインとは，精神的な苦痛よりももっと深いところからくる，人生の意味や死生観に対する悩みのことである．

6 ● 家族への対応

　がん患者の家族は，矛盾した2つの役割やポジショニングを担っているために，さまざまな情緒状態にある．まず，がん患者の家族は「自分よりも先に死んでしまうのだろうか？」とショックを受ける．大切な家族を失う悲嘆を予期しているという意味で，これは**予期悲嘆**といわれる．さらに，自分も傷ついてしまうだろうという意味で，ここでは「患者的側面」とよぶことにする．

　もう1つの役割とは，患者を元気づけることであり，ここでは「治療者的側面」とよぶことにする．自分よりも先に死んでしまうかもしれない大切な家族の前では，明るく振る舞わなければならないのである．

　このように，「患者的側面」と「治療者的側面」という矛盾する役割・ポジショニングを課せられているために，がん患者の家族にとっては介護が精神的に大きなストレスになる．

　「がん患者の家族へのケアも必要である」とは誰もが知っているが，具体的な方法にふれたものは少ない．がん患者の家族へのケアには，「患者的側面」と「治療者的側面」という2つの側面それぞれへの対応が必要である．がん患者の家族がもっている患者的側面へのケアでは，「大丈夫ですよ」とか，入院中ならば「今夜は早く帰って休んでください」という言葉かけが必要で，このような介入を支持的精神療法という．

　一方，治療者的側面に対しては，実際的な助言が役立つことが多い．たとえば，患者が在宅医療に移行する際や退院する際に，その家族に対して，体位変換の仕方や痰を出しやすくするようなタッピングの仕方，トイレ移動の介助の仕方などを教えることである．この助言によって家族の治療者的側面は効果的になっていくのである．

■引用文献■
1）保坂　隆：サイコオンコロジー．がん治療・ケア実践ガイド（宮川　清，中川恵一編），p.114-136，照林社，2009

G. がんリハビリテーション

1● がんリハビリテーションの概要

a. がん患者になぜリハビリテーション医療が必要なのか？

　がん患者にとって，がんそのものに対する不安は大きいが，がんの直接的影響や治療によって生じる身体の機能障害や日常生活を自立的に行うことができないことに対する苦悩も同じくらい大きい．リハビリテーション治療を行うことで，患者の回復力やQOLを高め，スムーズに家庭や社会に復帰したり，療養生活の質を向上させたりすることが可能である．

b. がんのリハビリテーション医療の定義

　「がんのリハビリテーション医療とは，がん治療の一環としてリハビリテーション科医，リハビリテーション専門職により提供される医学的ケアであり，がん患者の身体的，認知的，心理的な障害を診断・治療することで自立度を高め，QOLを向上させるものである」と定義される[1]．

c. 対象となる障害

　リハビリテーション治療の対象となる障害を**表Ⅱ-2-10**に示す[1]．

　がんのリハビリテーション診療は，予防的，回復的，維持的および緩和的の4つの段階に分けられる（**図Ⅱ-2-5**）[2,3]．治癒を目指した治療から進行がん・末期がん患者への対応まで，いずれの段階においても目的を変えながら役割を担う．

d. がんのリハビリテーション診療のエビデンス

　2013年に，がんのリハビリテーション診療ガイドラインが公開された[4]．臨床上の問題が総論・評価および原発巣・治療目的・病期別に8領域に分けられ，エビデンスの高い臨床研究が多数存在することが示されている．ガイドラインに準拠したベストプラクティス本も刊行されている[5]．

2● リハビリテーション診療の進め方

a. リハビリテーションチーム

　リハビリテーションチームのメンバーは，医師（治療担当科，リハビリテーション科専門医），リハビリテーション専門職（理学療法士，作業療法士，言語聴覚士，義肢装具士），病棟・外来看護師，医療ソーシャルワーカー等で構成される．その中で看護師は，がん患者の日々の生活に接する中で，疼痛，倦怠感，呼吸困難などの症状，嚥下障害や筋力低下・拘縮などの機能障害，起居動作や移動能力，日常生活動作（activities of daily living：ADL）上の問題に早い段階で気づき，リハビリテーションスタッフと協働し，適切な対策をとることが重要である．

表Ⅱ-2-10　　がんのリハビリテーション医療の対象となる障害の種類

がんそのものによる障害

1）がんの直接的影響
　原発性・転移性骨腫瘍：切迫骨折，病的骨折，脊髄圧迫症状
　脳腫瘍（脳転移）：高次脳機能障害，摂食嚥下障害，片麻痺
　原発性・転移性脊髄・脊椎腫瘍：四肢麻痺，対麻痺，膀胱直腸障害
　腫瘍の直接浸潤：神経障害（腕神経叢麻痺，腰仙部神経叢麻痺，神経根症）
　がん性疼痛：侵害受容性（内臓痛・体性痛）疼痛，神経障害性疼痛
2）がんの間接的影響（遠隔効果）
　がん性末梢神経炎（運動性・感覚性多発性末梢神経炎）：しびれ，運動・感覚神経麻痺
　悪性腫瘍随伴症候群：小脳性運動失調，筋炎に伴う筋力低下

治療の過程において起こりうる障害

1）不動による全身の機能低下，廃用症候群
　化学・放射線療法，造血幹細胞移植：運動耐容能，四肢筋力低下，拘縮
2）手　術
　骨・軟部腫瘍（患肢温存術後，四肢切断術後）
　乳がん（乳房切除・温存術）：肩関節拘縮，癒着性関節包炎
　乳がん，婦人科がん，泌尿器がん（腋窩・骨盤内リンパ節郭清）：上肢・下肢続発性リンパ浮腫
　頭頸部がん術後：摂食・嚥下障害，構音障害，発声障害
　頸部リンパ節郭清後：副神経麻痺（僧帽筋の筋力低下・萎縮，翼状肩甲），癒着性関節包炎
　開胸・開腹術（肺がん，食道がんなどの消化器がん）：呼吸器合併症，摂食嚥下障害
3）化学療法
　有害反応：末梢神経障害，筋肉痛，関節痛
4）放射線療法
　有害反応：脳壊死，脊髄障害，末梢神経障害，皮下硬結，リンパ浮腫，開口障害，摂食嚥下障害

［辻　哲也：がんに対するリハビリテーション医療の意義. リハビリテーション医学・医療コアテキスト（日本リハ
ビリテーション医学会監修），p.248-251，医学書院，2018 より引用］

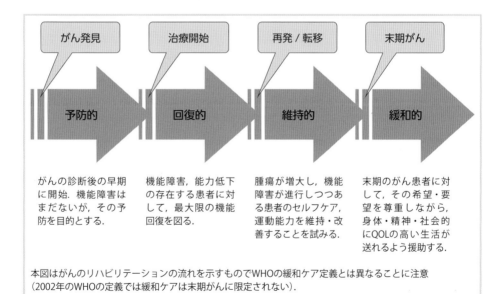

図Ⅱ-2-5　　がんのリハビリテーション診療の病期別の目的

［Dietz JH：Rehabilitation Oncology. John Wiley & Sons, 1981／辻　哲也：がんのリハビリテーションの概要 がん
のリハビリテーション総論. がんのリハビリテーションマニュアル（辻　哲也編），p.23-37，医学書院，2011 を参考
に作成］

表Ⅱ-2-11　がん患者におけるリハビリテーションの中止基準

| 1. 血液所見：ヘモグロビン7.5g/dL 以下，血小板2万/μL 以下，白血球3,000/μ以下 |
| 2. 骨転移 |
| 3. 有腔内臓（腸・膀胱・尿管），血管，脊髄の圧迫 |
| 4. 持続する疼痛，呼吸困難，運動障害を伴う胸膜，心嚢，腹膜，後腹膜への滲出液貯留 |
| 5. 中枢神経系の機能低下，意識障害，頭蓋内圧亢進 |
| 6. 低・高カリウム血症，低ナトリウム血症，低・高カルシウム血症 |
| 7. 起立性低血圧 |
| 8. 110/分以上の頻脈，心室性不整脈 |
| 9. 38.3℃以上の発熱 |

［日本がんリハビリテーション研究会（編）：がんのリハビリテーションベストプラクティス，金原出版，2015より引用］

b. チームカンファレンスの重要性

　機能回復を目指してリハビリテーション治療を行うということは，がん以外の患者と何ら変わらないが，原疾患の進行や治療に伴う機能障害の増悪，精神心理面，生命予後に配慮が必要である．リハビリテーション治療は，がん自体による局所・全身の影響，治療の副作用に左右されるので，治療スケジュールを把握し，治療に伴う安静度や容体の変化をある程度予測しながらリハビリテーションプログラムを作成する必要がある．そのためには，治療担当科の医師や病棟・外来看護師とリハビリテーション専門職はカンファレンス（キャンサーボード）などを通じて，緊密にコミュニケーションをとっていく必要がある．入院患者においては，リハビリテーション治療の成果を病棟でのADLに活かすことは，治療効果を高め，早期に自宅退院させるための鍵となる．

c. リスク管理

　リハビリテーション治療を進めるうえで，患者の自覚症状，全身状態，がんの進行度，がん治療の経過について把握し，リスク管理を行う必要がある．表Ⅱ-2-11はがん患者が安全にリハビリテーション治療を行えるかどうかの目安である[6]．これらの所見をすべて満たしていなくとも必要なリハビリテーション治療は行うが，全身状態の観察を注意深く行い，問題のある時には躊躇せず中断する必要がある．

3 ● がんリハビリテーションの実際

a. 周術期リハビリテーション診療

　術前および術後早期からの対応により，術後の合併症を予防し，後遺症を最小限にして，スムーズな術後の回復を図ることが目的である．術前には手術のことと共に術後の障害の種類・程度，日常生活や社会復帰についても不安を抱いていることが多いので，説明することでその不安を取り除くことができる．また，術前に患者とリハビリテーションスタッフが面識をもち，術後のリハビリテーション治療の進め方や必要性を説明しておくことは，術後にスムーズに進めるうえでも有益である．

b. 放射線や化学療法中・後

　放射線や化学療法中・後のがん患者では，体力（全身の筋力や心肺機能）の低下が多くみられる．その原因としては，悪液質（腫瘍細胞や腫瘍に関連する炎症性サイトカインに

よる代謝の亢進，組織の異化亢進などによる消耗状態）や，治療によるさまざまな有害事象や疼痛，睡眠障害や精神心理的要因により引き起こされる**がん関連倦怠感（cancer-related fatigue：CRF）**により，身体活動が減少し二次的に体力低下が生じてしまう．

治療中から運動療法を定期的に行うことで，CRFが軽減，体力が改善し，ADLが向上することで，活動範囲が拡大，社会的交流が増え，精神心理的にもよい効果をもたらし，QOLの向上につながる．

c. 終末期（緩和ケアが主体となる時期）

緩和ケア主体の時期のリハビリテーション診療の目的は，「余命の長さにかかわらず，患者とその家族の希望（hope）・要望（demands）を十分に把握したうえで，身体に負担が少ない日常生活動作の習得とその時期におけるできる限り質の高い生活を実現すること」に集約される．

生命予後が月単位と推定される場合には，潜在的な能力が生かされず，能力以下のADLとなっていることが多い．動作のコツや適切な補装具を利用し，痛みや筋力低下をカバーする方法を指導するなどして，残存する能力をうまく活用してADLの維持・向上を図る（＝自立的な生活の支援）．

一方，生命予後が週・日単位と推定される場合には，徐々にADLが低下していく時期であるため，症状緩和や精神心理面のサポートが主体となる．楽に休めるように疼痛，呼吸困難，疲労などの症状の緩和，車椅子やベッド上での作業活動を提供するなどしてQOLの維持に努める（＝自律的な生活の支援）．

引用文献

1) 辻　哲也：がんに対するリハビリテーション医療の意義．リハビリテーション医学・医療コアテキスト（日本リハビリテーション医学会監修），p.248-251, 医学書院，2018
2) Dietz JH：Rehabilitation Oncology, John Wiley & Sons, 1981
3) 辻　哲也：がんのリハビリテーションの概要　がんのリハビリテーション総論．がんのリハビリテーションマニュアル（辻　哲也編），p.23-37, 医学書院，2011
4) 日本リハビリテーション医学会がんのリハビリテーション診療ガイドライン改訂委員会（編）：がんのリハビリテーション診療ガイドライン，第2版，金原出版，2019
5) 日本がんリハビリテーション研究会（編）：がんのリハビリテーションベストプラクティス，金原出版，2015
6) Vargo MM, Riutta JC, Franklin DJ：Rehabilitation for patients with cancer diagnoses. Delisa's Physical Medicine and Rehabilitation：Principles and Practice, 5th ed（Frontera WR ed），p.1151-1178, Lippincott Williams and Wilkins, 2010

H. 補完・代替医療

1 ● 補完・代替医療とは

がんの標準治療は，手術療法，放射線療法，薬物療法の3本柱とされている．この標準治療の代わりに，あるいは追加して行われる医療に**補完・代替医療**（complementary and alternative medicine：CAM）があり，民間療法のほかに，広い意味では健康食品やサプリメント，心理療法，鍼灸，マッサージ療法なども含めた総称として補完・代替医療といわ

れることが多い．がん治療では，治療後の療養生活が長いことや，病気の状況によっては治療そのものがむずかしい場合があることから，手術療法や薬物療法，放射線療法といった標準的にがんに対して行われる治療のほかに，いわゆる"民間療法"や"代替療法"とよばれる補完・代替医療に関心をもつ患者や家族は多い．

2001年に日本で行われた実態調査[1]では，がん患者の約45％が何らかの補完・代替医療を利用しており，平均で月に5万円あまり出費していた．その内容は，健康食品・サプリメントが90％以上を占めていた．がん患者の多くは補完・代替医療に関心をもっており，利用のきっかけは家族や知人に勧められて始めることが多く，60％あまりの人は利用について医師に相談していなかった．補完・代替医療利用による副作用も5％に認められており，がんの治療や経過に悪影響を及ぼすこともある．

2 ● 補完・代替医療のエビデンス

現時点で，がんを治したり進行を遅らせるなどのがんへの効果が証明された補完・代替医療はない．すなわち，がんを小さくしたり，生存率を上げる明確な効果を示したものはないが，がん治療に伴う倦怠感や便秘などの不快な症状を緩和するのに役立つものがある．鍼灸治療は，抗がん薬治療に伴う悪心・嘔吐の軽減に有効であることが示されている．運動療法は，乳がんや造血器腫瘍の化学療法などによる倦怠感や睡眠障害の改善，不安や抑うつ傾向の改善に役立ち，QOLの維持向上に役立つことも明らかになっている．

3 ● 免疫療法について

免疫療法（p.55参照）は近年とくに注目を浴びているが，科学的に有効性が証明され，保険診療になっている免疫療法（狭義）と，有効性が科学的に確認されておらず自由診療で行われる免疫療法（広義）も数多く存在し，混乱を生じている．狭義の免疫療法では，ほかの標準治療と同じく保険適用で，費用負担も通常の診療と同じように30％以下の負担で済む．免疫療法は，従来の抗がん薬とは異なる副作用もあり，また副作用発症時期も予測がつきにくいため注意が必要である．保険診療となっていない免疫療法（広義）について検討する場合は，治験や臨床試験などの研究段階の医療を熟知した医師にコンサルテーションを求めるとよい．

4 ● 患者が補完・代替医療を望んだ場合の対応

補完・代替医療についての情報は，インターネットや新聞，雑誌などにも多数あり，患者にとってどの情報が正しいのか見分けるのはむずかしいことも多い．患者がある補完・代替医療に関心を示した場合，その補完・代替医療の具体的な資料も含め，患者自身の病状や身体状況と受けている治療内容もふまえたうえで，担当医や看護師，薬剤師などのチームで医学的な視点から検討することが大切である．そのための目安となるものとして『がんの補完代替医療ガイドブック』[2]や『がん補完代替療法クリニカル・エビデンス』[3]が作成されている．

コラム

補完・代替医療を検討する視点

補完・代替医療を検討するにあたり，次の2点に留意することが大切である.

①補完・代替医療に関する情報が正しいか確認する

正しい情報とは何か．その判断の指標は，一個人の報告ではなく，全体で何人の人が補完・代替医療を受けて，何人が最終的によくなったかを示すデータに基づいた情報であることが必要である．よくならなかった人数は示さずに，よい点だけを宣伝する情報にはとくに注意が必要である.

②補完・代替医療の有効性と安全性を確認する

有効性の判断では，ほかの治療との関係も検討する必要がある．補完・代替医療で効果があったという報告は，別の治療と同時に受けるあるいは前後して受け始め，補完・代替医療の効果として報告しているものが多い．放射線治療や抗がん薬治療では，治療を行って効果がみられるのに通常1ヵ月以上かかるため，この期間に補完・代替医療を利用した場合，すべて補完・代替医療の効果として報告している状況がある．科学的検証法では，医学的によいとわかっている方法と比べてさらに勝っているかどうか，同様の条件下で多数の患者を比較し，有効性を統計学的に証明する必要がある．補完・代替医療では，このような科学的検証法がなされていないものが大多数である.

引用文献

1) Hyodo I, Amano N, Eguchi K, et al: Nationwide survey on complementary and alternative medicine in cancer patients in Japan. Journal of Clinical Oncology 23：2645-2654, 2005
2) 国立がん研究センターがん研究開発費「がんの代替医療の科学的検証に関する研究」班，山下素弘（主任研究者）：がんの補完代替医療ガイドブック，第3版，2012，〔http://shikoku-cc.hosp.go.jp/cam/dl/pdf/cam_guide(3rd)20120220_forWeb.pdf〕（最終確認：2020年8月21日）
3) 日本緩和医療学会 緩和医療ガイドライン委員会（編）：がん補完代替療法クリニカル・エビデンス，2016年版，〔https://www.jspm.ne.jp/guidelines/cam/2016/pdf/cam01.pdf〕（最終確認：2020年8月21日）

I. 最新のがん医療

1●がんゲノム医療

a. がんゲノム医療とは

がんは，組織を構成する細胞の遺伝子が変化して，本来つくられるはずのタンパク質に量的・質的な異常が生じて，細胞の正常な増殖能を失い，異常増殖，浸潤，転移をきたすことによって引き起こされる．多くの場合，遺伝子の変化は1つだけではなく，複数の遺伝子変化が起きることによって細胞のがん化が起きる．同じがん種であっても個人によってがん組織で起きている遺伝子の変化は異なっており，この遺伝子変化を調べることにより，個別の治療法の選択に役立てようとするのが**がんゲノム***医療である.

b. がんと遺伝子変化

一般的には，がんは**多因子遺伝**と考えられている．すなわち，複数の遺伝子の変化や環境要因が絡むことによって細胞のがん化が起こるのである．一方，生まれつきある一定の

---

*ゲノム：この場合は，ヒトのDNAがもっているすべての遺伝情報のこと.

遺伝子変化をもっているために，がんになりやすい体質となって，ある種のがんが家系内で多発する**遺伝性腫瘍**がある．遺伝性腫瘍には，遺伝性乳がん・卵巣がん症候群，リンチ（Lynch）症候群，家族性大腸腺腫症，リ・フラウメニ（Li-Fraumeni）症候群などが知られている．

c. ゲノム情報を利用した治療薬の選択—コンパニオン診断とパネル検査

特有の遺伝子異常が，がん組織に起きているかどうかを調べて，治療に有効な分子標的治療薬*を選択する**コンパニオン診断**がいくつかのがんで行われてきた．しかしながら，ある遺伝子変化の有無を調べてそれが陰性だった場合には，また別の遺伝子を調べるコンパニオン診断を用いて有効な治療薬を探す必要が生じることも個々の患者では起きてくる．複数のコンパニオン診断をしても，結果的に既知の遺伝子変化に当てはまらず，有効な治療薬が見つからないとなると検査に時間がかかるのみならず，患者の精神的・経済的な負担は非常に大きなものとなる．**がん遺伝子パネル検査システム**（以下，パネル検査）は，こうした問題を解決できる方法として期待される．これは，次世代シークエンサー（next generation sequencer：NGS）とよばれる一度に大量の遺伝子変化を調べることができる機器を用いて，数十から数百に及ぶ多数のがん関連遺伝子を網羅的に調べ，得られた結果を最新のエビデンスと照らし合わせて，個別のがんの特徴を把握して治療に役立てようとする方法である．NGSによる網羅的解析を臨床に用いるこの方法は，がんの**クリニカルシークエンス**ともよばれる．

標準治療を終えてなお腫瘍が残存する患者に対する治療法選択のためのパネル検査が，2019年に保険収載されて動き出している．一部では標準的な治療を行う前に，個々のがんに有効な治療薬を選択するためのパネル検査も提供されている．これまでは，がんの臓器別に有効な治療薬が経験的に選ばれてきたが，今後はがんの遺伝子変化から治療薬が選ばれるようになって，がんの診療そのものの概念が変わる可能性も指摘されている．

d. 問題点・課題

ゲノム医療はがん治療の新しい戦略として大きな期待が寄せられているが，がんの遺伝子変化を解析しても有効な治療薬が見つかるとは限らない．うまく見つかった場合でも，その治療薬が保険適用となっていない場合もあり，高額な抗がん薬を用いる自費診療になることもある．あるいは国内で治験が実施されていれば，その治験に入れる可能性があるが，国内では販売されていない場合もあり，実際に治療薬にたどり着ける割合は20％にも届かないのが現状である．

また，ゲノムを調べることにより遺伝性腫瘍やその他の遺伝性疾患が見つかることもある．そうなると別の疾患を発症する可能性や，家族にも同様ながんを発症する可能性が判明するなど，本来の目的とは異なる所見が明らかになるかもしれない．このような**二次的所見**（コラム参照）をどのように開示してどのように対処すればよいのかなど，解決すべき課題も多い．

---

*分子標的治療薬：疾患の原因となっている特定の分子に特異的に作用して，その機能を抑えることで，できるだけ有効にかつ安全に治療することを目的とした薬剤．

ゲノム医療における二次的所見

　乳がんの標準治療を終えてもなお腫瘍が消失せず，治療に有効な薬剤を探すためにがん遺伝子パネル検査を受けに来た40歳代の女性．すでに体調はあまりすぐれない．検査の結果，リ・フラウメニ症候群の原因遺伝子である*TP53*の病的遺伝子変異が判明した．軟部組織肉腫，骨肉腫，乳がん，脳腫瘍，副腎皮質がん，白血病などのほか，さまざまな悪性腫瘍が発生する遺伝性がん症候群である．この女性の兄弟姉妹や子どもにもがんや肉腫が発生するかもしれない．この症候群では，放射線被曝や発がんに関連する喫煙などを避ける必要性が指摘されている．女性の10歳代の子どもたちにも腫瘍が発生する可能性がある．どうすればよいのだろう？

　こうした本来の検査目的とは異なる所見を二次的所見という．二次的所見が認められた場合，「誰がどうやってこの情報を家族に伝える？」「家族の遺伝子検査はどうする？」「家族の検診は？」「家族は遠方に住んでいるかもしれない．どの範囲までの家族に伝える？」「いま伝えるべき？もっと後でもいいの？」「そもそも家族はそんな情報を知りたくないかもしれない」というような問題が生じる．このような場合にも対処できるカウンセリングやケアの体制が必要である．

2 ● 免疫療法

a. 免疫療法とは

　免疫療法とは，ヒトの体内にもともと備わっている免疫力を活性化し治療効果を得る治療法である．

b. 自己・非自己—免疫の原則

　免疫は，自己と非自己を区別し，非自己を排除するシステムである．ヒトの体は「日常的に体内に存在しているもの」を自己として認識する．すなわち，本当の自己に加えて，食事や空気中に含まれ日常的に接する非自己も，自己（のようなもの）として認識している．もしそのシステムがなければ，呼吸や食事によって日常的に炎症反応が引き起こされ，健康に生きていくことができない．日常的に接する非自己を自己として認識するシステムは，生物が生きていくうえで非常に重要なシステムである．このように，免疫が非自己を自己ととらえることを**免疫寛容**とよんでいる（図Ⅱ-2-6）．**免疫チェックポイント分子**は，免疫細胞の1つであるリンパ球表面に発現し，免疫寛容を誘導する分子である．この分子が刺激を受けるとリンパ球の攻撃能力が失われ，免疫寛容が成立する．

c. がんと免疫の関係

　がんは，遺伝子の変異によって細胞が異常に増殖する疾患である．ヒトの細胞は，日々繰り返す細胞分裂の過程で一定の確率で遺伝子の変異（複製ミス）が起こっている．少し飛躍した表現であるが，日々がん細胞が生じているということができる．一方，遺伝子が変異すると，そこからつくられるタンパク質もアミノ酸変異をもつ異常タンパク質となるため，非自己として免疫細胞に認識・排除され，通常は腫瘍形成までにはいたらない．

　ところが，体の免疫が加齢や化学物質等で衰えたり，がん細胞の増殖のスピードがあまりにも速いと排除が追いつかず，結果「日常的に体内に存在する異物」となってしまうと，免疫寛容が成立し排除できなくなってしまう．通常，臨床で扱われる「がん」とは，この免疫の監視機構をすり抜けて「自己」となってしまったものということができる．

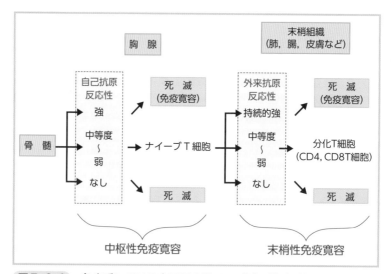

図Ⅱ-2-6　免疫系における自己反応性リンパ球の排除（免疫寛容）
骨髄で生まれたTリンパ球前駆細胞は胸腺に移動し，自己抗原に高い反応性を示すリンパ球が除去される（中枢性免疫寛容）．生き残ったリンパ球は末梢組織に移動し，外来抗原を含む日常的に曝露される抗原に反応するリンパ球が除去される（末梢性免疫寛容）．

d. がんの免疫療法と免疫チェックポイント阻害薬

　がんの免疫療法には，がん細胞を攻撃する免疫力そのものを強化する方法と，抑制された免疫を解除してがん細胞を攻撃する免疫力を高める方法がある．いま最も注目を集めているのが，後者の方法である**免疫チェックポイント阻害薬**である．がんの免疫寛容成立にも前述の免疫チェックポイント分子が重要な働きをしており，**免疫チェックポイント抗体**はこの分子の機能を阻害し，免疫寛容が成立したがんをもう一度異物として認識させ，抗腫瘍効果を誘導するものである．

e. 免疫チェックポイント阻害薬による治療効果と副作用

　免疫チェックポイント阻害薬は，多くのがんにおいて既存の化学療法薬（分子標的治療薬を含む）耐性のがんを含め，高い抗腫瘍効果を示すとともに，生命予後を延長させる．がん治療を根本的に変えた，まさにがん治療のゲームチェンジャーといえる．すでに多くのがん腫に対し承認されており，存在感が増している．

　一方で，免疫チェックポイント抗体を用いることは，生物が生きていくうえで重要な自己を認識するために働いている免疫チェックポイント分子の機能を阻害するため，自己に対する免疫寛容も破壊され，免疫が再活性化し，その結果さまざまな自己免疫反応を引き起こすことになる．

　自己免疫反応で起こってくる副作用のうち，検査結果だけでは通常の抗がん薬の副作用と区別できないものもあるが，抗がん薬が投与直後に最大効果を呈するのに対し，免疫チェックポイント阻害薬により自己免疫反応が誘導された場合，時間の経過とともに副作用が増強されることがあるので注意が必要である．

f. 免疫チェックポイント抗体治療の問題点

免疫チェックポイント抗体を用いた治療の問題は，効果が得られる患者と得られない患者が明確に別れるという点である．また，自己免疫反応誘導に伴う強い有害事象がみられる例があることも問題である．そのため，治療効果が期待できる患者をあらかじめ選ぶための検査方法が開発されている．

がんは遺伝子の変異によって引き起こされる疾患であり，そこからつくられる変異タンパクが異物として認識されることは先に述べた．そうであれば，遺伝子の変異が多いがんは異物として認識されやすく，免疫チェックポイント抗体が効きやすいことになる．実際，遺伝子変異が蓄積されているがんは免疫チェックポイント阻害薬によって高い治療効果が得られることが証明されており，投与の可否を決める試験（コンパニオン診断薬）として承認されている[*1]．さらに，現時点ではまだ研究段階であるが，より詳細なゲノム検査を用いた治療効果予想や，末梢血中の免疫細胞解析による治療効果予測の研究も精力的に行われており，今後，治療効果が期待できる患者と期待できない患者の選別ができるようになってくると期待されている．

コラム

がん患者が望む治療と免疫治療

がん患者にとっての治療目的は，高いQOLを維持したまま，予後が延びることである．一方，治療に携わる医師が患者に治療選択肢を説明する際に多用する奏効率[*2]とは，腫瘍が（一時的にでも）小さくなることを意味している．医師がこの指標を患者説明に用いるのは，奏効率がQOLならびに予後延長のsurrogate marker[*3]となることを前提にしている．免疫チェックポイント阻害薬は，腫瘍の縮小が早期に得られる例があることに加え，明らかな縮小はみられないものの長期間にわたって増殖が抑制され，QOLが維持され，予後が延びる例があることが注目に値する．患者が真に求めるものは何かと考えた場合，QOLを維持した状態での予後の延長効果をより重視した説明が必要ではないかと考える．

[*1]現在，遺伝子変異の蓄積程度を評価する方法の1つ，microsatellite instability（MSI）検査が抗PD-1抗体のコンパニオン診断薬となっている．
[*2]奏効率：抗がん薬などの薬物療法の効果の指標．CTなどの画像診断で評価する国際基準（RECIST）では，完全奏効（complete response：完全消失）と，部分奏効（partial response：30%以上縮小）の合計の割合を指す．
[*3]surrogate marker：真のエンドポイントとの科学的な関係が証明されているような生物学的指標（バイオマーカー）である．

がん医療における専門職連携

A. 専門職連携とは

　　専門職連携（interprofessional work：IPW）とは，「複数の領域の専門職者が各々の技術と役割をもとに，共通の目標をめざす協働」[1]と定義される．IPWの源流は英国にあり，医療過誤や児童虐待による死亡事故の背景に専門職どうしの連携不足があることが認識されるようになり，専門性を統合したチーム対応の必要性が提言され，同時に教育制度に取り入れられるようになった．

　　よく似た言葉として**チーム医療**という言葉がある．「チーム医療の推進に関する検討会報告書」[2]によれば，チーム医療とは，「医療に従事する多種多様な医療スタッフが各々の高い専門性を前提に目的と情報を共有し，業務を分担しつつも互いに連携・補完し合い，患者の状況に的確に対応した医療を提供すること」とされている．つまり，チーム医療とは，専門職者間の連携・協働によって患者の状況に的確に対応した医療を提供することであり，本書では専門職連携と同じ意味の言葉として取り扱う．

　　厚生労働省の「チーム医療推進会議」が取りまとめた「チーム医療推進のための基本的な考え方と実践的事例集」[3]によれば，チーム医療を推進する目的は，医療の質を高めるとともに効率的な医療サービスを提供することとされている．

　　多職種によるチーム医療がうまく機能すると，複数の視点を得ることにより患者や家族を多角的に評価することができる，多職種で話し合うことにより患者や家族が抱える問題の本質や解決のための優先度等を総合的に判断できる，各々が専門性を発揮することで質の高い医療を提供することができる，複数のニーズを並行して満たすことができるため効率的に医療を提供できる，といったことが期待される．前述の「チーム医療の推進に関する検討会報告書」[2]では，チーム医療がもたらす効果を①疾病の早期発見，回復促進，重症化予防などによる生活の質の向上，②医療の効率性の向上による医療者の負担軽減，③医療の標準化・組織化による医療安全の向上，などとしている．

B. チーム医療をめぐる社会の動向

　　近年，診断治療技術の進歩に伴い，日本の医療は高度化・複雑化している．そして，患者や家族の価値観や生活の有り様は多様化している．一方，在院日数の短縮化や医療スタッフ不足，高齢化の進行などの問題から医療業務は増大し，医療現場の疲弊が指摘されるようになった．そこで，厚生労働省は2010年に「チーム医療の推進に関する検討会報告書」[2]を取りまとめ，「医療のあり方が根本的に問われる今日，質の高い医療を実現するためには，一人ひとりの医療スタッフの専門性を高め，その専門性に委ねつつも，これ

をチームとして再統合するという発想の転換が必要」とし,「チーム医療」を日本の医療のあり方を変えうるキーワードとして打ち出した.

　がん医療の分野においては,2012年に制定された第2期の「がん対策推進基本計画」(2012～2016年)の重点課題「放射線療法,化学療法,手術療法のさらなる充実とこれらを専門的に行う医療従事者の育成」の中に,医療従事者の育成と共に,「医療従事者間の連携と補完を重視した多職種でのチーム医療を推進する必要がある」という文章が盛り込まれた.さらに,第3期の「がん対策推進基本計画」(2017～2022年)では,「チーム医療の推進」が重点課題として明示され,国が取り組むべき施策として「拠点病院等における医療従事者間の連携をさらに強化するため,キャンサーボードへの多職種の参加を促す.また,専門チーム(緩和ケアチーム,口腔ケアチーム,栄養サポートチーム,感染防止対策チーム等)に依頼する等により,一人ひとりの患者に必要な治療やケアについて,それぞれの専門的な立場から議論がなされた上で,在宅での療養支援も含めて患者が必要とする連携体制がとられるよう環境を整備する」を掲げ,チーム医療体制の強化を打ち出した.

　このようにチーム医療体制の充実を図る一方で,それを活用するがん患者や家族にも,がん医療が多職種によるチーム医療で行われていることについての情報を提供し,「チーム医療」を活用すること,すなわち,自分を取り巻くチームにどのようなメンバーがいるかを知ること,そして,どのような時にどの職種がサポートしてくれるのかを知ること,自身の治療や療養生活についての希望をチームに積極的に伝えることを促している.

C. がん医療におけるチーム医療の必要性

a. がん患者や家族が抱える全人的な苦痛

　がん患者や家族が抱える苦痛は全人的苦痛(p.199参照)であり,身体的な苦痛,精神的な苦痛,社会的な苦痛,スピリチュアルな苦痛が互いに影響し合って形づくられている.患者や家族が抱える苦痛の緩和・解決のためには,それぞれの苦痛の解決を専門とする職種が専門性を発揮してかかわり,チームとして統合するという多職種連携によるチーム医療が不可欠となる.

b. がん患者・家族の治療や療養にかかわる多様な選択肢

　医療技術の進歩,支持療法の進歩,在宅療養を可能にする体制の整備などにより,治療や療養にかかわるがん患者や家族の選択肢は多様化している.患者や家族の価値観を尊重し,その意向に沿った治療や療養の実現のためには,それぞれの専門職が専門性を発揮して連携・協働することが不可欠となる.

c. 高齢がん患者の増加と在院日数の短縮化

　近年,高齢のがん患者は増加し,全身状態が保たれていれば高齢であっても積極的にがん治療を行う機会も増えている.しかし,高齢患者は虚弱であることも多く,一見全身状態が良好にみえても身体機能の予備力の低下により治療中に合併症・有害反応が生じやすい.さらに,そういった合併症・有害反応の影響,また,加齢に伴う認知機能や対処能力の低下により日常生活の遂行に支障が生じてしまうこともある.在院日数が短縮化する中,質の高い医療を効率よく効果的に提供するためには多職種によるチーム医療が不可欠となる.

D. がん医療における専門職

　がん医療に携わる主な専門職を**表Ⅱ-3-1**に示す．がん医療に携わる看護師の中には，「がん看護専門看護師[*1]」「がん放射線療法看護認定看護師[*2]」「がん薬物療法看護認定看護師」「緩和ケア認定看護師」「乳がん看護認定看護師」などのように専門性の高い看護師

表Ⅱ-3-1　がん医療に携わる主な専門職

職　種	役割・機能（根拠規定等における説明）	根拠法規等
看護師	傷病者もしくは褥婦に対する療養上の世話または診療の補助を行う．	保健師助産師看護師法
医師	医療および保健指導を司ることによって公衆衛生の向上および増進に寄与し，もって国民の健康な生活を確保する．	医師法
薬剤師	調剤，医薬品の供給その他薬事衛生を司ることによって，公衆衛生の向上および増進に寄与し，もって国民の健康を確保する．	薬剤師法
理学療法士	身体に障害のある者に対し，治療体操その他の運動を行わせたり電気刺激マッサージ，温熱その他の物理的手段を加えたりすることにより，主としてその基本的動作能力の回復を図る．	理学療法士及び作業療法士法
作業療法士	身体または精神に障害のある者に対し，手芸，工作その他の作業を行わせることにより，主としてその応用的動作能力または社会的適応能力の回復を図る．	理学療法士及び作業療法士法
歯科医師	歯科医療および保健指導を司ることによって公衆衛生の向上および増進に寄与し，もって国民の健康な生活を確保する．	歯科医師法
歯科衛生士	歯科医師の指導の下に，歯牙および口腔の疾患の予防処置として次に掲げる行為を行う．1. 歯牙露出面および正常な歯茎の遊離縁下の付着物および沈着物を機械的操作によって除去する，2. 歯牙および口腔に対して薬物を塗布する．	歯科衛生士法
管理栄養士	傷病者や，高齢で食事が取りづらくなっている者などを対象に個人の身体状況や栄養状態に応じて栄養指導や給食管理を行う．	栄養士法
栄養士	主に健康な者を対象に栄養指導を行う．	栄養士法
社会福祉士[*]	身体上もしくは精神上の障害があること，または環境上の理由により日常生活を営むのに支障がある者の福祉に関する相談に応じ，助言，指導，福祉サービスを提供する，または，医師その他の保健医療サービスを提供するその他の関係者との連絡および調整その他の援助を行う．	社会福祉士及び介護福祉士法
公認心理師	保健医療，福祉，教育その他の分野において，次に掲げる行為を行う．1. 心理状態を観察し分析する，2. 心理に関する相談および助言，指導その他の援助を行う，3. 関係者に対する相談および助言，指導その他の援助を行う，4. 教育や情報提供によって心の健康に関する知識の普及を図る．	公認心理師法
臨床心理士	臨床心理学の知識や技術を用いて次に掲げる専門業務を行う．1. 臨床心理査定（対象者の特徴や問題点を明らかにし，援助方法を検討する），2. 臨床心理面接（面接技法を用いた支援），3. 臨床心理的地域援助（地域住民や学校，職場などに所属する人々の心の健康への支援活動），4. 上記1～3に関する調査・研究．	内閣府認可「公益財団法人日本臨床心理士資格認定協会」による資格認定

[*]医療機関で働く社会福祉士は，医療ソーシャルワーカー（medical social worker：MSW）とよばれることが多い．ただし，MSWの仕事は社会福祉士の資格をもっていなくても法律上可能なので，MSWとして仕事をしている者の中には社会福祉士の資格がない者もいる．

[*1]専門看護師：特定の専門看護分野において，複雑で解決困難な看護問題をもつ個人，家族および集団に対し水準の高い看護ケアを効率よく提供することができる者．専門看護分野において，実践，相談，調整，倫理調整，教育，研究の6つの役割を果たす．

[*2]認定看護師：特定の看護分野において，熟練した看護技術および知識を用いて水準の高い看護実践を行うことができる者．特定の看護分野において，実践，指導，相談の3つの役割を果たす．

がおり，組織横断的に活動をしている．また，がん医療に携わる医師の中には，「緩和ケア医（緩和医療について十分な知識と技術および経験を有する医師[4]）」や「精神腫瘍医（がん患者や家族の心のケアを専門に行う精神科医や診療内科医[5]）」などが，さらに，がん医療に携わる薬剤師の中には，「がん専門薬剤師（がん薬物療法について高度な知識と技術と臨床経験をもつ薬剤師[6]）」がいる．これら専門性の高い医療者は，それぞれの分野の専門家としてチーム医療に貢献している．

E. 専門職連携の方法

単に複数の専門職がかかわっているだけでは専門職"連携"にはならない．たとえば，がんの手術を受け退院が近い患者がいる．看護師は術前に患者が希望していたため自宅退院を想定して退院指導を開始した．しかし，医師は病状からいったん転院後に自宅退院が適切と考え，退院調整室に転院先探索の依頼をだし，退院調整看護師が患者の面談のために病室を訪れた．これは，医師と看護師がお互いの援助内容を知らないため統合された援助が行われなかった例である．

専門職が連携するためには以下のような項目が重要であり，さらに，これをメンバー全員が遂行して初めてチームとして機能する．

1 ● 患者中心の意識

専門職が自身の専門性を主張する時，専門職本位になることがある．チームの医療者の考えや価値観に偏ることなく，患者や家族の意思を尊重した内容になっているかを常に意識して行動することが重要である．

2 ● 協働するためのスキル

a. 他職種の専門性を理解し尊重する

各職種の専門性を活用するためには，各職種がどのような専門性をもっているかを理解し，その専門性を尊重することが不可欠である．また，その職種の守備範囲を理解することで役割分担が明確になり協働しやすくなる．

一方，各職種の守備範囲の中には共有する部分も多く存在する．専門性を追求するあまり実施する職種を限定してしまうのではなく，患者の状態や医療提供体制などによって合理的に役割を分担していく必要がある．

b. 対等であることを意識する

医療の場では，「病気の治療」という名の下に上下関係が築かれやすい環境にあり，これは効果的な連携を阻害する．メンバー全員が，チームにおけるすべてのメンバーは対等なパートナーであることを意識するとともに，それぞれが自分の専門性に自信をもってチームに貢献していくことが重要である．

c. 協働の姿勢をとる

他者との協働を成功させるためには，他者と協働する姿勢を自分自身が示すことが重要である．他者の話を聴こうとする態度を示したり，一緒に問題解決に取り組もうとする態

度を示したりするなどである．また，良好な人間関係を築くためには，感謝や称賛などを互いに伝え合うことも重要である．

d. 良好なコミュニケーションを図る

(1) 全職種が理解できる言葉を用いる

　職種により使用する専門用語に違いがある．たとえば，看護師が使う「アセスメント」という言葉は，他の職種では「評価」という言葉で表現されたりする．多職種連携においてはチームの全職種が理解できる共通の言葉を使用する必要がある．また，互いに理解している内容が一致しているかどうかを言語化して確認し合うことも重要である．

(2) 自由に意見の言える雰囲気をつくる

　他のメンバーから否定されたり攻撃されたりしてしまうと，次第に意見を言いづらくなり，一部のメンバーの意見でチームの方針が決定されてしまうことになりかねない．カンファレンスの場では，どのような意見でも聞いてもらえるという安心感と温かみのある雰囲気づくりが重要である．さまざまな知識基盤や価値基準をもつ専門職が集まっているのであるから，自分と違う意見が存在することは当然であること，また，多様な意見があるからこそ患者を多角的に把握したり総合的な判断を下したりすることが可能になることを認識し，その意見をよく聴き，認め合うことが大切である．

(3) 伝わりやすい伝え方をする

　他の職種にうまく伝えるためには，伝え方の工夫も必要である．たとえば，客観的情報を基盤に話し合う傾向にある職種に情報を伝える時には，客観的な根拠をもとに情報を伝えたほうが理解されやすい．伝えたい相手の専門分野等に配慮して，相手が受け取りやすい伝え方になるよう工夫する．

e. 問題および目標を共有する

　チームがうまく機能するためには，チームメンバー全員が，患者や家族が抱えている問題が何であるかを理解し，問題解決の目標を共有することが重要である．ある職種が目標を決め，それを他の職種が理解するということではなく，かかわるすべての職種が意見を出し合い，その患者や家族にとって何が最善であるかを話し合ったうえで目標を決め，全員で合意形成することが重要である．また，目標を決める時には，患者と家族の意思が十分に反映されているかチームで問い直す必要がある．

f. 情報を共有する

　チームがうまく機能するためには，チームメンバーが情報を共有していることが重要である．多職種で行われるカンファレンスは，前述したように意見交換の場であるとともに情報共有の場でもあるが，それぞれの専門職が日常業務の中でタイムリーに情報を把握するためには，一元化された診療記録や電子カルテを活用することが有効である．一元化された診療記録や電子カルテは，治療・ケアの方針，臨床検査や画像検査の結果，患者や家族への説明内容，職種ごとの治療・ケア計画，職種ごとの介入内容と介入に対する患者・家族の反応およびアセスメント内容などを，多職種間で共有することができる．

　クリティカルパスを使うことによっても，それぞれの職種がいつどのようなことを行っていくのかを多職種間で共有することができる．さらに現在，クリティカルパスは医療施設内の患者・医療者用としてだけではなく，地域連携クリティカルパスとしても作成され

効果をあげている．地域連携クリティカルパスを使うことによって医療施設外の医療者とも情報共有が可能になる．

3 ● 専門性の発揮

多職種連携がうまく機能するためには，各々の専門職がそれぞれの専門性を発揮して，その専門領域に関する責任を果たさなければならない．たとえば，カンファレンスにおいては，看護師として患者をどのように理解し，どのようなケアが必要と考えるか，チームが目指す目標に対して看護師としてどのような役割が担えるかなど，看護の視点から根拠に基づく意見が述べられなければならない．また，分担された役割はしっかりと果たさなければならない．

F. 専門職連携における看護師の役割

多職種が協働するチーム医療において，看護師はどのような役割を担う必要があるだろうか．

1 ● 看護師としての専門性の発揮

前述したように，チーム医療の前提は各専門職がそれぞれの専門領域に関する責任を果たすことにある．したがって看護師は，看護の専門領域に関してはしっかりとその役割を果たすとともに，看護の実践力を高める努力をする必要がある．

看護師が看護ケアを行うためには，患者や家族に関する他職種からの情報を活用することも重要である．たとえば，患者が抗がん薬治療を行うにあたっての思いを薬剤師に話していたり，大切な人を失おうとしている家族がその不安を医療ソーシャルワーカーに打ち明けていたりすることもある．患者や家族の状態を把握し看護を行ううえで他職種からの情報は有用である．他職種から情報を収集し，看護ケアの充実に努める必要がある．

2 ● 他職種が活用できるよう情報提供を行う

看護師は患者や家族に最も近い存在である．とくに，入院患者の療養生活についてはチームで24時間観察をしている．また，看護師は患者を全人的視点で把握し，さらに，変化や推移を継続してとらえるために，多くの情報を把握する立場にある．他職種が必要とする療養生活上の情報は何かを考え，それを提供するのがチーム医療における看護師の役割である．

3 ● チーム医療がうまく機能するための調整役

看護師は患者や家族に関する多くの情報をもっており，また，患者や家族の身近に存在しているという特徴から，すべての職種と接点をもちやすい．このため，看護師はチーム医療における調整の機能を担うにふさわしい職種であるといえる．

（1）患者や家族に必要なケアを調整する

チーム医療において看護師は，患者や家族の状況から考えてどのようなケアがどのよう

な職種から提供されるのが望ましいかを考えて，他職種からのケアを調整する役割を担う．たとえば，がん疼痛のコントロールがうまくいかない患者への緩和ケアチームの介入を医師に提案したり，呼吸器合併症の症状が改善しない患者への理学療法士の介入を提案したりなどである．

(2) 医療チームが円滑に機能するよう調整する

　チームは，さまざまな知識基盤や価値基準をもつ専門職の集まりであるため，時には意見が対立したり情報伝達がうまくいかなかったりすることもある．とくに，メンバーが多くなるほどコミュニケーション不足は起こりやすくなる．しかし，チームがうまく機能しないことは患者や家族の不利益につながる．看護師は，すべての職種と接点をもちやすいという立場を生かして，情報伝達のサポートをしたり職種間の仲介をしたりする必要がある．

▎引用文献▎

1)　吉本照子：インタープロフェッショナルワークによる専門職の役割遂行．Quality Nursing 7（9）：4-11，2001
2)　厚生労働省：チーム医療の推進について（チーム医療の推進に関する検討会報告書），平成22年3月19日，2010
3)　厚生労働省：チーム医療推進のための基本的な考え方と実践的な事例集，平成23年6月，2011
4)　日本緩和医療学会：専門医・認定医認定制度に関する細則，2020年2月2日改定，〔https://www.jspm.ne.jp/aboutus/kitei/02_1_senmon2002.pdf〕（最終確認：2020年8月21日）
5)　日本サイコオンコロジー学会：日本サイコオンコロジー学会認定登録精神腫瘍医制度，〔http://jpos-society.org/psycho-onco/ogist/mental〕（最終確認：2020年8月21日）
6)　日本医療薬学会：がん専門薬剤師認定制度，〔https://www.jsphcs.jp/nintei/2-1.html〕（最終確認：2020年8月21日）

がん医療における倫理

A. がん医療における倫理的課題

本項では，がん医療における倫理的課題として，「悪い知らせの伝達」「がん治療における倫理的意思決定」「アドバンス・ディレクティブとアドバンス・ケア・プランニング」「エンド・オブ・ライフ期（終末期）の鎮静」「がん・生殖医療をめぐる倫理的課題」「家族性腫瘍の遺伝子診断をめぐる倫理的課題」ついて学ぶ.

1 ● 悪い知らせの伝達

悪い知らせ（バッドニュース）は，患者の将来への見通しをドラマティックに変えるものである[1]. 悪い知らせを伝える時のコミュニケーションのあり方が患者の精神症状，さらには患者の意思決定にも影響をもたらすと指摘されている[2]. がん医療においては，難治性がんの診断時，再発・転移，抗がん薬治療中止などが悪い知らせとしてあげられている[3]. 日本人のがん患者への調査から，患者が望むコミュニケーションの4要素，「supportive environment（支持的な場の設定）」「how to deliver the bad news（悪い知らせの伝え方）」「additional information（付加的情報）」「reassurance and emotional support（安心感と情緒的サポート）」が示され，頭文字をとってSHAREといわれている[4].「支持的な場の設定」は，十分な時間の確保やプライバシーが保たれた環境の設定等,「悪い知らせの伝え方」では，患者の認識を知り，わかりやすく丁寧に伝えること，理解度を確認しながら伝える等,「付加的情報」については，今後の治療方針を話し合う，患者個人の日常生活への病気の影響について話し合う等,「安心感と情緒的サポート」は，優しさと思いやりを示し，感情表出を促す等があげられている[5]. 患者の中には悪化していく自分の状況についてすべてを知りたいと思う人もいれば，そうでない人もいる. 患者にとって悪い知らせは自らの人生において大きなインパクトをもたらすものである. そのため，個人の性格，成熟度，文化的背景，宗教的信念，年齢，社会的地位，家族関係など患者に影響を与える要素をふまえつつ，どのように伝えていくのか慎重に考え，十分配慮し行うことが求められている.

2 ● がん医療における倫理的意思決定

がん医療において，診断期，治療期，慢性期，エンド・オブ・ライフ期（終末期）と，さまざまなステージに患者は自らの人生に大きくかかわる意思決定をすることになる. その際に最も重要なことは，患者にとっての意思決定のプロセスが「倫理的である」ということである. たとえば，患者の意向が尊重されず，家族の意向で治療の選択がなされることや，患者が望まないがん治療を医療者が患者の益になるからといって勧めること，選択可能な治療法について正確な情報提供がない中で決定を急がせること，これらは倫理にか

なうような意思決定プロセスとはいえない．つまり意思決定のプロセスが患者にとって十分納得がいくものであることが大切なのである．決定というものは一時点の出来事ではあるが，決定にはそれにいたるプロセスがあり，決定した後もその影響は患者の人生において続いていくのである．そのような意味で，医療者はがん患者の意思決定のプロセスが倫理的になるようなアプローチをしていくことが求められる．その軸になるのは，いうまでもなく，患者を中心に，患者にとっての最善を目指すことである．

　先に述べたように，がんの治療や療養をめぐりさまざまなステージがあり，患者はそのたびにむずかしい意思決定をしていくことになる．とくにがん患者が直面することが多い意思決定の1つとして，根治を目指した積極的治療の内容を選択・決定する，あるいはその治療の中断（緩和医療へのシフトなど）がある．医療者は医学的にみてそれぞれの治療の利益や害を丁寧にわかりやすく患者へ説明することはいうまでもない．医療者にとって医学的にみてある治療が患者に善をもたらすと考えても，必ずしも患者はそれを選択しない場合がある．つまり，医学的な利益は患者にとってはたくさんある要素の中の1つにすぎないのであり，患者一人ひとりの福利はとても複雑であることを医療者は十分認識したうえでの意思決定支援が求められる[6]．また，とくに現在行っている治療を中断したり，中止することを検討する場合，医学的にみてどのような利益があり害があるのかをふまえつつ，患者の人生やライフスタイル，生き方を尊重し，患者，家族，医療者が十分に話をして合意を得ながら進めていくプロセスが大切である．こういったプロセスの中で，看護師は患者の擁護者としてできる限り高い水準のケアを提供し，尊厳，敬意，自律という基本的な人間の価値を守ろうと努めることが求められる[7]．

3 ● アドバンス・ディレクティブとアドバンス・ケア・プランニング（ACP）

　これまで述べてきたように，患者の意思を尊重し医療を進めていくことが，がん医療に限らず，すべての医療において大切である．アドバンス・ケア・プランニング（advance care planning：ACP）とは，将来の意思決定能力の低下に備え，今後の治療・ケア・療養に関する意向，代理意思決定者等について，患者本人が大切な人々（家族など）や医療者とあらかじめ話し合うプロセスのことである[8]．

　北米では1970年代後半から，あらかじめ終末期医療の意向を文書等で示しておくというアドバンス・ディレクティブ（医療における**事前指示**）の法制化が進められ，その普及が推進されてきた．しかしながら，想定したようには普及しなかった[9]．1990年代からアドバンス・ディレクティブの効果が検証され，事前指示書を完遂することだけではなく，患者本人が大切な人々（家族など）や医療者とあらかじめ話し合うプロセスこそが重要と指摘されるようになった[10]．それがACPである．ACPには具体的な治療の意向を文書によって示す「医療における事前指示書」がその構成要素として含まれるが，必ずしも文書の作成が最終目標ではなく，その事前に起こりうることを想定しつつ，話し合いを重ねていくプロセスが重視される．先に述べたように，がん医療においてもさまざまなステージで患者は意思決定を求められるが，突然，治療中断の選択・決定を迫られることは患者にとって望ましくない．たとえば，緩和ケアへのシフト，最期の療養場所などは，近い将来

検討せねばならないと医療者は予測できるものであり，患者が意思を伝えられるうちに，事前にその時期がきたらどのようにしたいのか話し合っておくことが，将来的に患者の意向をかなえることにつながる．ACPにおいて重要なことは，医療者や周囲の人による強制ではなく，患者本人が中心となりその話し合いに参与することである[11]．医療者側としては患者の価値感を対話によりつかむこと，医療者と患者・家族が繰り返し話し合うこと，話し合った内容を記録として文章にしておくこと，の3点が重要である．

　日本では，「人生の最終段階における医療の決定プロセスに関するガイドライン」[12] の改訂の1つのポイントに，ACPの取り組みがあげられ，注目が集まっている．「心身の状態の変化等に応じて，本人の意思は変化しうるものであり，医療・ケアの方針や，どのような生き方を望むか等を，日頃から家族等の信頼できる者や医療・ケアチームと繰り返し話し合うことが重要」であると指摘されている．また，ACPの愛称を「人生会議」とすることも決め，11月30日を"いい看取り・看取られ"の語呂から「人生会議の日」として普及を検討している[13]．

4●エンド・オブ・ライフ期（終末期）の鎮静

　鎮静は，セデーション（sedation）ともいわれる．日本緩和医療学会のガイドラインによれば，「苦痛を緩和することを目的として患者の意識を低下させる薬物を投与する，あるいは薬物による意識低下を意図的に容認すること」[14] と定義されている．エンド・オブ・ライフ期においても，がん患者の苦痛が緩和され，最期まで意識を保ち，家族や周囲の者とコミュニケーションをとれることが望まれる．しかしながら，エンド・オブ・ライフ期においては，患者は標準的治療に反応しない耐えがたい苦痛を経験する場合があるといわれている[15]．その時に鎮静が検討される．鎮静を行うかどうかを決定するには，患者への十分な説明と理解をふまえたうえでの同意が重要である．また決定のプロセスにおいては，患者，家族，そして多職種による医療チームでの十分な議論や合意が求められる．

　苦痛緩和のための鎮静の分類は，鎮静の深さと持続時間によって分けられる．まず，鎮静の深さとして，浅い鎮静はコミュニケーションができる程度の意識の低下をもたらすものであり，深い鎮静はコミュニケーションができない深い意識の低下をもたらすものである．鎮静の持続時間として，間欠的鎮静は一定時間に意識の低下をもたらし，その後に薬物を中止し，意識の低下しない時間を確保するものであり，持続的鎮静は，中止する時期を定めず，意識の低下を持続していくものである．鎮静は他の苦痛緩和の方法がないことが開始の前提になっている．鎮静の方法の選択は，浅い鎮静や間欠的鎮静を優先して行う．ただし，患者の苦痛が強く，治療抵抗性が確実で，死期が迫っており，患者の意思が明確であり，浅い鎮静や間欠的鎮静で苦痛が緩和されない場合に，深い持続的鎮静が行われる場合がある[15]．深い意識の低下をもたらすということは，患者が自律的な存在としてあり続けることに反するものであり，持続的鎮静が選択された場合，短時間でもその鎮静が解除できないかどうか，検討し続けることが求められる．さらに，苦痛緩和のための鎮静に関する倫理的課題が生じるのは，鎮静開始のタイミング，患者の意思決定などがある[16]．鎮静を行う場合には，患者が鎮静の意味や，そのメリットおよびデメリットをふまえ，十分理解していることが重要である．

5 ● がん・生殖医療をめぐる倫理的課題

　がん・生殖医療（oncofertility）は，腫瘍学（oncology）と生殖医学（fertility）を組み合わせた概念で，日本では2010年頃よりこの言葉が用いられるようになった[17]．がんの治療や治癒だけではなく，がん治療に伴う将来の妊孕性に十分配慮し，患者の将来の生殖の可能性を守る医療である．がん医療の目覚ましい発展に伴いがんサバイバーも増え，一方，生殖医療においても凍結保存技術が進展し，がん患者の妊孕性温存に関心がもたれてきた．

　がん医療全体において，患者に対する十分かつ適切な情報提供の重要性はいうまでもないが，とくにがん・生殖医療においては，患者やカップルが望む生殖医療を受けられる機会をタイミングを逃さず提供していくことが求められる．つまり，さまざまな選択肢のあるがん治療のメリットやデメリットと同時に，治療による妊孕性喪失のリスクの有無と温存の可能性について，丁寧な説明が必要になる[18]．ただ，先に述べたように，悪い知らせを伝えられた患者にとって，妊孕性温存を含めた膨大な情報の提供を咀嚼し，自らの人生に照らし合わせて選択決定していくことは容易ではない[19]．原疾患の治療を優先することを前提とし，患者の治療の内容，年齢などを考慮して適切なタイミングで正確な情報提供をして考える機会をつくり，自己決定を支援することが看護師として求められる．とくに未成年の患者の場合は，家族の意向に影響を受けやすく，インフォームド・アセント*1のプロセスも必要であると指摘されている[20]．

6 ● 家族性腫瘍の遺伝子診断をめぐる倫理的課題

　がん医療において，患者は診断のためのさまざまな検査を受けることになる．それに加えて，家族性のリスクが高い場合は遺伝子診断（p.53参照）を受けることもある．遺伝子診断を行う場合，遺伝情報という性質に由来する倫理的課題が生じる．それは，遺伝情報は患者の個人情報であるが，患者の家族に共通した情報でもあるということである．遺伝子診断を受けることは，患者自身の自己決定が重要であるのはいうまでもないが，関係する家族にもその結果は影響を与えることになる[21]．血縁者への検査の強要を避け，一人ひとりの自律性を尊重していくアプローチが大切であり，子どもや同意能力が十分ではない者への検査や診断の場合は，本当に早期の診断が必要なのかどうか，子ども本人への発達段階に応じた丁寧で十分な説明とその後の支援が求められる[22]．遺伝という課題に向き合える時期は患者それぞれで異なるため，最適な時期をふまえた遺伝カウンセリング*2の案内が必要であると指摘されている[23]．

▌引用文献▌

1)　Buckman R：Breaking bad news-why is it still so difficult?. British Medical Journal 288：1597-1599, 1984
2)　明智龍男：がん患者にどのように接すればよいでしょうか．Medicina 54（8）：1204-1207, 2017
3)　藤森麻衣子：悪い知らせの伝え方とその後のフォロー．薬局68（8）：11-15, 2017

*1インフォームド・アセント：治療等に関して同意能力が十分ではないと判断される子どもに対して，子どもの成長発達段階に応じ，わかりやすい言葉で説明したうえで，治療へのアセント（賛意）を得ること．
*2遺伝カウンセリングは，遺伝にかかわる悩みや不安，疑問等をもつ人々に，科学的な根拠に基づく正確な医学的情報をわかりやすく伝え，理解を促す支援をする．対話を通して，当事者が自律的に選択決定できるよう，心理面や社会面の支援も行う．

4) Fujimori M, Akechi T, Morita T, et al：Preferences of cancer patients regarding the disclosure of bad news. Psychooncology 16：573-581, 2007
5) 藤森麻衣子, 内富庸介：Breaking bad news わが国における患者の意向SHAREの紹介. 緩和医療学9（2）：54-58, 2007
6) 鶴若麻理：なぜ臨床の倫理を考えるのか. 看護師の倫理調整力（鶴若麻理, 長瀬雅子編）, p.2, 日本看護協会出版会, 2018
7) エルシー・L・バンドマン, バートラム・バンドマン：ケーススタディ いのちと向き合う看護と倫理（木村利人監訳）, p.306-307, 人間と歴史社, 2010
8) 阿部泰之, 木澤義之：アドバンス・ケア・プランニングと臨床倫理. 看護実践にいかすエンド・オブ・ライフケア（長江弘子編著）, p.37-44, 日本看護協会出版会, 2014
9) Hopp EP：Preferences for surrogate decision maker, informal communication, and advance directives among community-dwelling elders results from a national study. The Gerontologist 40（4）：449-457, 2000
10) Teno JM：Advance care planning. Hastings Center Reports 24：32-36, 1994
11) 鶴若麻理, 大桃美穂, 角田ますみ：アドバンス・ケア・プランニングのプロセスと具体的支援—訪問看護師が療養者へ意向確認するタイミングの分析を通して. 生命倫理 26（1）：90-99, 2016
12) 厚生労働省：人生の最終段階における医療の決定プロセスに関するガイドライン, 平成30年3月,〔https://www.mhlw.go.jp/file/04-Houdouhappyou-10802000-Iseikyoku-Shidouka/0000197701.pdf〕（最終確認：2020年9月7日）
13) 厚生労働省：ACP（アドバンス・ケア・プランニング）の愛称を「人生会議」に決定しました, 平成30年11月,〔http://mhlw.go.jp/stf/newpage_02615.html〕（最終確認：2020年9月7日）
14) 日本緩和医療学会鎮静ガイドライン作成委員会：苦痛緩和のための鎮静に関するガイドライン2010年版, 金原出版, 2010
15) 池永昌之：緩和ケアにおける鎮静とは—終末期がん患者への鎮静の現状と問題点・課題. がん看護21（4）：403-407, 2016
16) 濱口恵子：セデーション. がん看護20（1）：57, 2015
17) 西島千絵, 鈴木 直：がんと生殖医療のわが国の現状. Hormone frontier gynecology 23（4）：11-15, 2016
18) 杉本公平：がん・生殖医療における情報提供と意思決定の支援. 日本産科婦人科学会雑誌70（4）：1297-1303, 2018
19) 野澤美江子：がん患者の生殖組織/配偶子凍結に対する意思決定の様相. 日本生殖看護学会雑誌13（1）：29-35, 2016
20) 石原 理：がん患者における妊孕性温存の論理と倫理. Hormone frontier gynecology 23（4）：71-75, 2016
21) 恒松由記子：家族性腫瘍診療・研究の倫理的課題. 家族性腫瘍15（1）：7-12, 2015
22) 恒松由記子：家族性腫瘍学の倫理的・法的・社会的課題. 日本臨牀73（6）：594-600, 2015
23) 大川 恵：リスク低減手術を選択する当事者に必要な支援を考える. 家族性腫瘍17（1）：8-11, 2017

B. 看護師の役割

1 ● 患者擁護（ペイシェントアドボカシー）

a. 患者擁護と看護

　擁護はもともと法律用語であり, “人権擁護”などのように危害を受けたり否定されたりすることから議論などでかばい守るという意味を表している. 1964年の世界医師会「ヘルシンキ宣言」に始まり, 1970年代から1980年代にかけて医療を受ける患者の権利について多くの声明が出されたことから, 医療や看護においても擁護（advocacy, アドボカシー）や**患者擁護**（patient advocacy, ペイシェントアドボカシー）が広く使用された. 日本では近年, 医療, 看護, 介護, 社会福祉, 教育など, 人を対象とするさまざまな分野で**アドボカシー**または**アドボケイト**という用語で定着している[1-3].

b. がん医療における患者擁護の必要性—意思決定場面を中心に

　医療においては**無危害の原則**に基づき, 治療を受ける患者の安全・安楽が擁護されるべき重要な課題とされている. これに加えてがん医療では, 患者の意思決定の場面においてとくに患者擁護が必要とされる. 患者はがんの疑いの時期から, 受療行動, 病院選択, 治

看護師による患者擁護

権利擁護モデル	**看護師は患者の権利の擁護者** ・患者の権利について患者に説明する ・患者の権利の侵害を把握し，報告する 例：病状説明の前に，治療についてわからないことがあればいつでも医師に質問できることを患者と家族に伝えるなど．
価値による決定モデル	**看護師は患者がニーズ，関心，選択を話せるように援助する** ・患者が自分の価値観や大切にしていることに照らし合わせて選択できる，またはそれを医療者や家族と話すことを助ける 例：治療説明に同席し，提案された治療を患者の生活スタイルや希望する医療とすり合わせて考えることを促し，それを伝えることを勇気づける，あるいは代弁する．
人として尊重するモデル	**看護師は患者の人間としての基本的特性（尊厳，プライバシー，権利）を尊重する** 例：患者が自己決定できない状態の場合，家族と共に患者が病気になる前に話していたことや考え方，選択方法の好みなどを思い起こすことを促し，患者の推定意思を探る手助けをする．また，患者の推定意思を医療者に伝えることを助け，医療チーム内で尊重されるよう働きかける．

図Ⅱ-4-1　患者擁護の３つの解釈

［サラ・T・フライ，メガ-ジェーン・ジョンストン：看護実践の倫理―倫理的意思決定のためのガイド，第3版（片田範子，山本あい子訳），p.49-51，日本看護協会出版会，2010を参考に作成］

療決定，セカンドオピニオンを受けるか，治療を続けるか，症状緩和治療や緩和ケアを受けるか，上司や関係者に病気を打ち明けるかなど，さまざまな意思決定に迫られる．つまり，がん治療を受ける患者と家族は，選択を繰り返し体験する．その際，患者の自己決定の権利や，患者の価値観，意向が守られているかが患者擁護の視点から評価されなければならない．

しかし，がん医療の意思決定場面には，**自律尊重の原則**が脅かされやすい要因が多く存在する．自律尊重の原則に従えば，悪い結果も含め事実をすべて患者が知ることが前提となる．一方，患者の心理的苦痛を回避するために悪い情報の提供を回避あるいは制限することは，**善行原則**に基づく行動であり，医療者や患者・家族にとってはその場での心理的，時間的負担が少ないため，選択しやすく，その結果，自律尊重の原則が脅かされる．

c．看護師による患者擁護

看護師による患者擁護については，3つの解釈がある[3]．具体的な例を含めて**図Ⅱ-4-1**に示す．看護師はがん医療において，患者の権利侵害が存在しないか，患者の価値観や意向が反映された医療やケアが選択されているか，そして，人としての尊厳やその人らしさが汲み取られて配慮されているかについて，注意深く観察し，主体的に行動を起こす患者の権利の擁護者としての役割の遂行が求められる．このように患者擁護を遂行するには，以下のことが重要である．

(1) がん治療に関する知識を深める

看護師は，患者の価値観や意向に沿って治療が選択されるよう，患者の代弁者となり，

倫理的行動の4つの要素

1. 【倫理的感受性】臨床倫理問題が生じていることに気づく力
   - 「あれ，おかしいな」に気づく，立ち止まって考え，周囲に伝える
2. 【倫理的推論】それが倫理的問題である理由を説明できる力
   - おかしいと思った理由を事実に沿って説明すること
   - 自らの倫理的知識に基づき，どこが倫理的に問題であるかを指摘すること
3. 【態度表明】さまざまな障害を乗り越えて，倫理的に行動しようとする力
   - 誰のどのような権利を優先すべきか，どのような立場を取るべきかを適切に判断し，解決の方向性を明確にすること
4. 【実現】倫理的行為を遂行することのできる力
   - その問題の解決に向けて何をしたらよいか判断し，実際に行動すること

図Ⅱ-4-2　倫理的行動の４つの要素

［日本看護協会：臨床倫理委員会の設置とその活用に関する指針，2006，〔https://www.nurse.or.jp/home/publication/index.html〕（最終確認：2020年8月21日）を参考に作成］

医師や関連する専門職，家族などとディスカッションする．その際には，がん治療に関する知識が必要である．

(2) 個人や職場の倫理的行動力を高める

日本看護協会は看護師の倫理的行動の4要素として，①倫理的感受性，②倫理的推論，③態度表明，④実現を示している（**図Ⅱ-4-2**）[4]．これらの要素について，個人や職場の力を高めるには，日頃から「あれ，おかしいな」という気づきから，倫理的な問題（倫理的課題を含んだ問題のこと）の存在や，患者の権利について自由な考えを話すことができる文化や倫理的行動力を育む取り組みが必要である．

2 ● 倫理調整

a. 倫理調整とは

日本看護協会によると，**倫理調整**とは「(専門看護分野において）個人・家族および集団の権利を守るために，倫理的な問題や葛藤の解決を図る」こととしている[5]．具体的には，以下のような活動である．

- 倫理的な問題と思われる事態が生じた際，看護師は，問題解決を目指して，前述の倫理的行動の４要素を実行する必要がある．
- 倫理的な問題はさまざまな部署や職種にわたって関係することが多く，１つの病棟の看護師だけで話し合い，対策を検討しても，解決に導くことはむずかしい．倫理的な問題について熟知した専門職（専門看護師など）が，生じている倫理的課題の特徴に応じて解決に必要な人材（職種）や部署に働きかけ，一堂に会して情報を整理したり話し合う機会を設定することによって，一時的な倫理的課題を解決するための多職種チームを形成する．
- 解決までのプロセスにおいてはプロセスカウンセラーとして，または実践者，擁護者，教育者といった役割を担いながら，他の職種の専門性を活かし，解決を目指し

てそのプロセスについて，責任をもって調整する.

　倫理調整を行う看護師は，倫理的課題について倫理的推論を用いて説明することや，多職種の理解を促す技術が必要である. 加えて，話し合った医療やケアの目標が適切に実行されるかどうか，実施，評価，再検討を丁寧に繰り返す技術も求められる. 看護師は，個人（患者），家族，地域社会にヘルスサービスを提供し，自己が提供するサービスと関連グループが提供するサービスの調整を図る役割を担う[3] ことから，倫理的課題の解決においても調整役としての力を発揮することが期待されている.

b. がん医療における看護師による倫理調整の実際

　たとえば，手術予定のがん患者が，入院後に「治療を止めたい」と看護師に打ち明けた場合を考えてみよう. 看護師は，患者には止めたくなるほどの苦悩があると考え，なぜ止めたい気持ちになったのか，そこにいたる患者の苦悩や気がかりについて尋ね，患者の苦悩を明らかにし，その思いを受け止める. 患者の苦悩やそのもととなる気がかりや価値観について看護師が理解し，受容することによって，苦悩を表出するという患者の権利を擁護する（**権利擁護モデル**）. さらに，治療の選択を考え直したいという患者の考えと，それを他者に伝えてよいことを保証することによって，自己決定の患者の権利を擁護する（**価値による決定モデル**）. 次に，病棟のスタッフや上司，主治医に患者の価値観と苦悩を伝える代弁者としての役割をとり，患者，家族，主治医，看護スタッフそれぞれに，患者の価値観と治療方針のずれによって苦悩を抱えるという問題があり，倫理的課題として検討する必要性を表明する. そして，具体的に検討の場を設け，この問題解決にかかわるべき人を集め，タイミングを逸しない時期に実行できるよう調整する.

引用文献

1) 新村　出（編）：広辞苑，第6版，p.2885，岩波書店，2008
2) 竹村節子：看護におけるアドボカシー：文献レビュー（総説）. 人間看護学研究 4：1-11，2006，〔http://usprepo.office.usp.ac.jp/dspace/handle/11355/66〕（最終確認：2020年8月21日）
3) サラ・T・フライ，メガ-ジェーン・ジョンストン：看護実践の倫理―倫理的意思決定のためのガイド，第3版（片田範子，山本あい子訳），p.49-51，日本看護協会出版会，2010
4) 日本看護協会：臨床倫理委員会の設置とその活用に関する指針，2006，〔https://www.nurse.or.jp/home/publication/index.html〕（最終確認：2020年8月21日）
5) 日本看護協会：専門看護師，〔https://nintei.nurse.or.jp/nursing/qualification/cns〕（最終確認：2020年6月18日）

第Ⅱ章の学習課題

1. 最新のがん疫学データを確認し，動向をまとめてみよう
2. がんの病態の特徴を説明してみよう
3. がん検診，診断方法について説明してみよう
4. オンコロジックエマージェンシー，サイコオンコロジー，がんリハビリテーション，がんゲノム医療，免疫療法とは何か説明してみよう
5. がんの補完・代替医療には何があるか説明してみよう

第**III**章

がんになった人と
その家族の理解
および看護

学習目標

1．がんの臨床経過各期におけるがん患者の特徴と援助を理解する
2．発達段階各期におけるがん患者の特徴と援助を理解する
3．がんサバイバーおよびがんサバイバーシップの定義を理解する
4．がん患者の家族が抱える課題を理解する

1 がんの臨床経過における がん患者の特徴と援助

A. 診断期にあるがん患者の特徴と援助のポイント

1 ● 診断期にあるがん患者の特徴

a. がん告知に伴い衝撃を体験する

　初めてがんと診断され告知を受けた時，人間はどのような心理状態になるのだろうか．がんは慢性疾患とよばれるようになったが，いまだ死のイメージが強く，多くの患者はがんであるという事実に強い衝撃を受ける．患者の中には，告知当日に「頭が真っ白になって，どのように家に帰ったか覚えていない」と話したり，「2週間くらい食欲がおち，仕事も手につかない」と表現したりする者もいる．このように，がんの告知後，患者は「がんである」という強いストレスにより，さまざまな心理反応を呈する．自覚症状があり「もしかしたらがんかもしれない」と予測して検査を受ける患者の場合も，告知時の混乱は少ないものの，がんであるという事実には衝撃を受けることだろう．マシーとホーランドは，がんと診断された患者が示す反応を正常反応としてとらえ，段階があるとしている[1]．告知後の数日間は，ショック，否認，絶望という反応を示し，1〜2週間は不安や抑うつ気分，食欲不振，不眠，集中力の低下などの不快な症状を呈する．そして，2週間以降になると，新しい情報に順応したり，現実の問題に直面したり，楽観的になるなど，日常生活に支障のない状態，すなわち適応にいたると述べている．このような患者の心の動きをわかりやすく示したのが**図Ⅲ-1-1**である．ただし，人によって反応が現れる時期や症状は多少異なり，その人の年齢や過去の経験，サポート状況，教育などが影響する．そして，がん患者の10〜20％に日常生活に支障をきたす不安や抑うつが強い状態の**適応障害**がみられ，さまざまながんの種類や病期において4〜7％に**うつ病**が認められる．また，早期がんと進行がんでは受ける衝撃は異なり，進行がん患者のほうが適応障害とうつ病の有病率が高いことが報告されている[2]．

b. がん治療の意思決定を迫られる

　通常，患者はがんと診断されると同時に，医師からがん治療の選択肢を提示される．がん治療は，手術療法，がん薬物療法，放射線療法，免疫療法などを組み合わせて行われる集学的治療が肝要とされており，さまざまな治療の選択肢がある．そして，がん診療はインフォームド・コンセントが前提となっているため，患者は医師から提示された治療の中から自分で選択・決定しなければならない．このため，がん告知による混乱や不安が生じ，医学知識のない状況の中で，自分にとってベストな治療を選択するにはどうしたらよいか迷ったり，葛藤する患者は多い．現在，インターネットの普及に伴いがん情報を掲載しているウェブサイトや患者ブログなど，手軽に病気や治療について調べられるようになった．しかし，それらの情報は多種多様であるため適切な情報を見極めることがむずかしく，情

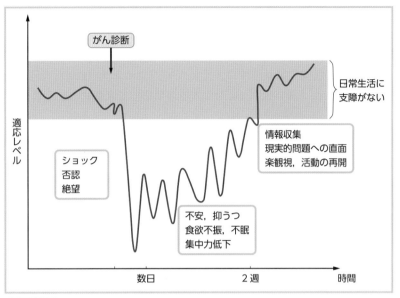

図Ⅲ-1-1　悪い知らせに対する心理反応

[秋月伸哉：がんの経過における正常反応と精神症状．専門医のための精神科臨床リュミエール 24　サイコオンコロジー（大西秀樹責任編集），p.42，中山書店，2010より引用]

報に振り回されて戸惑う患者も少なくない．

c. がん治療に取り組むためにさまざまな調整が必要となる

　患者は，学業，子育てや就労，介護，地域活動などさまざまな社会的役割を担っている．したがって，患者はがん治療を受けるために職場や家庭における役割の調整を迫られたり，家族や周囲の人にどのように病気を伝えるか悩んだり，さまざまな困難や苦悩を抱える．たとえば，手術療法と化学療法を受ける場合，就労しているがん患者であれば手術のために仕事を休んだり，化学療法を続けるために数ヵ月にわたり仕事の調整をしたりしなければならない．そのため，職場の上司や同僚にどこまで病気を伝えるか，周囲に迷惑をかけるのではないか，仕事と治療は両立できるのかと心配するだろう．また，幼い子どものいる乳がん患者では，入院期間中の子どもの世話や，子どもへの病気の伝え方に悩む者は少なくない．さらに，化学療法に伴う脱毛や倦怠感，悪心・嘔吐などの副作用により学校行事に参加しにくく，それに対して子どもに罪悪感を抱く者もいるだろう．このように，患者は手術療法あるいはがん薬物療法，放射線療法を受けるために，さまざまな日常生活や社会生活の調整が必要となり，多くの悩みや困難を抱えているのである．

2● 診断期にあるがん患者への援助のポイント

　看護師は，初めてがんと診断された直後から患者の心身の状態や生活状況，社会的役割をアセスメントし，告知による衝撃や不安を緩和して，病気や治療に対して適切な認知を促し，患者が納得して治療を決定し，主体的に治療に取り組めるように援助することが重要である．

a. 状況的危機への介入および継続的な心理的支援

　がんはいまだ死のイメージが強く，人に脅威をもたらす出来事であるため状況的危機に相当する．がん患者の特徴の項でも述べたように，多くの患者はがんの診断を受けると衝撃を受け，危機に陥りやすい．そのため，フィンク（Fink）の危機モデル[3, 4]と，図Ⅲ-1-1に示した「悪い知らせに対する心理反応」を基盤にして危機介入することがポイントとなる．

　がんと診断された当日は，衝撃あるいは混乱の時期であるため，患者の安全に努め，周囲の危険から患者の身を守る援助を心がける．まず，医師から説明を受けている時はその場に同席し，患者の表情や言動から心身の状態を的確にアセスメントする．時には，診察中に顔面蒼白になったり，気分不良を訴えたりする患者もいるため，急性の身体症状の出現に注意する．診察後は，傾聴，受容，保証，説明，励まし，問題解決などの支持的精神療法のスキルを用いて温かい誠実な態度でかかわる．混乱が強い患者は，静かな環境で話を傾聴し，気持ちが落ち着くまで付き添う．とくに一人で病院に来ている患者は，安全に帰宅できるかをアセスメントし，患者を気遣う言葉をかけ，患者の了解のもと家族に連絡するなどの配慮をする．一方，混乱なく医師の説明を聞いている患者は，次の段階の援助を行う．患者の気持ちを傾聴しながら，心理状態や病気および治療に対する理解を確認する．そして，不安や心配事を明確化し，患者が必要としている情報を提供する．さらに看護師は，患者および家族にいつでも相談にのることを伝え，不安の軽減に努める．

　診断後1〜2週間は不安や抑うつが強い時期であるが，治療選択の時期でもあるため，患者の不安を緩和し，病気や治療の理解を促す援助を心がける．支持的精神療法のスキルを用いて，患者の感情表出を促進する．「お気持ちはいかがですか？」「食欲はどうですか？」「夜は眠れていますか？」などと問いかけ，患者が自身の思いや考えを表出しやすい雰囲気をつくる．そして，患者の語りから図Ⅲ-1-1に示した心理反応と比較し，患者の心理状態をアセスメントする．極度の不眠や食欲不振を訴えて日常生活に支障が出ている場合は，担当医に相談する．援助で重要なことは，患者の負の感情を和らげる，気持ちの整理を促すなど心理面の支援をしたのちに，病気や治療について情報提供するという認知面に働きかけることである．

　診断後2週間以降は，徐々に不安も軽減し，積極的に対処する時期であるため，患者が必要としている専門的知識や情報を提供し，患者自身で問題解決できるように援助する．そして，2週間以上経過しても不安や抑うつが強く，日常生活に支障がある場合は，適応障害やうつ病を考慮し，担当医に相談するとともに精神腫瘍医あるいは精神科医，心療内科医，精神看護専門看護師などの介入の必要性を検討する．

　また，いったん適応の段階にいたっても，患者は経過が進むにつれ，再発不安や治療に関連するさまざまな心配が生じるため，チームで連携して継続的な心理的支援を行う．

b. がん治療に対する意思決定支援

　患者は，医師からがん告知と同時に治療の選択肢を提示され，自分で意思決定することを求められる．したがって，病気や治療に対する理解や受け止め，心理状態，日常生活への支障の有無，背景要因として婚姻状況や子どもの有無，家族構成，仕事の有無，サポート状況などについてアセスメントしたうえで，意思決定支援を行う．

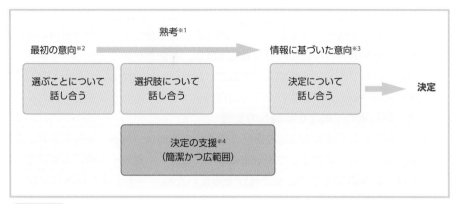

図Ⅲ-1-2　患者と医療者の共有意思決定モデル

※1熟考：患者自身が選択するという必要性に気づき，治療の選択肢を理解し，何を大事にしたい
　かについて十分に検討する過程である.
※2最初の意向：選択肢があるということに気づくことは，最初の意向を知識に基づいて発展させ
　ることができる. 目標は，情報に基づいた意向へと達することである.
※3情報に基づいた意向：個人的な意向は，「患者が最も大事にしていることは何か」ということ
　に基づき，治療の利益や害についての適切な理解により判断される.
※4決定の支援：決定にあたり，患者と医療者が一緒に使用できる簡潔で十分かつ広範囲な内容を
　含んだ小冊子やDVD，webを用いて支援する.
[Elwyn G, Frosch D, Thomson T, et al：Shared Decision Making: A Model for Clinical Practice. Journal
General Internal Medicine 27(10)：1361-1367, 2012 より筆者が翻訳して引用, 注釈は筆者追加]

　意思決定にはさまざまなタイプがあり，患者に選択肢を選ぶ能力がないという想定で医
師が意思決定するパターナリズムモデル（paternalism model），患者と医療者が話し合い，
協働して意思決定するシェアードディシジョンモデル（shared decision model），患者が自
分で主体的に意思決定を行うインフォームドディシジョンモデル（informed decision
model）がある[5]. 以前はパターナリズムモデルが多かったが，現在ではシェアードディ
シジョンモデル（**共有意思決定モデル**[6]）が推奨されている（**図Ⅲ-1-2**）. このモデルは，
患者が自分らしく意思決定できるようにつくられており，「選ぶことについて話し合う」
「選択肢について話し合う」「決定について話し合う」の3つのステップを踏む方法である.
「選ぶことについて話し合う」は，患者が治療の選択肢があることを知っているかを確認
するステップである. 医療者は，患者に治療を選択することや話し合いを通して決めるこ
とを伝える. そして，適切な選択をするためには患者に自分自身の意向（preference）を熟
考し，急いで結論を出さないように伝える. 次に「選択肢について話し合う」は，選択肢
に関するより詳細な情報を提供するステップである. 治療の選択肢の提示と各選択肢のメ
リットとデメリットなどの情報提供をし，対話を通して患者の意向を探る. そして，患者
に意思決定支援ツールを提示し，振り返りを行いながら患者の理解を確認する. 「決定に
ついて話し合う」は，患者の意向を検討し，患者にとって何が最良かを決定するプロセス
である. 患者に何を大事に思うかを尋ね，患者の意向を導き出し，決定に移ってよいかを
確認する. 治療法を決定できた場合は振り返りを行い，迷いがなければこのプロセスを終
結する. そして，これらのプロセスの間は，患者に対して「意思決定に参加するよう励ま
す」「情報を提供する」「疑問に答える」「希望や要望を聞く」という援助を行う. しかし，

なかには病気や治療と向き合うまでの心理状態にいたっていない者もいるため，よく患者を見極めて支援する．また，がんに関する情報を検索したものの情報の整理ができず混乱している患者には，情報のもつ意味や解釈，判断の根拠などについて説明し，意思決定に役立てられるように援助する．さらに，意思決定過程において迷いが生じて気持ちが揺れ動く者もいるため，患者のペースに合わせて支援することが重要である．

c. がん治療に向けた準備への支援

　初めてがんと診断され治療を受けるまでの期間は，施設によっても異なるが2週間〜1ヵ月程度である．患者はこの短期間の中で，気持ちの整理や治療の意思決定，職場や家庭における役割調整などをしなければならないため，さまざまな悩みや困難が生じる．したがって，患者の不安や悩みを少しでも解決し，安心して治療に取り組めるように援助することが重要である．具体的には，患者の不安や心配なことを明確化し，対処法を一緒に考えたり，問題解決に必要な情報を提供したりする．また，就労や治療費の悩みを抱えている患者には，がん相談支援センターを紹介するなど，さまざまなサポートを効果的に活用できるように援助する．

┃引用文献┃

1) マシー・MJ，ホーランド・JC：正常反応と精神障害．サイコオンコロジー第2巻（ホーランド・JC，ローランド・JH編，河野博臣，濃沼信夫，神代尚芳監訳），p.3-11，メディサイエンス社，1993
2) 秋月伸哉：がんの経過における正常反応と精神症状．専門医のための精神科臨床リュミエール24　サイコオンコロジー（大西秀樹責任編集），p.49-57，中山書店，2010
3) Fink SL：Crisis and motivation; a theoretical model. Archives Physical Medicine and Rehabilitation 48（11）：592-597, 1967
4) 小島操子：看護における危機理論・危機介入，第3版，p.50-64，金芳堂，2013
5) 中山和弘，岩本　貴（編）：患者中心の意思決定支援，p.19-22，中央法規出版，2012
6) Elwyn G, Frosch D, Thomson T et al：Shared Decision Making: A Model for Clinical Practice. Journal General Internal Medicine 27（10）：1361-1367, 2012

B. 治療期にあるがん患者の特徴と援助のポイント

1 ● 治療期にあるがん患者の特徴

a. 治療に伴う合併症・機能障害を体験している

　がんの治療には，主に手術療法，薬物療法，放射線療法があり，患者はがんの種類，部位や病期などに応じて，これらの治療を単独で受けるか，あるいは複数の治療を組み合わせた集学的治療を受ける．治療を受ける患者は，それぞれの疾患や治療に応じて多様な副作用を体験し，さまざまなつらさを抱えながら療養生活を送ることになる．

　がんに対する手術療法では，がんの原発巣を周囲の正常組織と共に広範囲に切除し，必要に応じてリンパ節郭清を行う．手術侵襲による患者の身体面への影響は大きく，生命を脅かす危険性を含んでおり，術後痛や合併症の可能性，また身体の形態や機能に変化が生じることもある．薬物療法や放射線療法では，使用している薬剤や照射部位・線量に応じて，倦怠感や悪心・嘔吐，皮膚症状や脱毛など，患者の生活の質（QOL）に影響する多

様な副作用が出現する．また，治療や副作用の影響が長期化することにより，就業や学業，結婚・出産といったライフイベントに影響を及ぼす可能性もある（手術療法・薬物療法・放射線療法などの治療に伴う看護の詳細に関しては第Ⅴ章を参照）．

b. 日常生活や社会生活の調整が必要である

治療期にある患者の多くは，自宅で療養生活を送ることになる．とくにがん薬物療法の場合，延命や症状緩和を目的とする治療では，奏効している限り治療を継続することが多い．長期的に治療を続けていく必要があることから，患者は治療のために通院する日程と仕事との調整をしたり，副作用による症状が出現するタイミングと仕事や家事との折り合いをつけたり，治療と日常生活をうまく調整して，生活を成り立たせていかなければならない．

就労している患者は，治療が開始されることで，副作用への対処などの新たな問題に対処したり，治療のスケジュールに応じて出勤時間を調整したりと，生活の中に治療を組み込んでさまざまな調整をしていかなければならない．たとえば，胃切除術を受けた患者では，食事を分割して摂取するために，仕事中に間食をとる時間が必要になったり，職場の飲み会などを控えたほうがよいこともありうる．抗がん薬治療や放射線治療では，継続的に治療が行われるため，治療や受診のための通院に合わせて仕事のスケジュールを変更したり，副作用の影響に応じて休みを取る必要が生じる（詳細に関しては，本章2節「C. 成人期のがん患者の特徴と援助のポイント」を参照）．

c. 治療によりボディイメージや外見が変化する可能性がある

がんの治療に伴って，患者にはさまざまな外見上の変化が生じることがある．例として，手術療法を受けた患者では，身体に傷跡が残ったり，乳房切除や人工肛門（ストーマ）の造設などによって身体の形態が変化する．また，化学療法や放射線療法では，皮膚症状や脱毛，浮腫などの症状が出現し，容貌が変化することがある．自分の身体についての心的観念（心象）をボディイメージというが，患者は自身の身体の形態や容貌が変化した時，それまでもっていたボディイメージを修正し，新たな自己として適応していくことになる．しかし，抗がん薬治療の副作用による脱毛で髪を失った姿を新たな自分として受け入れることや，それまでは存在しなかった人工肛門を自分の一部として受け入れていくのは容易なことではない．患者は，自分の外見が変化することによって，重い病気だと思われてこれまでの人間関係が変わってしまうことを恐れたり，変化した自分を見るたびに病気であることを思い知らされるように感じたりすることから，人とかかわることを避けて社会的な活動が制限されてしまったり，QOLに影響することがある．

d. 再発への不安を抱えている

がんは，一定の治療をやり遂げれば完治して終わる病気ではない．再発の可能性はがん種やステージ，治療によって異なるが，抗がん治療を行っても再発のリスクが完全になくなるとはいえない．がん患者にとって再発への不安は非常に大きな問題であり，ステージⅠの早期がんで発見され治療を行ったサバイバーや，診断から10年以上経過しているサバイバーも再発への不安を感じている[1]ことが明らかになっている．

2 ● 治療遂行のための援助のポイント

a. セルフマネジメント，セルフケアを促進する支援

　医療全体において，病院在院日数の短縮化と在宅医療の推進が進められている現状で，がん治療に関しても外来治療が推進され，患者も外来で治療を受ける例が増加している[2]．患者が治療を受けながら，自宅での療養生活を続けられるようになったことは大きなメリットである．しかし同時に，自宅という医療者の助けをすぐに借りることはできない環境で，患者自身ががんそのものによる症状や治療によるさまざまな副作用，治療が生活に及ぼす影響などについて理解して，主体的にセルフケアをすることが必要になる．

　セルフケアとは，自らの健康を守るための活動であり，広義には健康と病気のあらゆる段階における人々の主体的な活動を含んでいる．セルフケアは，専門家の支援を必要としない人たちによる自律的な健康関連活動にも焦点が当てられているが，とくに，健康問題を抱えている人々が医療者と協働して計画された活動を行う場合，そのプロセスを**セルフマネジメント**という[3]．治療を受けるがん患者には，患者と医療者が協働したセルフマネジメントが不可欠であり，看護師は，患者のセルフマネジメントを促す必要性を理解して，医療者側の提示した方法を患者が遵守できる/できないというコンプライアンスの視点での介入にとどまらず，患者の主体的な治療への参加を促す意識をもつ必要がある．看護師は，まず患者とのパートナーシップを築き，患者のもつ力を最大限に引き出せるようかかわっていくことが重要である．治療の主体である患者のセルフマネジメントを促すため，看護師は，疾患や治療について専門的な知識をもったうえで，さらに患者の個別的な背景について情報を収集する．そこから患者にどのような問題が起こる可能性があるか，課題を明確化し，患者のもつセルフマネジメント能力をアセスメントして，その患者にとって必要な知識や技術の提供を行う．また，がん患者が治療を安全に遂行していくためのマネジメントの中でも，症状や合併症の出現や悪化を予防するための行動は，成果が見えにくいことも多い．そのため，患者のセルフマネジメントの結果をアセスメントし，患者と共に振り返ったり，肯定的なフィードバックを行うなどして支援することも重要である．

b. ボディイメージ変容への支援・アピアランスケアの提供

　患者の外見の変化に起因する苦痛を軽減するため，医学的・整容的・心理社会的支援を用いて，外見の変化を補完するケアを**アピアランスケア**という．アピアランスケアはどの患者にとっても常に優先順位が高いわけではないが，患者は「大切な治療をしているのだからこれくらい仕方がない」「見た目を気にするなんて恥ずかしい」と思い込んでしまい，こうした問題を医療者に相談できないでいることがある．看護師は患者の価値観や生活背景をふまえて，それぞれの患者が外見の変化に対してどのように感じているか，どのようなニーズをもっているかを，より深くアセスメントすることが求められる．また，看護師は治療や副作用に関する専門的な知識をもとに患者を支援することはもちろん，患者のニーズに応じて，ウィッグの選択や皮膚の色素沈着をカバーするメイクなどの相談にものることになり，より幅広い知識が求められる．具体的には，皮膚症状に関して皮膚科医へのコンサルトを主治医に依頼する，症状を和らげる薬剤の使用方法などについて薬剤師と相談するといったことが考えられる．さらに，外見上の変化に関するケアには医療者間の連携が必要なだけでなく，スキンケアの工夫やウィッグの選択，爪のケアやメイクの方法

に関しては美容専門家と協働して援助を提供するなど，医療者に限らない多様な専門家との連携が必要になる．

c. 治療と仕事の両立支援

　治療と仕事の両立に関する支援について，これまでは患者自身や家族による解決を待ったり，医療ソーシャルワーカー（MSW）からの情報提供に限られてしまうことも多かった．しかし看護師は，患者の最も近くで患者の考えや家族の経済状況などの情報を得ることができる立場にあり，病院の医師やMSW，企業や地域の産業医，保健師，社会保険労務士といった多職種の連携の要となって，幅広く患者を支援することが求められている．

d. 再発への不安に関する支援

　患者が日常生活の中でかかわる相手の多くは健康な人々であり，その中で自分の病気に関する不安や治療に関する悩みを相談しようとしても，理解してもらえなかったり，相談しにくいと感じてしまうことで，孤独感を深めてしまうことがある．入院による治療を受ける期間が短くなり，外来での治療が中心となっている現在，医療者が一人の患者に対して長時間，継続的にケアができる機会は多くない．定期的に外来を受診して実施する治療でも，薬物療法などでは週単位の期間があくことになり，医療者が患者の心理面に対する支援をするタイミングは少なくなってしまう．そこで，このような場合にも対応できるよう，がん診療連携拠点病院などにはがん相談支援センターが設置されており，患者だけでなく家族・地域住民なども含め，その病院で診察を受けていない人でも，がんに関する相談をすることができるような窓口を設けている．こうした相談窓口を紹介することで，患者が再発に関する不安な気持ちだけでなく，自分の受けている治療や療養生活に伴う気がかりなどについて，安心して相談できる場所として活用してもらうことができる．さらに，患者どうしで自分たちの病気の体験や不安な気持ちなどを気兼ねなく語り合える場として，患者会やサポートグループなどを紹介し，参加を促すことも効果的である．語り合うことが患者の不安を和らげ，それまでの体験や感じたことを他の患者に語ることで，自身の体験が役に立っていると感じ，自己効力感を高めることにもつながる．

▌引用文献▌

1）　van de Wal M, van de Poll-Franse L, Prins J, et al：Does fear of cancer recurrence differ between cancer types? A study from the population-based PROFILES registry. Psychooncology 25（7）：772-778, 2016
2）　厚生労働省：平成29年（2017）患者調査の概況，推計患者数，p.5，〔https://www.mhlw.go.jp/toukei/saikin/hw/kanja/17/index.html〕（最終確認：2020年8月24日）
3）　Matarese M, Lommi M, De Marinis MG, et al：A Systematic Review and Integration of Concept Analyses of Self-Care and Related Concepts. Journal of Nursing Scholarship 50（3）：296-305, 2018

C. 再発・転移がんの診断・治療期にあるがん患者の特徴と援助のポイント

1 ● 再発・転移がんの診断・治療期にあるがん患者とその家族の特徴

a. 再発・転移がんにより死への恐怖を体験している

　再発・転移がんの治療は，治癒が期待できる効果がきわめて少なく，根治ではなく延命が目標となる．多くの患者は，初めてがんと診断された時に医師からがんに関する詳細な説明を受けているため，がん再発・転移の意味を理解しており，初めてがんと診断された時よりも再発・転移がんと診断された時のほうが衝撃は大きい．再発・転移がんの告知後の心理反応は，診断期の項で説明した図Ⅲ-1-1（p.75参照）と似たような経過をたどり，告知後数日はショックや否認，絶望といった反応が現れ，その後，不安や抑うつ，食欲不振などの症状が出現する．そして，2週間頃になると日常生活に支障がない状態に戻る．しかし，初めてがんと診断された患者に比べて死の恐怖が強くなることから，適応障害やうつ病の有病率が高く，約40％に認められることが報告されている[1]．また，患者は「根治や再発予防のためにつらい治療に耐えた努力は何だったのだろうか」と怒りや疑念，無力感，悔しさなど，さまざまな心情や葛藤を抱えている．

b. 長期にわたる積極的治療への葛藤や重複する苦痛症状を体験している

　再発・転移がんの治療は，がんの種類によって異なるが，基本的には化学療法や内分泌療法などのがん薬物療法であり，その効果が得られるまで延々と継続される．局所再発の場合はがん細胞を手術療法で取り除き回復期にいたる者もいるが，肺や肝臓，脳などに転移した場合はがん薬物療法を行っても病状が進行し，薬剤の種類を変更しても徐々に治療効果がなくなるという経過をたどる．したがって，患者の中には「もうこれ以上つらい治療はしたくない」と治療への抵抗感を示す者も多い．とくに治療期に抗がん薬を経験している患者は，発熱や消化器症状，倦怠感，末梢神経障害などのつらい副作用を体験しているため，その経験がよみがえり治療したくないという気持ちと生きるためには治療をせざるを得ないという気持ちのはざまで葛藤を抱く．そして，患者は医師から治療効果がないと説明を受けるたびにつらい現実に直面し，ショックからの立ち直りが容易でなくなり，心理的適応にはレジリエンスが重要となる．レジリエンスとは，一般的に精神的回復力を示し，「苦難や脅威への適応のプロセスや，苦難に対して精神的健康を維持あるいは回復する現象」と定義されており，精神的健康の維持，回復に寄与している[2]．このように，再発・転移がん患者はいつ終わるともわからない治療経過の中で，精神的な回復に時間を要するようになるため，レジリエンスを高めることが大切となる．

　さらに，抗がん薬は治療を重ねれば重ねるほど薬剤が蓄積するため，「幾重にも重なった症状で日常生活が滞る感覚に苛（さいな）まれる」「自分で症状をコントロールできずにもどかしい」[3]と副作用が重複し，症状コントロールがむずかしくなる．そして，病勢が強くなりがんが進行すると，病状の悪化に伴いがん疼痛や倦怠感，食欲不振，呼吸困難などの耐えがたい症状が出現するようになり，これらの症状が副作用に上乗せされ苦痛症状が増強する．

c. 治療効果の減弱に伴い積極的治療中止の意思決定を迫られる

　再発・転移がんの病勢が強い場合，治療を継続してもその効果は徐々に減弱し，治療の

メリットよりもデメリットのほうが上回り，患者に強い身体侵襲をもたらすようになる．このような状況になると，医師から病状の説明とともに治療中止の提案がなされたり，患者自身で体力や精神力の限界を感じて治療中止を医師に伝えたりする．いずれにしても，患者にとってはつらい選択を迫られ，治療中止の意思決定をしなければならない状況に置かれる．治療中止は，近い将来死が訪れることを意味しており，再び患者は大きな衝撃を受ける．「治療できないはずはない」と事実を否認したり，「もうこれ以上生きていても仕方ない」と絶望感に襲われたりと，再発・転移がんの診断時以上に不安や抑うつが強くなる．そして，患者の家族も同様にショックを受け，「何としても治療を続けてほしい」と医師に懇願する家族も少なくない．とくに年齢が若く子どもが小さい場合，子どものために少しでも生きながらえたいという患者や長く生きていてほしいと願う家族は多い．一方，積極的治療の中止の意思決定において患者と家族の意向にずれが生じやすく，患者が治療を中止したいと思っても家族は治療を希望するという意向の不一致が約半数の患者・家族に生じていることが報告されている[4]．

2● 再発・転移がんの診断・治療期にあるがん患者とその家族への援助のポイント

　看護師は，再発・転移がん患者がどのような病態であり，どのような心身の状態や生活状況であるかをアセスメントし，再発や転移の告知による衝撃や死への不安を緩和して，患者が納得して治療を継続できレジリエンスを高めることができるように援助をすることが重要である．また，アドバンス・ケア・プランニングを開始し，治療効果がなくなった際に患者および家族が納得して治療中止やエンド・オブ・ライフの時期における療養の場，死を迎える場への意思決定ができるように援助する．

a. 危機介入，治療継続への意思決定支援

　再発・転移がんの診断を受けた患者は，再び状況的危機に直面する．したがって，診断期の項で述べたように，フィンク（Fink）の危機モデルと「悪い知らせに対する心理反応」（図Ⅲ-1-1）を基盤にして危機介入することが重要である（詳細は診断期の項を参照）．初めてがんと告知される場合と再発・転移がんと告知される場合の大きな違いは，強い死の恐怖を感じていること，さらに無力感や治療への抵抗感が大きく，適応障害やうつ病に移行しやすいことである．そのため，時間をかけて危機介入を行い，継続的な心理的支援が必要になる．家族や親しい人には心配かけたくないと，つらい気持ちを隠しながら何事もなかったかのように振る舞う患者は少なくない．したがって，患者の話を傾聴しながら，思いや考えに共感し，それを受容するという支持的精神療法のスキルを用いて援助する．そして，これまで行ってきた治療の意味づけを行い，患者のがんばりを認める．このようにして，患者が安心して自分の気持ちや考えを吐露できる場，つまり感情表出できる場を積極的に設け，患者が自ら感情の整理ができるように援助する．そして，医師が説明する再発や転移の治療の内容と目的についての理解を促し，納得して治療に取り組めるようにかかわる．なかには，治療期に受けた抗がん薬のつらい記憶が残っていて治療に踏み切れない患者もいるため，患者が自ら抗がん薬の治療について意思決定できるように時間をかけて支えることが重要である．

b. 治療継続のための心身両面からの支援

　がん薬物療法や放射線療法を継続していくためには，副作用に伴う苦痛症状の緩和は重要である．とくに再発・転移がんの場合，治療の副作用に加え，がんの進行に伴うがん疼痛や倦怠感，食欲不振，呼吸困難などの症状が積み重なって出現する．このような苦痛症状は，患者の治療継続へのモチベーションの低下をもたらしやすい．そのため看護師は，患者がこれらの症状をセルフマネジメントできるように援助する必要がある．具体的な症状マネジメントの方法は，第Ⅵ章「2. 症状マネジメントとは」（p.201）を参照してほしい．

　また，再発予防のために行う化学療法は治療期間が決まっているが，再発・転移がんの治療は治療効果が得られるまで延々と続く．そして，苦痛症状を伴う化学療法を継続してもなかなか効果が得られない場合，患者はコントロール感覚を失い，無力感を抱き，精神的な回復力も低下する．したがって，患者の精神的な回復力を高め維持するような援助が重要であり，患者の語りを大切にする**ナラティブ・アプローチ**は有用である．ナラティブ・アプローチは，看護師が患者の問題解決を図るのではなく，患者自身で問題解決できるように患者の語りを無心になって傾聴して，患者が自分の気持ちや考えを言語化できるように丁寧に語り合う支援である．このようなアプローチにより，それまで見えていなかった患者の心の奥底に潜んだ心情が語られ，最初に問題だと思っていたことが解決したり，解消されたりする[5]．このように看護師は無心になって患者の語りに耳を傾け，話し合う機会をつくるようにする．

c. アドバンス・ケア・プランニングへの支援

　多くの再発・転移がんの患者は，がん薬物療法の効果よりもがんの病勢が強くなるとさまざまな苦痛症状が出現し，ゆくゆくは積極的治療の中止の意思決定を迫られる．しかし，その現実を受け入れられずに治療継続を希望する患者もいる．そして，治療継続の途中で重篤になり一般病院に入院したり，治療の副作用が強くほとんど寝たきりの生活になったりすることがあり，その人が望む場所で望むような療養生活をしながら最期を迎えることができる患者は多くはない．そこで，エンド・オブ・ライフ期の患者が尊厳を維持し最期まで充実した人生を過ごせるように援助する方法の1つとして，**アドバンス・ケア・プランニング**（advance care planning：ACP）という概念が注目されている（p.66参照）．ACPによる介入をすることで，終末期患者の希望が尊重され，遺族の満足度が高くなり，遺族の不安や抑うつ，ストレス障害が減少することが明らかとなっている[6]．一方で，ACPを実践することは，患者に病気が治癒しないことや死の現実を突きつけることになり，患者の不安や抑うつを助長させ，生きる意欲の低下を招きかねない．そのため，医療者は「患者の感情に直面することへのつらさ」や「患者の希望を奪うことにつながる懸念」などの困難を抱えていることが報告されている[7]．これらの背景をよく理解したうえで，ACPを実践することが必要である．

　ACPの実際として[8]，医療者は「患者・家族の生活と価値観を知り，患者にとっての最善の選択をともに探索」し，「ACPを円滑に行うために，最善を期待し，最悪に備えるコミュニケーションを心がける」ようにする．そして，患者に「あなたのことを心配している，支援したいと考えていることを直接伝える」ようにし，治療に関する意思決定を「代理意思決定者とともに行う」．さらに，患者に対し「もしもの時について話し合いを始め

る（経験を尋ね，探索する）」が，患者のつらそうな表情や行動がみられる場合は決して無理をしない．最後は，患者に「大切にしていること，してほしいこと，してほしくないこと，そしてそれらの理由を尋ねる」というように，患者の価値観を患者自身と代理意思決定者，医療者で共有することが重要となる．これらのプロセスは，患者の心身の状態や病状に応じて進めていき，医師，看護師，医療ソーシャルワーカーなど専門職のチームでACPにかかわることが肝要とされている．

▎引用文献▎

1) Okamura H, Watanabe T, Narabayashi M, et al：Psychological distress following first recurrence of disease in patients with breast cancer. Breast Cancer Research and Treatment **61**：131-137, 2000
2) Tan WS, Beatty L, Koczwara B：Do cancer patients use the term resilience? A systematic review of qualitative studies. Supportive Care in Cancer **27**（1）：43-56, 2019
3) 浅海くるみ，村上好恵：外来化学療法を受ける転移・再発乳がん患者に生じる複数の症状の主観的体験と対処に関する質的研究．日本看護科学学会誌 **37**：417-425，2017
4) Siminoff LA, Rose JH, Zhang A, et al：Measuring discord in treatment decision-making；progress toward development of a cancer communication and decision-making assessment tool. Psycho-Oncology **15**（6）：528-540, 2006
5) 川名典子：がん看護Books がん患者のメンタルケア，p.117-121，南江堂，2015
6) Detering KM, Hancock AD, Reade MC, et al：The impact of advanced care planning on end of life care in elderly patients：randomized controlled trial. BMJ **340**：c1345, 2010
7) Houben CH, Spruit MA, Groenen MT, et al：Efficacy of advance care planning；a systematic review and meta-analysis. Journal of the American Medical Directors Association **15**：477-489, 2014
8) 木澤義之，濱野　淳：これからのことを話し合う：アドバンス・ケア・プランニング．治療 **97**（10）：1406-1410，2015

D. エンド・オブ・ライフ期にあるがん患者の特徴と援助のポイント

1 ● エンド・オブ・ライフ期にあるがん患者の特徴

a. がん疾患におけるエンド・オブ・ライフの時期と特徴

　がん患者の多くは，がんの診断時に少なからず一度は自らの死を意識したと話す．病状が進行して**エンド・オブ・ライフの時期（終末期）**になると，患者はより現実的に自らの死を意識するようになる．さまざまな状況で死にいたる人々の経過を調査した結果[1] によると，人間が死にいたる理論上の経過には4つのパターンがある（**図Ⅲ-1-3**）．がんの場合，診断時やがん治療期は身体機能が比較的高く保たれているが，死の約3ヵ月前から徐々に身体機能が不可逆的に低下する．患者の具体的な知覚としては，先週は近所まで買い物に行けたが最近は買い物に行くとすごく疲れる，階段の昇降時に息がきれるようになった，座っているのも大変，トイレに行くのもやっとであるなど，徐々に日々の行動がむずかしくなる状況が生じる．

　エンド・オブ・ライフ・ケアのとらえ方には，広義と狭義の概念がある[2]．エンド・オブ・ライフ・ケアの狭義の概念は，主にがん患者を対象に考えられている．がん治療に伴う症状緩和やリハビリテーションを含むサポーティブケア（支持療法），および緩和ケアは，死の数年前から始まるのに対し，エンド・オブ・ライフ・ケアは死の数日前に位置づく．一方，エンド・オブ・ライフ・ケアの広義の概念は，がん患者に加え，慢性閉塞性肺

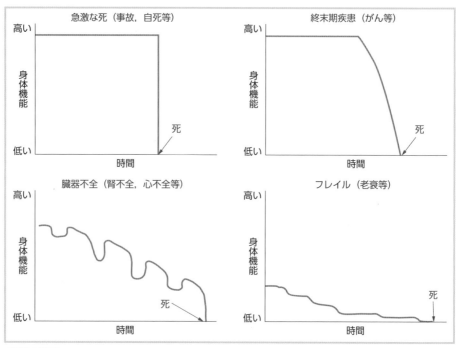

図Ⅲ-1-3　理論上の死に至る軌跡

[Lunney JR, Lynn J, Foley DJ, et al：Patterns of functional decline at the end of life. Journal of the American Medical Association 289（18）：2387-2392, 2003 より筆者が翻訳して引用]

疾患（COPD）や慢性心不全等あらゆる疾患の患者も含み，死の数ヵ月～1年ほど前から始まるとの考え方である.

　上記をまとめると，エンド・オブ・ライフ期を，**図Ⅲ-1-3** の終末期疾患（がん等）のように身体機能が低下し始める死の2～3ヵ月前，または前述のエンド・オブ・ライフ・ケアの狭義の概念のように臨死期を死亡間際とする考え方は，主に身体面に着目する視点である. しかし，がん患者が死について考え，悩む時期は，身体機能の低下にかかわらずもっと早い段階にある. 近い将来，自分が死んでしまうと思うと心が苦しくなったり，自分は親として，あるいは社会人として役割を十分に果たせたのか，生きている意味はあるのかといった自問は，がんの診断期や治療期にも生じるものである. よって，がん患者のエンド・オブ・ライフ・ケアは，死の間近から始まるのではなく，より早期から心理・社会的，スピリチュアルな側面を含む全人的ケアとして開始する必要があると考えられる.

b. エンド・オブ・ライフ期にあるがん患者の身体症状

　がんのエンド・オブ・ライフ期には，さまざまな身体症状が生じる. エンド・オブ・ライフ期にある患者の症状調査[3] によると，がん患者の半数以上が，体力低下，口渇，痛み，眠気，食欲不振，咳嗽，味覚異常を有していた. このほか，がんのエンド・オブ・ライフ期に生じやすい身体症状には，便秘，嘔吐，息切れ，腹部膨満感，めまい，体重減少，瘙痒感，下痢，嚥下困難，倦怠感，呼吸困難，浮腫/リンパ浮腫，せん妄などがある. 同調査でエンド・オブ・ライフ期にある非がん患者群とがん患者群の身体症状を比較した結果，がん患者に特徴的な身体症状として痛み，悪心，味覚異常，便秘，嘔吐が多い傾向にあった.

c. エンド・オブ・ライフ期にあるがん患者の心理・社会的状況

　エンド・オブ・ライフ期の心理面の調査[3]では，がん患者の半数以上が，不安，不眠，悲しみ，集中できないという心理的状況にあった．このほか，がん患者の30～40％の者が落ち着かない，イライラするなどの気持ちを抱いていた．これらの心理的状況は，身体症状が十分に緩和されていなかったり，やりたい気持ちはあるが社会的な役割を思うようにできない，病状進行や死に直面せざるを得ない現実，孤独感や焦燥感等に関連して生じる．

　がんのエンド・オブ・ライフ期には，ネガティブな側面が着目されがちであるが，その一方で，多くの事象に二面性があるようにポジティブな側面も有する．エンド・オブ・ライフ期のがん患者は，自分の人生を振り返り，生きてきた過程を肯定的に意味づけたり，周囲の家族や医療者への感謝の思いを強くしたり，普段は当たり前だと思っていた日々の出来事や人との交流，季節の移り変わりを大切に感じたりしながら，日々を過ごしている．

2 ● 症状緩和

　がん患者の身体症状や心理・社会的苦痛は，エンド・オブ・ライフととらえる時期に応じて異なる．看護師は，エンド・オブ・ライフ期にあるがん患者が，どのような身体症状を有し，何に苦悩しているかを見極めてかかわる必要がある．とくに身体症状については，腫瘍のある部位やがん治療の影響により，個々の症状は異なる．そのため，看護師は，的確なフィジカルアセスメントに基づいて原因を探り，病状進行や今後の症状を予測しながらオピオイド等の薬剤を選択し，体位の工夫や心理的支援等を含むケアを組み合わせながら，対症療法と評価を継続的に行っていく．また，患者は身体的苦痛が緩和されて初めて自分らしく過ごすことが可能となる．看護師は，患者の身体的苦痛を最大限に緩和しながら，ネガティブまたはポジティブな心理・社会的側面を併せもつことを念頭に置きかかわっていく．

3 ● 生を支えるケア

a. エンド・オブ・ライフ期にあるがん患者を理解し，生を支えるケアにつなげる

　エンド・オブ・ライフ・ケアにおいて，看護師は，差し迫った死，あるいはいつかは訪れる死について考える人が，生が終わる時まで最善の生を生きることができるよう支援する役割を担う[4]．エンド・オブ・ライフ期にあるがん患者の生を支える主なケアには，①人生の終末段階を生きるその人を尊重し，尊厳をもって生ききることができるよう援助する，②患者の身体的苦痛，心理・社会的苦痛，生きる意味を問うスピリチュアルな苦痛を理解し，緩和する，③患者が望む日常生活とは何かを知り，日常生活を整えるために必要なサポートの選択と提供を行うことがある．

　がん患者の生を支えるためには，エンド・オブ・ライフ期にある患者の意向や希望を理解することが重要である．厚生労働省は人生の最終段階における一般国民，および医療・介護従事者の医療に対する意識やその変化を把握し，日本の人生の最終段階における医療のあり方を考える際の基礎資料を得るために「人生の最終段階における医療に関する意識調査」を約5年ごとに実施している．最新の調査[5]は2017年12月に行われ，20歳以上の

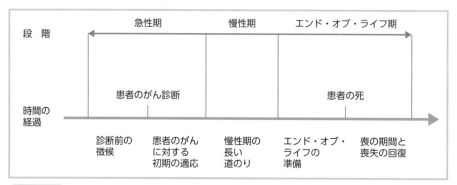

図Ⅲ-1-4　がん患者の家族における時間の経過

［Rolland JS：Cancer and the Family: An Integrative Model. Cancer **104**（11 Suppl）：2584-2595, 2005 より筆者が翻訳して引用］

一般国民と医療者の約4,000名の有効回答を解析した結果が，2018年3月に公表された．人生の最終段階におけるさまざまな状況設定をした問いの1つに，「末期がんで，食事や呼吸が不自由であるが，痛みはなく，意識や判断力は健康なときと同様の場合」におけるがん治療や点滴類，栄養補給や蘇生処置の意向を質問したものがある．がんのエンド・オブ・ライフ期に今まさにある患者の回答とは相違するかもしれないが，エンド・オブ・ライフ期の医療にかかわる日本人の意向の一例として紹介する．この結果によると，口から十分な栄養がとれなくなった場合に胃瘻や経鼻チューブによる栄養補給，あるいは，人工呼吸器の使用や心肺停止の際の蘇生処置を希望する者は約10％以下であった．一方で，副作用はあるものの多少なりとも悪化を遅らせることを期待して抗がん薬治療や放射線治療によるがん治療を希望する者，あるいは，水分補給のための点滴を希望する者は約30〜40％であった．

　エンド・オブ・ライフ期の医療にかかわる意向は，身体・心理的状況に伴い変化する．そのため，看護師は患者の以前の意向を参考にしながら，現在は医療・ケアについて何を大切にするかを患者自身が家族等や医療・ケアチームと事前に繰り返し話し合えるようなプロセス（アドバンス・ケア・プランニング）を重ねていくことが大切になる．

b. エンド・オブ・ライフ期にある家族を理解し，ケアにつなげる

　がん患者と共に生きる家族は，第二の患者ともいわれる．がん患者の家族の視点からとらえた時間経過を図Ⅲ-1-4に示す[6]．家族は，患者のがん診断前から，患者の身体・心理面に何らかの徴候があれば，体調を気遣ったり種々の検査や診断結果を心配するなどの時期を過ごす．患者のがん確定診断後は，家族も患者同様に，がんの診断に直面し，がん治療に備えたり，がん治療に伴う副作用を目のあたりにし，徐々に適応していく．家族は，患者のがん治療の終了後も，患者と共に過ごしながら転移・再発を懸念したり，治療を継続する患者を支えるなど，長い道のりの慢性期をたどる．がんが治癒すれば慢性期までとなるが，再発・転移や病状進行時には，患者の死を現実的に意識するエンド・オブ・ライフの準備期間を経て，患者の死に直面する．患者の死後は，喪の期間を経て，大切な家族を失った喪失感はなくなりはしないが，気持ちが段々と和らいでいく時期を過ごす．

　エンド・オブ・ライフ期にあるがん患者と共に生きる家族への主なケアには，①エン

ド・オブ・ライフ期のがん患者と共にある家族の苦悩を理解する，②家族の生活を整えるために家族にとって必要な情報やサポートを把握し，選択と提供を行う，③エンド・オブ・ライフの準備期から患者の死後の喪失と回復にいたる時期を視野に入れ，家族が適切な対処の中で月日を経られるよう援助することがある.

　看護師は，家族が無力感に苛まれたり，死にゆく患者の変化や様子に悲しむことを理解しながら，家族が患者をケアすることで絆を再確認できる点にも着目して家族にかかわる.医療者よりも患者を知る立場にある家族だからこそできるケアもある.患者の趣味や好きな食べ物など，患者らしく過ごすことのできる生活を入院生活に取り入れたり，お互いに黙っていても家族の存在を感じられる日々の面会等は，医療者にはできないケアである.

　前述の「人生の最終段階における医療に関する意識調査」[5]では，大切な人の死に対する心残りの有無に関する設問もある.身近な人の死を経験した者のうち，一般国民や医師の約40％，看護師や介護職員の約60％が「心残りがある」と回答した.「心残りがある」と回答した人に，どうしていれば心残りがなかったかを問う設問に対しては，「あらかじめ身近で大切な人と人生の最終段階について話し合えていたら」や「大切な人の苦痛がもっと緩和されていたら」などの回答が多かった.苦痛を伴う患者の姿は，家族を悲しませることになる.そのため，患者に対する苦痛緩和は，エンド・オブ・ライフ期にあるがん患者の家族ケアの最優先事項に位置づく.

　また，エンド・オブ・ライフ期にある患者の家族は，患者の死後に，患者は望む最期を過ごせたのだろうか，患者の希望をもっと知っていればかなえることができたかもしれないと悔いたり，自責の念を少なからず有する.死を直視しがたい患者にとって，自らの死や人生の最終段階について他者と密に話し合うことは脅威となる.一方で，患者は自らの死や死後のことを家族と話したいと思っていても，家族がその話題を避けたり，何を話したらよいか戸惑う場合もある.患者や家族のコミュニケーションパターンにもよるが，看護師には，人生の最終段階に関する対話が患者や家族の両者にとって脅威とならない時期や話し方を，個々のケースに合わせて考え，患者とその周囲の人をサポートすることが求められる.

4 ● 看取りのケア

a. 臨死期のがん患者の状態とケア

　死期が近づくと，患者の呼吸は徐々に浅くなり，呻吟や努力様呼吸，気道分泌物が咽喉元でゴロゴロと音をたてる**死前喘鳴**が認められるようになる.同時に，患者の意識は徐々に低下し，四肢が冷たくなってくる.患者に対しては，最大限に安寧が保たれるよう支援し，家族には，死前喘鳴は患者が苦しそうにみえるが自然な呼吸の方法であること，ほとんどの場合は意識が低下しているため，患者自身は苦痛を感じないことを伝える.

b. 臨死期のがん患者の家族の特徴とケア

　家族は，いつかは患者の死が訪れると頭では理解していても，気持ちがついていかないことがある.看護師は家族には，患者のそばに寄り沿い，手を握ったり，耳元で言葉をかけてよいことを伝える.また，家族や身近な人が患者と十分にお別れを行えるよう必要最小限の訪室にするなど，患者と家族が最期の時を過ごせるような環境をつくる.

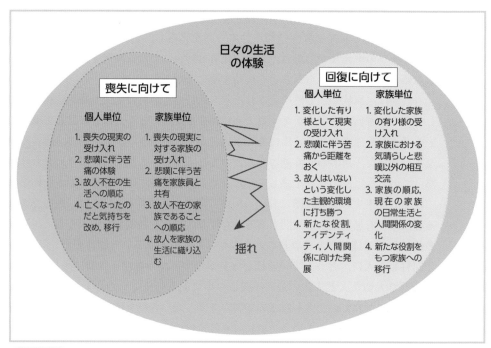

図Ⅲ-1-5　双対プロセスモデル（修正版）：個人および家族単位の悲嘆への対処

[Stroebe M, Schut H：Family Matters in Bereavement：Toward an Integrative Intra-Interpersonal Coping Model. Psychological Science **10**（6）：873-879, 2015 より筆者が翻訳して引用]

5 ● 遺族ケア

　遺族となった家族は，当たり前のように存在した患者を亡くす喪失を体験し，心身の不調や変化に対する**悲嘆の作業（グリーフワーク）**を行う．遺族は，日々の生活を営む中で故人のいない現実に向き合い，喪失と回復の2つの側面を揺れ動きながら，個人および家族単位で新たな人生に向けて対処し始める（**図Ⅲ-1-5**）[7]．看護師が行う家族への**悲嘆のケア（グリーフケア）**は，患者が亡くなるかもしれないと予期する時から始まる．悲嘆のケアは，医療者だけではなく，周囲の人々も行うことができる．家族が悲嘆に伴う苦痛を体験する際は心の痛みに寄り添い，故人について話せる場合は家族の語りを聴き，話すと苦痛が強くなる場合は沈黙や普段どおりの何気ない会話をすることも，遺族ケアの大切な要素である．

引用文献

1）　Lunney JR, Lynn J, Foley DJ, et al：Patterns of functional decline at the end of life. Journal of the American Medical Association **289**（18）：2387-2392, 2003

2）　European Association for Palliative Care：White Paper on standards and norms for hospice and palliative care in Europe：Part 1. European Journal of Palliative Care **16**（6）：278-289, 2009

3）　Tranmer JE, Heyland D, Dudgeon D, et al：Measuring the symptom experience of seriously ill cancer and noncancer hospitalized patients near the end of life with the Memorial Symptom Assessment Scale. Journal of Pain & Symptom Management **25**（5）：420-429, 2003

4）　Izumi S, Nagae H, Sakurai C, et al：Defining end-of-life care from perspectives of nursing ethics. Nursing Ethics **19**（5）：616-618, 2012

5) 厚生労働省：人生の最終段階における医療に関する意識調査，2018年3月，〔https：//www.mhlw.go.jp/toukei/list/saisyuiryo.html〕（最終確認：2020年8月24日）
6) Rolland JS：Cancer and the Family：An Integrative Model. Cancer **104**（11 Suppl）：2584-2595，2005
7) Stroebe M, Schut H：Family Matters in Bereavement：Toward an Integrative Intra-Interpersonal Coping Model. Psychological Science **10**（6）：873-879，2015

発達段階における
がん患者の特徴と援助

A. 小児期発症のがん患者の特徴と援助のポイント

1 ● 小児期発症のがん患者の特徴

a. 小児期発症のがんの特徴

　小児がんは小児期に発症する悪性腫瘍の総称で，1万人に1人の発生率と推定されるまれな疾患である．血液腫瘍が多く，白血病が全体のおよそ40％を占め，次いで脳腫瘍が約20％を占める[1]．また，化学療法や放射線療法への感受性が高い一方，発育の途上の身体への治療は，乳幼児期の化学療法が永久歯の形成を阻害するなどといった，成人のがんとは異なる影響を及ぼす．近年の多剤併用化学療法，外科的療法，放射線療法を組み合わせた集学的治療などにより，がんの種類で異なるものの，1980年半ばまでは50％に満たなかった小児がん全体の5年生存率は70〜80％に達している．一方で，小児がんは幼児期以降の子どもの死因の上位でもあり[2]，診断時，治療中，治療終了後のサバイバーシップケア，そして，エンド・オブ・ライフ・ケアへと，すべての病期・治療期間への継続的なケアを提供することが求められる．この継続ケア提供の基盤には成長発達への理解が必要である．

b. 成長発達への影響

　人は，身体の成熟，食事・生活リズムなどの基本的生活習慣，学校・就労などの社会的つながりといった，あらゆる面で成長発達に即した生活を送っている．乳幼児期では毎日の生活の活動を通して，運動発達や基本的生活習慣の身につけが進み，学童・思春期では学校生活や仲間との関係を通じて適格感やアイデンティティを確立していく．小児がんの子どもは，このような子どもが一般に成長発達の過程で直面する課題やライフイベントを乗り越えながら，小児がんによって生じるさまざまな困難や課題，たとえば，入院生活の長期化による家族との分離，痛みを伴う処置や治療の副作用による苦痛とそれによるストレス，友人関係・学校の継続の困難，見知らぬ人や物・場所への繰り返しの適応などを体験することになる．

c. がん患児の家族への影響

　小児がんは家族全体に影響を与える．親は小児がんの診断時の衝撃，自責の念，子どもの将来への不安，副作用に苦しむ子どもの様子を目のあたりにするといったことから情緒的苦悩を抱くと同時に，入院への付き添いに伴う離職，きょうだいの世話の調整など，小児がんの子ども，親自身，家族全体に対する生活調整の必要に直面する．きょうだいも大きく影響を受け，小児がんのきょうだいとの分離，親が病院から帰らない，祖父母宅に預けられるなどの生活全般の変化，きょうだいの病状への不安，寂しさ，嫉妬，怒り，自責の念などを抱く．その一方で，大変さを乗り越えることできょうだいが人間的な成長を遂

げることも報告されている.

　また，エンド・オブ・ライフ期にいたる場合では，親は，子どもの生死を左右する意思決定，死を受け入れることの苦悩，死後の悲嘆に向き合わねばならない.子どもの死は，生前に抱いていた子どもの入学，結婚，孫の誕生などといった，子どもと共にある親の人生を奪い去り，描いていた未来と親としてのアイデンティティをも喪失することになる.

d. 小児がん経験者に必要とされる多様な支援

　小児がん治療の目標は，単に生存率を高めるだけでなく，病気から立ち直り十分に機能を回復し，望ましいQOL（quality of life）のもと自立した一人の成人として社会に受け入れられること[3]である.治療中の支援と，小児がんの治療を終えた小児がん経験者のさまざまな晩期合併症[4]への支援との双方が求められ，サバイバーシップケア*の重要性も認識されている.

2● 成長・発達を促す援助のポイント

　子どもの権利に関する条約では，子どもの権利の4つの柱として「生きる権利」「育つ権利」「守られる権利」「参加する権利」が示されている.小児がん看護においても，それらの権利を擁護する身体的ケア，心理社会的支援，入院生活への支援，子どものセルフケアへの支援，家族への支援を，変化する子どもの成長発達に合わせて提供していく.それぞれの支援は，個々に分断されているわけではなく，たとえば，検査の介助の際にプレパレーション（心理的準備）を取り入れることで，心理的支援の視点をもちながら治療という身体的ケアを提供するなどのように，日々のケアでのトータルケアの視点が大切である.

　また，そのようなトータルケアの実践には，多職種協働が重要になる.子どもの生活は医療だけではなく，遊び，学校，家族，友達，教師などたくさんの場や人とのかかわりがある.身体や治療，制限の状態とのバランスを図りながら子どもらしい生活が送れるよう支援することが大切である.看護師はさまざまな専門職と丁寧なコミュニケーションを図り，目標を共有し，互いの役割に対する理解と尊重をもって，子どもの最適な健康状態，最高のQOL，最大の自立を支援するトータルケアを提供することが重要である.子どもと家族中心のケアにおける看護師のパートナーには，医療環境にある子どもや家族に心理社会的支援を提供する専門職であるチャイルドライフスペシャリスト（CLS）などがいる.

a. 小児がんが子どもにもたらす体験と成長・発達に応じた支援

　がんに罹患した子どもはさまざまな困難を体験するため，子どもの自律・自立と，自尊感情の育ちを支え，成人期の自立の基盤となる体験の機会を提供することが求められる.治療や療養上，困難な体験は避けがたい時もある一方，発達と個別性を理解したケアによって緩和できる場合も多い.また，療養の経験は必ずしもネガティブな体験だけではなく，「がんばって乗り越えた」などのポジティブな体験や心的外傷後成長ともなる場合も

---

*サバイバーシップケア：がん治療を終了した患者（経験者）とその家族，重要他者，介護者に対して生涯にわたって行われる医療ケアやフォローアップのことで，人々の生活に焦点をあて，がんに関連した晩期合併症や二次がん発症のリスクのマネジメントによりQOLの維持・向上をめざす.サバイバーシップケアに含まれる要素は，「長期・継続のケア」であること，「生活やQOLに焦点を当てたケア」であること，そして「経験者本人だけでなく家族も含めたケア」である.小児がんの場合は，サバイバーシップケアに移行期ケアも含まれる.

表Ⅲ-2-1　発達段階ごとの特徴に応じた支援

時　期	苦痛になりやすいこと	支　援
乳児期	・家族との分離 ・治療や症状からの苦痛 ・不快の感覚 ・点滴などの挿入物による活動制限	・親や親しみを感じる人との時間・空間の確保 ・生活リズムを整える ・子どもの痛みや不快感のサインを泣きや体動，表情，哺乳具合などから観察する ・確実なケア技術，必要時のペインコントロール，不要な挿入物やモニターの除去 ・体位・衣服・オムツ交換などに十分気を配る
幼児期	・家族と離れての入院生活 ・見知らぬ場所・人 ・治療や症状からの苦痛 ・不快の感覚 ・点滴などの挿入物による活動制限	・主体的な活動の阻害を最小限にする ・子どもが体験する感覚などを説明する ・子どもなりの理解と対処行動を支える ・主体的な活動，意思決定を尊重する ・治療や体調に合わせた他児との遊びの機会の提供
学童期	・家族との分離 ・重要他者からの分離 ・友達と過ごせないこと ・痛み，不快，苦痛 ・点滴などの挿入物による活動制限 ・入院や治療での通学・勉強の継続の困難	・親・学校・医師・医療ソーシャルワーカーなどと院内学級への転籍，治療終了後の復学についての協働 ・自分らしさの発揮の機会提供 ・その子らしい生活の整え ・子どもができる意思決定や意思の表明の機会 ・その子の体験に結びつけた具体的な説明 ・痛み・苦痛への対処 ・セルフケアの理解と実施の促進のための親と子の双方への教育的支援
思春期	・家族・仲間との分離 ・重要他者からの分離 ・友達と同じことができないこと ・痛み，不快，苦痛 ・点滴などの挿入物による活動制限 ・治療によって基本的生活習慣を親や医療者に依存したり，意思決定できなくなること ・ボディイメージの変化 ・仲間との違いによる疎外感 ・将来への不安	・プライバシーを尊重しつつ十分な観察をする ・子どもの思いを丁寧に聞き取る ・子どもの意思を確認する ・痛み・苦痛への対処 ・親の子どもへのかかわりのアセスメント ・子ども自身が必要なセルフケアに取り組んでいけるよう，親と子の双方への教育的支援

あり，看護師は子どもがポジティブな体験を増やしていけるよう支援する．発達段階ごとの特徴に応じた支援のポイントを表Ⅲ-2-1に示す．

b. 症状マネジメント

(1) 治療の副作用への予防と介入

　小児がんの子どもへの症状マネジメントは，診断からサバイバーシップ，あるいはエンド・オブ・ライフ期までのいずれの時期においても重要である．前述のとおり，白血病などの血液腫瘍の発生が多い小児がんでは化学療法が施行されることが多く，治療中の化学療法時は症状マネジメントが欠かせない．治療の副作用の増強や重篤化は，治療の遅延や，子どものQOLの低下，子どもの成長発達に影響を及ぼすため，化学療法の治療計画（プロトコル），薬剤の投与方法，短長期的な副作用を熟知し，正確・適切・安全な治療の実施と合併症モニタリング，副作用への予防と介入を行う．

(2) 個別性のアセスメントと子どもに合った支援

　個別性のアセスメントも重要である．化学療法の副作用からの悪心・嘔吐，脱毛，粘膜

症状（口内炎など），便秘などへの一般的な理解だけでなく，その子の副作用の出現の有り様と苦痛の度合い，コーピングとセルフケア能力をアセスメントして，症状の予防・早期発見・早期対処，苦痛の軽減を図る．例として，化学療法で必発ともいえる骨髄抑制では，感染予防としての手洗い，うがい，食事の管理などのセルフケアを必要とする．看護師は子どものセルフケア能力をアセスメントし，子どものセルフケア行動を支えるとともに，セルフケア能力を育むための教育的支援を子どもと親に提供する．

また，子どもは「吐き気を感じる薬が始まったら眠ってしまおう」とか「お母さんにそばにいてもらう」といった，その子なりに治療・副作用を理解する力とストレス対処能力をもっている．子どもの力を見極めながら，子ども自身が対処方法に気づいていけるよう，子どもへのポジティブなフィードバックや，子どもに合わせた治療の説明を実施する．また，その子の対処方法を多職種間で共有し，子どもの対処能力が発揮されやすい療養環境を整えていく．さらに，子どもの対処能力は成長発達，治療や体験の積み重ねによって獲得されていくので，看護師は対処の力とセルフケア能力を繰り返しアセスメントし，継続的に支援していくことが求められる．

c. インフォームド・アセント

その子なりの対処能力やセルフケアの力を引き出すためには，子どもが理解できる説明が必要である．病院の子ども憲章[5]では，子どもと親が説明を受けて参加する権利を有することをあげている．また，米国小児科学会[6]は，15歳からをインフォームド・コンセントの適応とし，それ以下の7〜14歳の子どもについてはインフォームド・アセントを提供することを提言している．一人ひとりの子どもが，1つ1つの治療，処置，検査，ケアについて，その子にあった方法での説明を受けることの保障は小児がん看護に求められている．

病気の理解と受け止めは，子どもの認知発達の段階の影響を受けて動的に変化するため，たとえば，脱毛では，幼児は毛髪がベッドでチクチクすることが気になるなど，体で感じる不快を取り除くことが大事になる．一方，思春期では，ボディイメージの変化といった外観の状態への不安がストレスとなるなどが考えられ，その子の理解と受け止めに合わせて支援する．同じ年代の子どもでも，その子その子の体験によっても理解は異なるため，子どもの個別の受け止め方のアセスメントを十分に行う．

d. 治療と子どもらしい生活の両立への支援

小児がんで入院や療養生活を続ける子どもは，治療に対処しながら，一般に子どもが身につけていく基本的生活習慣などのセルフケアの獲得も行わなければならない．子どものセルフケアでは，食事，睡眠，排泄，清潔，着脱衣といった基本的生活習慣を身につけることと，カテーテルの扱いなどといった療養に必要なセルフケアを身につけることが必要である．看護師は，子どもの身近な専門職として，子どもの身体機能の状態をアセスメントしながら，治療と子どもらしい生活とのバランスを図ることを助け，その子らしい成長発達の育ちを支援する．

█引用文献

1) 国立がん研究センター小児がん情報サービス：小児がんとは．〔http://ganjoho.jp/child/dia_tre/about_childhood/about_childhood.html〕（最終確認：2020年8月24日）
2) 厚生労働省政策統括官：平成29年我が国の人口動態—平成27年までの動向—，厚生労働統計協会，2017
3) 石田也寸志，細谷亮太：小児がん治療後のQOL　Erice宣言と言葉の重要性．日本小児科学会雑誌115（1）：126-131，2011
4) Hudson MM, Mertens AC, Yasui Y, et al：Health status of adult long-term survivors of childhood cancer. JAMA 290（12）：1583-1592, 2003
5) 病院のこどもヨーロッパ協会（1988）：病院のこども憲章（注釈情報），〔http://www.nphc.jp/each.jp.pdf〕（最終確認：2018年12月20日）
6) American Academy of Pediatrics：Informed Consent, Parental Permission, and Assent in Pediatric Practice. Pediatrics 95（2）：314-317, 1995

B. AYA世代のがん患者の特徴と援助のポイント

1 ● AYA世代のがん患者の特徴

　AYA（adolescent and young adult）世代とは，思春期と若年成人期を指す．AYA世代の年齢区分の定義は一定していないが，一般的に15～29歳もしくは39歳と定義される場合が多い．

a. AYA世代の発達課題

　エリクソン（Erikson）は青年期における発達課題として自我同一性（アイデンティティ）の確立をあげている[1]．思春期・青年期は第二次性徴による身体面での大きな変化に始まり，思春期特有の思春期心性をもち，自分が何者なのか，自分らしい生き方を模索する時期である．身体的には大人に近づくが人としての役割や権利は親や社会に依存している部分が大きく，自我同一性の確立と拡散に示されるように，自立とのはざまで自己の葛藤や混乱が起きることが多いのが特徴である．

　若年成人期になると，特定の対象者との親密性や連帯感の中から自己存在の意味を見出すことが課題となり，所属する社会の中で受け入れられている認識と自己役割の獲得意識を得ることが課題となる．さらに，新たな家族をつくるといった生殖性の課題が生じる．

　AYA世代の生物学的な成長段階や精神発達課題は個人差が大きく，個々の患者を取り巻く社会環境によっても求められている社会的役割は大きく異なる．

b. AYA世代のがんの特徴

　日本において，年間に15歳以上40歳未満でがんに罹患する数は約2万人で，全がん患者に占める割合は2.5％と少ない[2]．がん診療連携拠点病院等の院内登録によると，AYA世代がん患者の75.9％を女性が占めることが報告されている[3]．

　AYA世代のがん罹患の構造は，年代によって異なる（図Ⅲ-2-1，Ⅲ-2-2）．年代別の罹患者数は15～19歳までは白血病が第1位（38％）であり，20歳代は胚細胞腫瘍・性腺腫瘍が最も多く，30歳代になると乳がん，子宮頸がん，胚細胞腫瘍・性腺腫瘍，大腸がんなどの成人型のがんが上位を占めるようになる[4]．AYA世代（15～29歳）の部位別10年相対生存率は，全がん種において男性66％，女性75.3％と長期生存が望まれる[5]．

　このように，同じAYA世代のがんでも疾病構造が異なること，どの年代でも希少性の高いがんが多く，病理学的特性や治療方針が多様であることが特徴である．それゆえに，複

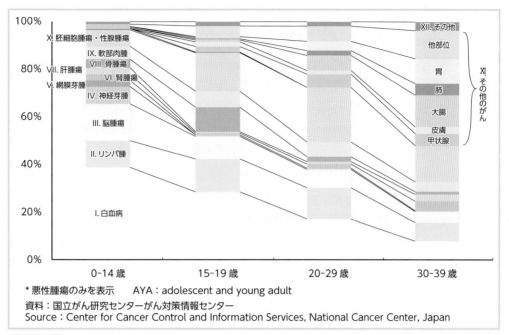

図Ⅲ-2-1　小児 AYA がんのがん種の内訳（男性：0 〜 39 歳）[2009 〜 2011 年]

［国立がん研究センターがん情報サービス：がん登録・統計—小児・AYA世代のがん罹患，〔https://ganjoho.jp/reg_stat/statistics/stat/child_aya.html〕（最終確認：2020年8月24日）より引用］

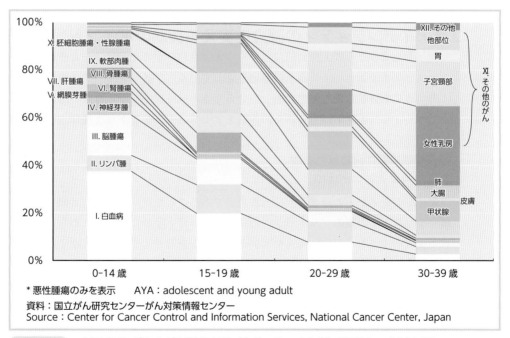

図Ⅲ-2-2　小児 AYA がんのがん種の内訳（女性：0 〜 39 歳）[2009 〜 2011 年]

［国立がん研究センターがん情報サービス：がん登録・統計—小児・AYA世代のがん罹患，〔https://ganjoho.jp/reg_stat/statistics/stat/child_aya.html〕（最終確認：2020年8月24日）より引用］

表Ⅲ-2-2　AYA 世代のがん患者を取り巻くさまざまな問題

精神的なストレス	病気や治療への不安，入院のストレス，治療の副作用によるストレス，外見の変化（脱毛や色素沈着など）に伴うストレス
家族の問題	親子関係，同胞との関係
社会の問題	学校の問題，友人との関係，仕事・職場の問題，経済的な負担
将来への不安	進学，就労，結婚，出産など晩期合併症について

［国立がん研究センター東病院：思春期・若年成人（AYA世代）に発症するがん診療, 2019年10月25日更新,〔https://www.ncc.go.jp/jp/ncce/clinic/pediatric_oncology/050/index.html〕（最終確認：2020年8月24日）より引用］

数の診療科や医療者がかかわりながら治療が継続される．

c. AYA世代のがん患者の心理・社会的課題

　AYA世代のがん患者は，生物学的特徴に加えて，精神的脆弱さ，就学・就労や生殖といったライフサイクルに伴う心理・社会的課題があることが特徴である（**表Ⅲ-2-2**）[6]．AYA世代は小児慢性特定疾病医療費助成制度の年齢の上限を向かえるが，一方で介護保険制度が利用できる年齢には達していない年代であり，社会保障の面でも十分な支援を得ることができていないという課題がある．

　さらに，治療が一段落しても長期的なフォローアップや，晩期合併症に対する**トランジションケア（移行ケア）**が必要になるため，医療者はAYA世代のがん患者が受療行動を継続できるように支援することが求められる．

2 ● アイデンティティの確立を支える援助のポイント

　前述したような心理・社会的課題をもつAYA世代のがん患者は，がんそのものや治療によって，アイデンティティ確立の課題を感じている．アイデンティティの形成の途中でがんという病を体験した若年患者が，自分らしさを取り戻しながら社会へ適応していくことができるように看護師は患者個々の課題をアセスメントしながら支援につなげていかなければならない．

a. 発達課題に合わせた支援

(1) プライバシーの確保

　アイデンティティの確立途上にある患者であることを理解し，医療者間での情報共有の統一や保清ケアの際のプライバシーの確保についても十分な配慮が求められる．また限られた面会の中でも，親しい友人や家族との時間を患者としてだけではなく，一人の人間として社会とのかかわりをもてるような配慮を考えていくことが重要である．

(2) 家族との関係性を見据えた支援

　AYA世代のアイデンティティの確立において，親への依存と自立が錯綜する時期である．病気になる前は親からの自立の途中であったのが，病気によって親からの経済的，手段的なサポートが必要になることによって，親子の関係性の変化が生じる．さらに，親自身も子どもががんという病を患ったことに自責の念を感じていたり，子どもへの心理的負担を懸念して，患者自身と疾患や治療に関する情報を共有することに消極的であることが多い．また，小さい子どもをもつがん患者にとっては，どのように幼い子どもに親（自身）のが

んを伝えていくかが大きな課題となる.

　このように, AYA世代はとくに患者と家族を含めた支援が重要である. 一方で, 患者自身が病気や治療に関する意思決定に参加し, 治療や後遺症に対するセルフマネジメントができるように患者の自立を促す姿勢を医療者はもつことが求められる.

b. アイデンティティの確立に特有の課題に対する支援

(1) 就学・就労

　AYA世代のがん患者にとって, 就学や就労といった社会的役割の遂行は最も関心の高い課題である. 就学においては, 長期療養によって留年や退学を余儀なくされたり, 復学してからも治療継続や後遺症のために学校生活に制限を受ける場合も多い. 病院内での高校生や大学生への教育・学習支援の機会が与えられる場は限られており, 高校生や大学生の就学の継続については, 在籍校の教員やスクールカウンセラーと医療者が連携しながら, 学習環境の調整を行う. 保護者に任せるだけではなく, 就学する患者自身による意思決定や調整への参加を促すことが重要である.

　AYA世代の就労の課題は, 患者自身が勤務先の就労規則について理解不十分であったり, 職場の支援を受けにくい環境にあることや非正規雇用が多いこと, これから就職活動をしなければならないなど多様である. さらに, AYA世代は疾病の特徴から長期的な治療が必要になることが多く, 高額の医療費や受療にかかわる費用などで経済的負担が大きい. がんの診断を受けた就労中の患者に対しては, すぐに退職することを決断してしまわないことを伝え, 治療計画や治療により起こりうる副作用が仕事にどのような影響を与えるか医療者と十分に話し合うことが重要である. さらに, 利用できる社会保障について情報提供を行うとともに, 患者の職場に産業医や産業保健師などがいる場合には, 必要に応じて連携を取っていくことが求められる.

(2) 恋愛・結婚

　とくに10歳代後半から20歳代の患者にとって, がん治療の経験が恋愛や結婚といった課題に与える影響は大きい. 米国でのAYA世代のがん患者を対象とした大規模な長期的フォローアップ研究の結果によると, 約半数の若年患者ががんとの診断後1年間のうちに性機能の問題を抱えていることが報告されている[7]. 泌尿器がんや骨盤腔内のがん, 子宮がん等の手術後は器質的な性機能障害が生じる. それ以外にも, 薬物療法に伴う脱毛や乳房切除術, 人工肛門造設術によって外見上の変化を余儀なくされることで, 性的な魅力を自分自身が感じにくくなったり, 性生活に対して抵抗感を感じている場合が多い. また, 若年者の場合は, 新しい出会いの中でどのようにがんの罹患の経験を伝えていくか悩む. AYA世代のがん患者ががんを経験しながらもアイデンティティの確立を育んでいけるように個々の発達課題と向き合いながら成長を見守る姿勢が大切である.

(3) 妊孕性（にんよう）の保持

　性別, がん治療別の性腺機能への影響を図III-2-3に示す[8]. 婦人科がんや精巣腫瘍で手術によって生殖臓器を摘出することにより妊孕性を喪失する場合がある. 外科的療法以外にも, 白血病や乳がんなどで頻用される薬物治療の一部は性腺機能毒性をもち, 一時的もしくは不可逆的に生殖機能に障害をもたらす. 薬物療法に伴う生殖機能障害は, 性別, 治療内容と治療期間, 患者の年齢によって影響の大きさが異なる. 抗がん薬ではアルキル

女子・女性に対して

卵巣や骨盤臓器に対する手術は，化学療法や放射線治療を併用しない場合であっても，卵胞（卵子，顆粒膜細胞，莢膜細胞などの集合体で，卵胞の成熟とともに卵子は成熟する）数を減少させ性ホルモン産生能を低下させ卵巣機能不全を生じる可能性がある．

化学療法は，卵胞発育を障害し，一時的な無月経をきたすことが多いが，回復するものも多い．その一方で，卵巣への毒性が高い，シクロホスファミド，ブスルファンなどのアルキル化薬，シスプラチンなどの白金製剤は，卵子数を減少させる．総使用量の増加による治療後早期の永続的な卵子消失，ホルモン産生能低下を生じる．

卵巣への放射線照射は，卵子数を減少させ，卵巣機能の低下を起こす．総照射線量の増加により治療後早期の永続的な卵子消失，ホルモン産生能低下を生じる．また，視床下部や下垂体への放射線照射により排卵障害を生じることがある．

男子・男性に対して

精巣に対する手術は，化学療法や放射線治療を併用しない場合であっても，精子形成，ホルモン産生，精子の輸送に影響し，精巣機能不全を生じる可能性がある．

シクロホスファミド，イホスファミド，ブスルファン，プロカルバジンなどのアルキル化薬は，精原細胞数を減少させる．総使用量の増加により治療後早期の永続的な造精機能障害を生じる．

精巣への放射線照射は，精原細胞数を減少させる．総照射量の増加により治療後早期の永続的な造精機能障害を生じる．また，視床下部や下垂体への放射線照射により造精機能障害，ホルモン産生障害を生じることがある．

両者に対して

インターフェロン（IFN）-α，チロシンキナーゼ阻害薬は，甲状腺機能異常を誘発する．

図Ⅲ-2-3　性別，がん治療別の性腺機能への影響

[日本癌治療学会編著：小児，思春期・若年がん患者の妊孕性温存に関する診療ガイドライン2017年版，p.11，金原出版，2017より許諾を得て転載]

化薬が最も影響が大きく，造血幹細胞移植の前処置や35歳以上での乳がん女性患者の化学療法の治療後に無月経となるリスクが高い．薬物療法が開始される前に，治療後の妊孕性を温存するために，精子や卵子・受精卵（胚），卵巣を凍結保存する治療が普及しつつある．

　AYA世代のがん患者にとって，がんという診断を受けただけでも精神的に脆弱な状況にあるうえに，治療後に生殖機能を喪失する可能性に直面することは，治療後の生き方や治療への意思決定に大きな衝撃をもたらす可能性がある．看護師は，将来の妊孕性に対する不安にいつでも相談にのる姿勢を示しながら，適切な情報提供を行い，必要に応じて生殖医療につないでいくことが重要である．AYA世代のがん患者が，治療後のサバイバーシップの中で家族をもつという視点を大切にかかわることが求められる．

3 ● AYA世代のがん患者に対するチーム医療

　AYA世代のがん患者に対するチーム医療は，一般的な多職種連携に加えて，チャイルドライフスペシャリスト（CLS）や医療ソーシャルワーカー（MSW），院内学級の教員など，患者の発達段階に合わせたチームをコーディネートする必要がある．

　がんと共生しながら社会復帰を促す支援として，個々の患者を取り巻くコミュニティや地域の医療機関との連携が大切となる．コミュニティでは，患者が所属する学校教員や養護教員，会社の産業医や産業保健師，就労支援団体や行政機関なども患者の支援のリソースとなりうる．さらに，晩期合併症に対するスクリーニングや治療，生殖医療といった医

学的課題についても，地域の医療施設と原疾患の治療経過や予測される晩期合併症などの情報共有が重要であり，患者が安心して地域の中で，サバイバーシップを支える受療を継続できるような支援体制の整備が求められる．また，AYA世代のがん患者にとって，同じ病い体験をもつピア（仲間）とのかかわりはとても有効である．看護師は患者の多様なニーズに合わせて必要な情報を提供していく．

■ 引用文献 ■

1) E. H. エリクソン：アイデンティティとライフサイクル，p.7, 誠信書房，2011
2) Katanoda K, Shibata A, Matsuda T, et al：Childhood, adolescent and young adult cancer incidence in Japan in 2009-2011. Japanese Journal of Clinical Oncology **47**（8）：762-771, 2017,〔https://academic.oup.com/jjco/article/47/8/762/3852037〕（最終確認：2020年8月24日）
3) 国立がん研究センター，国立成育医療研究センター：がん診療連携拠点病院等院内がん登録 2016-2017年小児AYA集計 報告，2019,〔http://www.ncchd.go.jp/press/2019/pr_20191018-2.pdf〕（最終確認：2020年8月24日）
4) 国立がん研究センターがん情報サービス：「がん登録・統計」小児・AYA世代のがん罹患データ（2009年～2011年），〔https://ganjoho.jp/reg_stat/statistics/stat/child_aya.html〕（最終確認：2020年8月24日）
5) 国立がん研究センターがん対策情報センター：全国がん罹患モニタリング集計 2006-2008年生存率報告，2016,〔https://ganjoho.jp/data/reg_stat/statistics/brochure/mcij2006-2008_report.pdf〕（最終確認：2020年8月24日）
6) 国立がんセンター東病院：思春期・若年成人（AYA世代）に発症するがん診療，2019年10月25日更新,〔https://www.ncc.go.jp/jp/ncce/clinic/pediatric_oncology/050/index.html〕（最終確認：2020年8月24日）
7) Wettergren L, Kent EE, Mitchell SA, et al：AYA HOPE Study Collaborative Group. Cancer negatively impacts on sexual function in adolescents and young adults: The AYA HOPE study. Psychooncology **26**（10）：1632-1639, 2017
8) 日本癌治療学会（編著）：小児，思春期・若年がん患者の妊孕性温存に関する診療ガイドライン2017年版，p.11, 金原出版，2017

C. 成人期のがん患者の特徴と援助のポイント

　前項で，成人期の前半にあたるAYA世代（15～39歳の思春期，若年成人期）について，その特徴と援助のポイントを述べた．ここでは，成人期の心身の特徴，社会的特徴を述べたのち，AYA世代以降の壮年後期から向老期の成人について，就労支援，家族支援の視点から援助の要点を述べる．

1 ● 成人期のがん患者の特徴

a. 心身の特徴

　成人期とは15～65歳未満の年齢を指す．日本人の平均寿命が90歳に近づきつつある現在，大多数の人は人生の半分以上の期間を成人期にある人として生き，日々の暮らしを営んでいる．成人期は，青年期（15～30歳），壮年期（30～60歳），向老期（60～64歳）の3期に区分され，心身の変化の激しい時期でもある．青年期は第二次性徴の出現など，身体的・性的発達と機能が最も高い時期であり，生活形態も進路や職業の選択，家庭を築くなど，社会的自立の準備・開始時期にあたる．壮年前期（30～45歳）は，成熟した身体機能を維持しつつ自立した社会活動を営むとともに，精神活動も充実する時期である．壮年後期（45～60歳）になると，心身の加齢現象を自覚し，生殖機能も徐々に減退する．壮年後期には45～55歳の更年期も含まれ，ホルモンバランスの変化も著しくなる．その後

の向老期は，身体機能の衰退を明確に自覚し，社会生活においても退職や再就職などの変化を経験するとともに，老年期の自立に向けた準備と精神活動の充実を図る時期となる．

　成人期にある人の疾病の罹患状況・受療状況をみると，男女ともに45歳以降の受療率が大きく増加し[1]，糖尿病や高血圧症，メタボリックシンドロームなどの生活習慣病の罹患率，受療率は40歳代以降加齢とともに顕著に増加することが示されている[2]．

　がんの罹患状況をみると，女性は30歳代前半から，男性は30歳代後半から徐々に罹患率が上昇し，50歳代中頃までは女性の罹患率が男性より高い．しかし，50歳代中頃に男女で罹患率の高さが逆転し，50歳代後半以降男性の罹患率が急激に高くなる[3]．死亡数割合をみると，男性は40歳代から50歳代にかけて消化器がんによる死亡割合が多いが，60歳以降は肺がんの割合が増加する．女性は40歳代から50歳代前半にかけて乳がんによる死亡数割合が多いが，その後は減少し，かわって消化器がん，肺がんによる死亡割合が増加する[3]．

b. 社会的特徴

　成人期にある人は，社会活動の主たる担い手として，あらゆる生産活動と消費活動にかかわっている．一方で，家庭では子育てに，職場では後進の育成に注力する，次世代を育む年代でもある．成人期にある人の人口（生産年齢人口）は，2017年現在，日本の人口の約60%を占めている．年少人口指数（年少人口/生産年齢人口×100）が年々減少する一方，老年人口指数（老年人口/生産年齢人口×100）は増加の一途をたどっていることから[4]，成人期にある人にとって子育てのほか高齢者介護の負担も年々増大していることが推察される．

　このように社会・経済活動の担い手である成人期にある人ががんに罹患すると，がん治療と仕事とのバランスをどのように取るかが患者とその家族の大きな課題となる．近年，生産年齢人口におけるがん罹患者数の増加が指摘されており，新規のがん罹患者数の3人に1人は就労可能年齢にあることが示されている[5]．現在，がん治療の場は入院から外来へと移行しつつあり，2002年には35.7日であったがん患者の平均在院日数は，2014年には19.9日と大幅に短縮している．入院して治療を受けるがん患者の数は，2002年には1,394,000人であったのに対し，2014年には1,294,000人に減少，一方，外来患者数は1,197,000人から1,714,000人と大幅に増加し[6]，325,000人のがん患者は仕事をもちながら通院治療を受けている（**図Ⅲ-2-4**）．このように，成人期のがん患者は，何らかのかたちで仕事を続けながらがん治療を生活の一部に組み込んでいると考えられる．

　がん罹患者の就労継続に関して，2018年の「患者体験調査」では，がん治療のために退職・廃業した人は19.8%となっており，2014年の同調査の何らかの理由で退職・廃業した人の33.2%から改善傾向がみられるものの，なお少なくない人ががん治療によって離職している[7]．また，がんに罹患したことによる労働損失を推計した研究[8]では，受療による損失と受療日以外の損失併せて1年間で最大1兆8,000億円以上の損失であることが推計されている．このように，がん罹患による退職，解雇，廃業などで職を離れる人もいまだ多くいることから，生活基盤を支える家庭収入を確保するという点，社会全体の経済的効果の点，さらに個々の生きがい，自己実現の観点からも，がん患者が仕事と治療の双方を両立できるような支援体制が求められる．

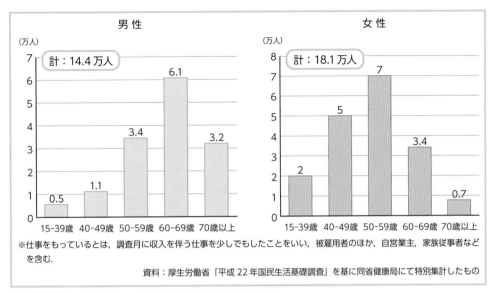

※仕事をもっているとは，調査月に収入を伴う仕事を少しでもしたことをいい，被雇用者のほか，自営業主，家族従事者などを含む.

資料：厚生労働省「平成22年国民生活基礎調査」を基に同省健康局にて特別集計したもの

図Ⅲ-2-4　仕事をもちながらがんで通院している者

〔厚生労働省：事業所における治療と仕事の両立支援のためのガイドライン，平成31年3月改訂版，p.23，〔https://www.mhlw.go.jp/content/000492961.pdf〕（最終確認：2020年8月24日）より引用〕

2● 社会生活を支える援助のポイント

a. 就労支援について

　2012年に策定された第2期がん対策推進基本計画で，壮年期がん患者の就労の問題が取り上げられて以降，これまでさまざまなかたちでがん患者の就労の問題が検討されてきた（**図Ⅲ-2-5**）．2018年3月に閣議決定された第3期がん対策推進基本計画では，柱の1つである「がんとの共生」の中に，がん患者等の就労を含めた社会的問題が掲げられ，がんと就労の問題が継続的に取り組むべき課題としてあげられている．各医療機関で，がん患者の就労支援に関するマニュアルやパンフレット等が作成されており，国の施策に応じて内容が刷新されている[5, 9, 10]．

　仕事は生活の糧となる収入を得る手段であるほか，社会的役割の遂行を通じた自己実現や生きがいなど，アイデンティティの核となることもある．そのため，治療と仕事のバランスで悩む患者に対して，治療の予定と内容，入院加療など治療に専念すべき期間とリハビリテーションに要する期間，さらに外来治療を行う場合には身体的負荷と仕事との両立の可能性についてどのように理解しているかを確認し，不足している情報，患者が得たいと思う情報を提供し問い合わせ先を伝えることが重要である．看護師は，勤め先の福利厚生の内容や，就業規則，利用できる制度（勤務形態，手当等）についてもあらかじめ確認するよう患者に伝え，医療機関と患者の職場の双方が療養生活を支え，患者の“働きたい”という希望を保障する体制を取ることが大切である．

b. 家族支援について

　壮年期にあるがん患者は，子育てや介護など多岐にわたる家庭役割を担っていることも多く，がんの罹患とそれに伴う治療により，家庭役割を果たせなくなることによるストレスが生じうる．そのため，がんそのもの，あるいはがん治療による副作用等による身体症

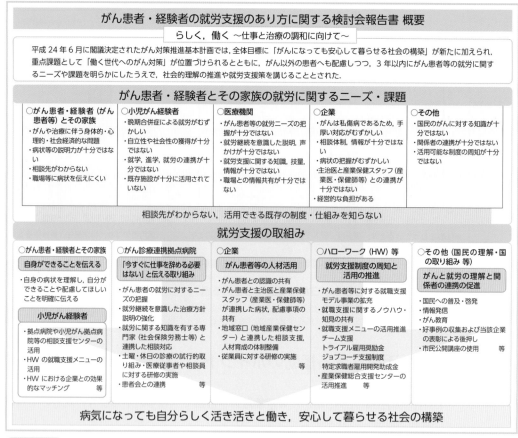

図Ⅲ-2-5　病気になっても自分らしく活き活きと働き，安心して暮らせる社会の構築

［厚生労働省：がん患者・経験者の就労支援のあり方に関する検討会報告書（概要），2014，〔https://www.mhlw.go.jp/file/05-Shingikai-10901000-Kenkoukyoku-Soumuka/0000054913.pdf〕（最終確認：2020年8月24日）より引用］

状で活動範囲に制約が生じる前に，家庭内で役割を分担する，あるいは各市町村のファミリーサポートや介護サービスなど，民間や公的機関の利用可能なサービスを活用することで患者の心身の負担を軽減するよう働きかけることが重要である．子育て中の患者は，自身のがんを子どもにどのように伝えるか思い悩むこともある．このような悩みに対し，子どもの発達段階に応じたサポートを提供するチャイルドライフスペシャリスト（CLS）が在勤する医療機関では，がん患者の子どもを対象としたケアを提供している．患者のみならず，その家族までをケアの対象とした多職種による支援が肝要である．

　現在，全国に400あまりあるがん診療連携拠点病院には，**がん相談支援センター**を設置することが義務づけられており，看護師，医療ソーシャルワーカー（MSW）等がんの療養生活全般に関する相談に応じている．がん相談支援センターは，その病院の受診の有無にかかわらず，がん患者，家族誰でも無料で相談できることから，このような資源を有効に活用するよう伝える．

▌ 引用文献 ▌

1) 厚生労働統計協会：国民衛生の動向2020/2021，p.86，2020
2) 前掲1），p.91-92
3) 国立がん研究センターがん情報サービス：最新がん統計，2020年7月6日更新・確認，〔https://ganjoho.jp/reg_stat/statistics/stat/summary.html〕（最終確認：2020年8月24日）
4) 前掲1），p.46
5) 厚生労働省：第58回がん対策推進協議会 資料6　がん患者の就労を含めた社会的な問題への対策について，平成28年7月6日，〔https://www.mhlw.go.jp/stf/shingi2/0000129858.html〕（最終確認：2020年8月24日）
6) 厚生労働省：事業所における治療と仕事の両立支援のためのガイドライン 平成31年3月改訂版，〔https://www.mhlw.go.jp/content/000492961.pdf〕（最終確認：2020年8月24日）
7) 国立がん研究センターがん対策情報センター厚生労働省委託事業：患者体験調査報告書平成30年度調査，p.84-85，2020，〔https://www.ncc.go.jp/jp/cis/divisions/health_s/H30_all.pdf〕（最終確認：2020年10月15日）
8) 平成24，25年度厚生労働科学研究費補助金がん臨床研究事業（研究代表者：山内英子）：平成26年3月10日がん患者・経験者の就労支援のあり方に関する検討会資料「キャンサーサバイバーシップ 治療と職業生活の両立に向けたがん拠点病院における介入モデルの検討と医療経済などを用いたアウトカム評価〜働き盛りのがん対策の一助として〜」，〔https://www.mhlw.go.jp/file/05-Shingikai-10901000-Kenkoukyoku-Soumuka/0000043576.pdf〕（最終確認：2020年8月24日）
9) 「仕事とがん治療の両立　お役立ちノート」作成グループ：働く世代のあなたに―仕事とがん治療の両立 お役立ちノートDraft Ver.4，〔https://www.mhlw.go.jp/file/06-Seisakujouhou-10900000-Kenkoukyoku/0000204876.pdf〕（最終確認：2020年8月24日）
10) 国立がん研究センターがん対策情報センター：診断されたらはじめに見るがんと仕事のQ&A がんサバイバーの就労体験に学ぶ，第3版，2019年4月，〔https://ganjoho.jp/data/public/qa_links/brochure/cancer-work/cancer-work.pdf〕（最終確認：2020年8月24日）

D. 老年期のがん患者の特徴と援助のポイント

　日本の65〜74歳の前期高齢者は1,740万人（総人口の13.8%），75歳以上の後期高齢者は1,849万人（同14.7%）である（2019年10月）．後期高齢者は，前期高齢者と比べて，今後さらなる増加が見込まれる[1]．日本の平均寿命は延び続け，男性81.25年，女性87.32年である（2018年）[1]．「健康上の問題で日常生活に制限のない期間」である健康寿命（2016年推計値）も，男性72.14歳，女性74.79歳であり，延びている[1]．高齢者の中には就業を続ける者も多く，2019年の高齢者の就業率は65〜69歳で48.4%，70〜74歳で32.2%であり，2009年と比べ，それぞれ12.2ポイント，10.4ポイント伸びている[1]．

1 ● 老年期のがん患者の特徴

a. 高齢者のがん死亡率・罹患率

　年齢階級別の全がんの死亡率（対人口10万，男女計，2018年）をみると，65〜69歳438.9，70〜74歳624.5，75〜79歳870.3，80〜84歳1,254.3，85歳以上1,859.8と，高齢であるほど高い[2]．全がんの罹患率（対人口10万，男女計，全国合計値，2017年）を年齢別にみても，65〜69歳1,514.1，70〜74歳1,958.8，75〜79歳2,305.6，80〜84歳2,522.3，85歳以上2,522.4と，高齢であるほど高い[2]（p.12参照）．

　年齢部位別のがん罹患数割合（2018年）は，男性は40歳以上で消化器系のがんが多く，70歳以上は前立腺がんと肺がんが多い．女性は40歳代で乳がん，子宮がん，卵巣がんが多く，高齢であるほど消化器系のがんと肺がんが多い[2]（p.13参照）．

b. 加齢が高齢がん患者に及ぼす影響・変化

(1) 高齢がん患者の生理的な加齢変化

　高齢がん患者は，がんに加え，循環系・代謝系の疾患，筋骨格系の変性疾患や，**老年症候群***を併せもつことが多い．「生理的な加齢現象」として，感音性難聴，視力低下，夜間頻尿，もの忘れ，息切れ，便秘などが，また「疾患や外傷に伴う病的な老化現象」として，意識障害，認知症，せん妄，転倒・骨折，低栄養や褥瘡などがある[3]．このため，高齢がん患者は，加齢による身体的・生理的な諸機能の低下と予備力の低下により，がん治療の影響を若年者よりも受けやすい[4,5]．

　米国の高齢者調査では，がん患者は老年症候群の中でも，うつ，転倒，骨粗鬆症，聴覚障害，尿失禁の症状が多いと報告されている[6]．高齢がん患者に対しては，加齢の影響と老年症候群の影響をふまえた全身アセスメントが不可欠である．

(2) 高齢がん患者の心理・社会面の加齢変化

　心理・社会面においては，まず老年期の発達課題[7]に注目する必要がある．老年期は，一般的に子育てが終わり，仕事の第一線を退職して余生を過ごす時期となり，身体機能や認知機能の加齢変化と直面し，やがて迎える死と向き合う時期となる．

　第一に，定年退職やさまざまな役割からの引退に際し，それまでの仕事役割などの価値観から別の価値観への転換，新しい自分のあり方や人間関係が求められる．第二に，加齢とともに回復力や抵抗力が低下し，多様な疾患に罹患し，病に対する不安が大きくなる一方で，人間関係や創造的な活動に価値を見出し，身体的健康を失う苦痛が和らげられることもある．第三に，加齢とともに自己の死が不可避なものとして近づいていることを実感する．死があるとしても，未来の子孫につないでいくことや文化・社会への貢献に自己の存在の意味を見出し，自己の限界を超えることもある[7]．

　がん罹患による心理的・社会的な影響にも着目する必要がある．泌尿器科・耳鼻科のがん高齢患者へのインタビュー[8]では，がんと加齢に伴って衰退する苦悩，虚弱になった自分への実感や，がんが耐えがたく不安でつらいと感じる面もあった．一方，長年の生活史として，がんの脅威をありのままに受け止める面もみられた．自分の人生の限界を感じる中，生きる重みを感じたり，自分の役割や目標をやり遂げたいと感じ，がんと共に生き，人生を最期まで全うしたいと感じる面もあった[8]．看護師は，高齢がん患者の心理的危機や苦悩の表出を支え，患者の受け止めや発達課題を強みとして，ケアに適切に活かすことが求められる．

2● 人生の統合を支える援助のポイント

　ひと口に「高齢者」といっても年齢幅は広く，70歳代と90歳代ではさまざまに状況が異なる．前者の中には就業を続けている者も多くいる．また，高齢者の加齢や疾患が身体面・心理面に及ぼす影響は，年代による差が大きい．さらには，それぞれの性格や生活歴，育った環境による個別差も大きい．高齢がん患者への援助においては，「歴年齢」以外の多様な要素に目を向け，柔軟な思考で臨むことが重要である．

---

*老年症候群：高齢者に多くみられ，医療だけでなく介護・看護が必要な症状や徴候の総称である[3]．

a. がんと老いの折り合い：治療選択の意思決定を支える

　がんの標準治療のエビデンスやガイドラインの多くは，合併症や併存症が少ない成人患者を想定しているため，高齢患者の場合，がん治療のメリットとデメリットをよく吟味して意思決定できるよう支援することが必要となる[3,9].

　現在，高齢がん患者に対しても多様な治療の選択肢が用意されている．放射線治療，低侵襲外科手術のほか，分子標的治療薬，免疫療法など，高齢者でもより効果が高く，安全な治療が日進月歩で進化している．高齢者に対する意思決定支援の原則は，若年者の場合と基本的には同様であるが，とくに以下の（1）〜（3）について考慮する必要がある.

(1) がんやその治療に伴う死亡や苦痛のリスク

　がんやその治療に伴う死亡や苦痛のリスクについて考える必要がある．がんの進行が急速な場合や苦痛の強い場合は，支持療法も取り入れながら積極的治療が選択されることもある．がんの進行が緩やかな場合は，経過観察や低侵襲の治療が推奨される場合もある[3,9].

(2) 患者の意思決定能力

　患者自身が，病態や治療の情報を理解し治療選択の意思決定ができる認知機能をもっているか確認する必要がある．高齢患者本人と介護にあたる家族との共同意思決定，または意思決定の代理人を考慮する必要がある場合も多い[3,9]. 高齢者によっては，家族や医療者への遠慮や気遣いから，自分の意思を明確に表出しないことも多くあることを念頭に置く必要がある.

(3) 患者の目標や価値観

　高齢がん患者本人と家族の情報の理解度，「こう生きたい」という思い，それまでの人生における価値観を考慮する必要がある．「その人らしい人生」と治療選択の思いもふまえ，より「適切」な治療方針を立てられるよう支援する視点が求められる[3,9].

b. 高齢がん患者への教育

　高齢者への教育内容は，精選し，重要度の高い「必ず知る必要のある内容」から提供する．そして質問があった場合に，「知っておくとより望ましい内容」を追加する．高齢者には簡潔な説明が有効であり，とくに最初に聞いた内容を覚える傾向があるため，説明順を工夫する必要がある[10,11].

　高齢者は，視聴覚や認知機能が低下している場合が多いため，静かな集中できる環境，照明や視聴覚の補助具の活用，明快な図表の使用などが不可欠である．高齢者が自分のペースで主体的に学習し，振り返ることができる資料も貴重である[10,11].

c. 認知機能障害のある高齢がん患者への支援

　認知症の高齢がん患者においては，行動心理症状（BPSD）のコントロールが問題になる．BPSDを引き起こす要因として，がん疼痛などの症状マネジメントが重要である．しかし，認知症高齢がん患者の痛みのアセスメントにおいては，認知機能障害や記憶障害のため，痛みの感じ方や生活への支障について詳細を会話から知ることは容易ではない．また，がんの進行に伴い，呼吸困難や倦怠感などの不快な身体症状が複数出現することが，BPSDを引き起こす要因ともなる[12].

　さらに，患者のセルフケア能力がどのように低下していくのか，長期的な見通しをもちながら，がん治療による影響と生活の変化を予測することが求められる．患者の判断力や

記憶力の低下，実行機能の障害に加え，家族の介護力や患者と家族の生活環境に合わせて，より望ましい治療選択ができるように意思決定を支援する[12]．

d. 生活の移行に沿った支援

高齢がん患者本人と家族の生活を支えるため，入院から退院，地域での生活の移行に沿って関連職種が連携していくことが求められる．高齢がん患者のエンド・オブ・ライフ期においても，厚生労働省の「人生の最終段階における医療・ケアの決定プロセスに関するガイドライン」[13] を参考にしながら，患者・家族等が医療・ケアを適切に選択できるように支援する．

以上のように，看護師は，「がん看護学」「老年看護学」「在宅看護学」などの視点を織り交ぜ，高齢がん患者と家族を統合的に看て支えていくことが重要である．

ⓒⓞⓛⓤⓜ

薬物療法を受ける高齢者への配慮

高齢がん患者への薬物療法では，成人と比べて以下のような配慮が必要である．

①高齢者の服用に注意が必要な薬剤の確認

高齢がん患者が服薬した場合，血中濃度の上昇や半減期，吸収・分散・代謝・排泄の仕方は成人とは異なる．日本老年医学会の「高齢者の安全な薬物療法ガイドライン」では，とくに慎重な投与を要する薬物や開始を考慮すべき薬物を掲載している[14]．抗精神病薬，睡眠薬，抗うつ薬，抗パーキンソン病薬，ステロイドや循環器系の薬剤などは，慎重さが求められる．

②併用薬と多剤併用（ポリファーマシー）

高齢がん患者は併存疾患が多く，複数の薬を併用している可能性がある．薬剤の有害事象，がん治療への影響をアセスメントするため，「お薬手帳」や患者・家族から情報を得て，併用薬を主治医・薬剤師と確認し調整を行う[11, 14]．高齢者は5〜6種以上の多剤併用（ポリファーマシー）の状態にあると有害事象が発生しやすくなり，とくに転倒のリスクも高まる[14]．

③身体機能の低下への配慮

高齢がん患者は，手指の巧緻性や指先の感覚・知覚が低下していることが多く，薬剤包装の扱いが課題となる．散剤や顆粒剤の包装の中身をこぼさずに開けられるか，カプセル剤や錠剤のPTPシートから中身を取り出すことができるか確認する[11]．また，高齢がん患者は嚥下機能も低下していることが多く，薬剤の大きさ・形状が飲み込みやすいかも確認する．むせや咳き込み，咽頭の貯留も確認する[11]．

④服薬管理

内服スケジュールが複雑な薬剤の服薬管理も重要である．1日の服薬回数のほか，休薬期間との関連や，食事時間との関連で時間指定されているかなどの確認が必要である．服薬のアドヒアランス向上のためには，患者・家族のほかヘルパーや訪問看護師・薬剤師・医師も含め，「お薬手帳」を確認しながら，服薬の相談・調整の支援が求められる[11]．

⑤静脈投与における注意点

高齢者は，加齢による皮膚の菲薄化，血管内皮の弾力性・進展性の低下などがある．さらに，栄養不良や糖尿病，皮膚疾患，化学療法の反復投与を経験していることが多いため，血管穿刺による静脈路の確保のむずかしさ，血管外漏出のリスクも考慮した支援を行う[10]．加齢や疾患の影響で皮膚の知覚が鈍麻している場合，血管外漏出や皮膚損傷に患者本人が気づきにくいため，末梢静脈の密な観察を行い，可能な場合には中心静脈ポートを活用する[10]．

‖ **引用文献** ‖

1)　内閣府：令和元年版高齢社会白書（全体版），〔https://www8.cao.go.jp/kourei/whitepaper/w-2020/zenbun/pdf/1s1s_01.pdf〕（最終確認：2020年8月24日）
2)　国立がん研究センターがん情報サービス：最新がん統計，〔https://ganjoho.jp/reg_stat/statistics/stat/summary.html〕（最終確認：2020年8月24日）
3)　鳥羽研二：老年症候群とは．老年医学系統講義テキスト（日本老年医学会編），p.92，西村書店，2013
4)　National Comprehensive Cancer Network（NCCN）：NCCN Clinical Practice Guidelines in Oncology: Older Adult Oncology, Ver.2.2018（2018年9月25日），〔https://www.nccn.org/professionals/physician_gls/pdf/senior.pdf〕（最終確認：2018年9月25日）
5)　綿貫成明，飯野京子：加齢に伴う身体的・心理的・社会的変化とヘルスアセスメントのポイント．がん看護 **21**（2）：116-119，2016
6)　Mohile SG, Fan L, Reeve E, et al：Association of cancer with geriatric syndromes in older Medicare beneficiaries. Journal of Clinical Oncology **29**（11）：1458-1464, 2011
7)　守屋國光：老年期の自我発達心理学的研究．p.214-215，風間書房，1994
8)　今井芳枝，雄西智恵美，板東孝枝：治療過程にある高齢がん患者の"がんと共に生きる"ことに対する受け止め．日本がん看護学会誌 **25**（1）：14-23，2011
9)　板橋耕太，山本　昇：高齢がん患者の治療と治療選択の考えかた．がん看護 **21**（2）：158-163，2016
10)　高平奈緒美，飯野京子：がん化学療法を受ける高齢がん患者の特徴とケア．がん看護 **21**（2）：182-189，2016
11)　渚　幸恵，飯野京子：高齢患者の経口抗がん薬の服薬アドヒアランス―確実・安全な投与管理の特徴とケア．がん看護 **21**（2）：190-195，2016
12)　櫻庭奈美：認知症をもつ高齢がん患者に関する看護実践の概観．北海道医療大学看護福祉学部紀要 **23**：49-58，2016
13)　厚生労働省：人生の最終段階における医療・ケアの決定プロセスに関するガイドライン，平成30年3月14日，〔https://www.mhlw.go.jp/file/04-Houdouhappyou-10802000-Iseikyoku-Shidouka/0000197702.pdf〕（最終確認：2020年8月24日）
14)　日本老年医学会・日本医療研究開発機構研究費・高齢者の薬物治療の安全性に関する研究班編：高齢者の安全な薬物療法ガイドライン2015，メジカルビュー社，2015，〔http://www.jpn-geriat-soc.or.jp/info/topics/pdf/20170808_01.pdf〕（最終確認：2020年8月24日）

3 がんサバイバーシップと ソーシャルサポート

A. がんサバイバーシップとは

　がんサバイバーとは，"survivor"の意味にあるように，がんを克服し生き残った人，生存者であることのみを示しているのではなく，がんが治癒した人，再発した人などと区別する用語でもない．がんはいったん治癒したとしても再発リスクは消えることはない．がん患者にとってがんは克服するものではなく，がんがどのような状態であっても，がんという病と共にいかに自分らしく生きていくかが課題となる．すなわち，がんサバイバーとは，がんと診断された人すべてであり，生涯，がんサバイバーであり続ける．

　日本では2人に1人が生涯にがんに罹患する時代となってきており，がん罹患率は上昇の一途をたどっている．そして，がんの早期発見，がん治療の進歩に伴い，がんと共に生きている人が増えている．

　がんサバイバーシップとは，がんの状態にかかわらず，がんと診断された人が，がんと共に生き抜く過程（プロセス）であり，がんサバイバーシップにはがんと診断された人だけでなく，家族，友人，医療者など，支える人々の生き方や考え方が反映される．

　レイ（Leigh）によれば，がんサバイバーシップには，①急性期の生存の時期（がん診断後から治療が終了するまでの時期），②延長された生存の時期（治療後の心身の回復を図る時期），③長期に安定した生存の時期，④終末期の生存の時期の4つの季節がある[1]といわれており，その時期に合わせたケアが求められる．

　がんサバイバーシップが重要視されるようになったのは，1985年米国のがんサバイバーであった医師フィッツヒュー・モラン（Fitzhugh Mullan）が，治癒のみを目指す医療からその後の患者の生き方にも目を向けることを提唱したことに始まる．翌年には，がんを体験した25人の患者が中心となり全米がんサバイバーシップ連合が結成され，がん＝死という偏見をなくし，がんと共に今を生きる人としてがんサバイバーを支援するアドボカシー運動が広まった．そして，1996年に米国国立がん研究所内にがんサバイバーシップ部が，1997年に米国科学アカデミーの医学部会（Institute of Medicine：IOM）内に国家的がん政策委員会が設置され，国をあげてがん治療が引き起こす長期的合併症や社会生活上の困難などに対するがんサバイバーシップケアに取り組んでいる[2]．

　日本では，2006年のがん対策基本法の制定後，2012年の第2期がん対策推進基本計画にて「がんになっても安心して暮らせる社会の構築」が全体目標の1つとなり，2014年のがん研究10か年戦略においても「充実したがんサバイバーシップを実現する社会の構築をめざした研究」を推進しており，がん診断や治療後も本人や家族が充実した社会生活を送ることに役立つ研究，社会啓発，人材育成を支援している．そして2018年の第3期がん対策推進基本計画の分野別施策においても「**がんとの共生**」が掲げられている[3]．

B. がんサバイバーの特徴

　がんサバイバーは，がん診断による脅威や不安に対処しながらがん治療を受ける．その後，手術によりがんに侵された臓器を一部あるいはすべて喪失することで生じた機能障害や，化学療法，放射線療法の副作用に対処するため新たなセルフケアを再獲得し，生活を再調整・再構築していくことが求められる．

　また，がん治療が終了し，がんが治癒（寛解）となっても，再発のリスクは生涯あることから，再発不安や抑うつが強くなったり，がん治療後の機能障害や体力の低下などにより，学業や仕事の変更を余儀なくされることもある．人間関係の変化も伴い，長期にわたりさまざまなストレスを受けながら生きている．加えて，若年者の場合は，就職，恋愛，結婚，妊娠・出産，子育てなどのライフイベントへの影響も大きい．

　近年，長期生存者の増加に伴い，二次がん*が見つかることもまれでなくなった．たとえばホジキンリンパ腫患者では，白血病，乳がん，肺がんなど，乳がん患者では白血病，対側乳がんなどの二次がんのリスク増加があると報告されている．二次がんは，化学療法や放射線療法の晩期障害の1つであり，遺伝的素因や生活習慣，環境因子が関与する[4]．そのほかにも，手術による後遺症としてリンパ浮腫や慢性疼痛，化学療法，放射線療法による性機能障害，不妊，心機能障害，肺障害，末梢神経障害，認知機能障害，ステロイドの長期使用による骨粗鬆症や眼障害，造血幹細胞移植後の晩期合併症である慢性GVHD（移植片対宿主病）など，さまざまな健康問題が着目されてきており，長期フォローアップの体制が求められている．

　このように，がんサバイバーはがんと診断されてからさまざまな困難やストレスを体験することが多い．しかし一方で，がんをきっかけに自分自身や自分の人生に向き合い，周囲の人々からの支援も受けながら，次第にしなやかに強靱に困難に対処し，回復していく力（レジリエンス）を獲得して成長することも多い．

C. がんサバイバー・がん患者を支えるソーシャルサポート

　ソーシャルサポートとは，周囲の人々から与えられる物質的・心理的支援の総称であり，ハウス（House JS）はソーシャルサポートを，①手段的サポート，②情報的サポート，③情緒的サポート，④評価的サポートの4つに分類している[5]．

　2000年代に入りインターネットが普及したことで，必ずしも家族や友人など身近にいる人からのサポートだけでなく，インターネット上の情報やSNSでのやりとりもソーシャルサポートとして重要な役割を担っている．

1 ● 手段的サポート

　手段的サポートとは，問題解決のために物理的，直接的な行為を提供するサポートである．外来化学療法，放射線治療中は倦怠感もあり，以前のように家事や仕事ができない場

---

*二次がん：抗がん薬や放射線による正常細胞の障害のために，治療を終えた数年から数十年後に生じる最初のがんとは別の種類のがん．

表Ⅲ-3-1　経済的負担を軽減する社会資源

問題のタイプ	制度名	申請窓口	対象者・申請時期
費用負担軽減	高額療養費制度	健康保険組合	【対象】医療保険による1ヵ月の医療費自己負担額が基準額を超えた場合 【交付内容】一定額を超えた分が償還払いされる 【備考】状況により，限度額適用認定証・多数該当・院外処方合算申請なども申請可能
	高額医療・高額介護合算制度	各市町村介護保険窓口	【申請時期】毎年8月から1年間の医療保険と介護保険の自己負担学の合計が，基準額を超えた場合 【交付内容】基準額を超えた分が償還払いされる
	身体障害者手帳	各市町村障害福祉担当	【対象】人工肛門・人工膀胱を永久的に造設した場合 【申請時期】障害が固定したと判断された時 【交付内容】ストーマ装具の購入費補助は，実際にかかる費用の9割を支給（所得に応じて自己負担限度額あり）
所得保障	傷病手当金	初回申請は会社 退職後は社会保険事務所	【申請時期】連続する3日間を含み4日以上出勤困難であった場合 【交付内容】1日あたり，標準報酬日額の2/3に相当する額 支給期間は最長1年6ヵ月
	障害年金	年金事務所	【申請時期】初診時から1年6ヵ月経過後 人工肛門造設の場合は，装着日から6ヵ月後 【交付内容】身体状況および加入年金により，支給額が決定
生活保障	生活保護	各市町村福祉事務所	【対象】他の制度を利用しても，生活費が生活保護法で規定する最低生活費に満たない場合

［坂本はと恵：がんサバイバーの社会的問題と支援. がん看護21(7)：693, 2016より引用］

合も多い．そのため，家事の手助けや仕事の調整，病院への送迎といった具体的なサポートが求められる．また，がんサバイバーは，がん治療による出費に加え，休職などにより収入が減少することも多く経済的負担が大きい．がんに特化した医療制度はないが，がん治療によって生じた障害の程度や治療費の額によって，高額療養費制度などの社会福祉制度が活用できる（**表Ⅲ-3-1**）[6]．また，個人で加入していた保険ががん医療に活用できる場合も手段的サポートとして活用ができる．

2●情報的サポート

　情報的サポートとは，問題解決を間接的に導く情報や助言を提供するサポートである．がんサバイバーが，がんを知り，納得できる治療を選択するためには情報が不可欠である．国立がん研究センターがん対策情報センターでは，一般の人や医療専門家に向け，がんについての信頼できる，最新の正しい情報を「がん情報サービス」（https://ganjoho.jp）で提供している．そこでは，それぞれのがんの解説や診断・治療など医療に関する情報だけでなく，生活・療養に関するさまざまな情報を入手することができる．そのほかにも，信頼できるウェブサイトとして，厚生労働省や関連学会のウェブサイトも参考になる．反面，がんに関する情報がネット上に氾濫している状況もあり，混乱する場合もある．その人にとって必要な，信頼できる情報をただ提供するだけでなく，情報を一緒に探したり，整理したりすることも重要な情報的サポートである．

3 ● 情緒的サポート

　情緒的サポートとは，共感する，安心を与えるなど，精神的な支えを提供するサポートである．がんサバイバーは，がんの種類や病期にかかわらず，予後や治療，療養に関する不安や不確かさを抱えており，医療者や周囲の人々からの情緒的サポートが重要である．またSNS上での同病者どうしのやりとりを通して，安心し，孤独感を緩和できる場合もある．

4 ● 評価的サポート

　評価的サポートとは，その人の考えや行為，努力を肯定的にフィードバックし，適切な評価を与えるサポートである．がん治療の通院継続や副作用のマネジメントなど，患者が日々の生活の中で調整し努力していることを認めることは，評価的サポートとして患者の自己効力感を高め，治療継続のモチベーションにもつながる．

5 ● ピアサポート—サポートグループ / 患者会（セルフヘルプグループ）

　ピアサポートとは，ピア（peer）という当事者どうしの支援であり，医療者などが中心となって企画運営している**サポートグループ**と，患者本人や家族が企画運営している**患者会（セルフヘルプグループ）**がある．サポートグループは，医療者側が開発したサポートプログラムに沿って行われるタイプのものである[7]．もう一方の患者会の活動は多岐にわたっており，お互いの体験を共有するばかりでなく，勉強会やセミナーの実施，患者・家族の要望を国に伝える活動なども行っている．どちらも当事者どうしだからこそ，医療者に言いづらいことや当事者でなければわからないような不安や悩みを本音で語り合い，共感できる面がある．

　また近年，がん医療が外来へシフトし，地域で生活しているがんサバイバーが増えてきた．そこで，患者や家族が体験や気持ちを分かち合い，気軽に立ち寄ることのできるがん患者サロンが，がん診療連携拠点病院，地域クリニック，訪問看護ステーションなどで開催されるようになってきている．また，街の中でがん患者が自主的に集うコミュニティサロンもある．2016年には，英国のマギーズセンターをモデルとした「マギーズ東京」ができた．がんサバイバーが予約なしに気軽に訪れ，安心して話ができ，自分の力を取り戻せるようサポートできる場を目指している[8]．

コラム

マギーズ

　1988年，47歳の時にマギー・ケズウィック・ジェンクス（Maggie Keswick Jencks）は乳がんと診断され，乳房摘出術を受けた．しかし数年後，がんは再発し医師より余命数ヵ月だと告げられた．その時マギーは，がんで見失いそうな自分を取り戻すための居場所がほしいと考えた．マギーは1995年に亡くなったが，マギーの夫であり，建築評論家であるチャールズ・ジェンクス（Charles Jencks）は彼女の遺志を継ぎ，1996年英国エジンバラに「マギーズキャンサーケアリングセンター」第1号をオープンした．そこでは，「建物・環境」と「ヒューマンサポート」を2つの柱とし，自分の力を取り戻す場として癒やしの空間・場が形成されている[8]．建物は，自然光が入って明るく，安全な中庭，セラピー用の個室があるなど訪れる人が心地よくくつろげるような温かみがあり，そこでのヒューマンサポートは，答えを用意するのではなく，横並びの関係で話をよく聴くことを大切にしている．がんを経験した人，家族，友人，医療者などが無料で予約なしに利用できる．来訪者一人ひとりのもつ力を信じ，その力を取り戻すことを理念とするマギーズセンターは，世界各国に広がりをみせている．

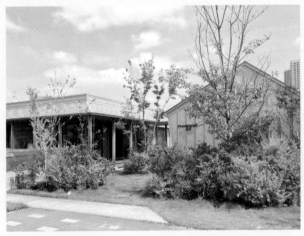

マギーズ東京の外観
［写真提供：認定特定非営利活動法人maggie's tokyo］

引用文献

1) Leigh S：The culture of cancer survivorship. Seminars in Oncology Nursing 17：234-235，2001
2) 高橋　都：がんサバイバーシップ─歴史的背景，研究トピック，医療者による支援のかたち．乳癌の臨床 29（5）：451-457，2014
3) 厚生労働省：がん対策推進基本計画．〔https://www.mhlw.go.jp/stf/seisakunitsuite/bunya/0000183313.html〕（最終確認：2020年8月24日）
4) 酒井　瞳，勝俣範之：2次性がん．実践がんサバイバーシップ（山内英子，松岡順治編），p.28-29，医学書院，2014
5) House JS：Work Stress and Social Support, Reading MA Addison WesleyHouse Addison-Wesley, 1981
6) 坂本はと恵：がんサバイバーの社会的問題と支援．がん看護21（7）：690-694，2016
7) 巽あさみ：社会資源の活用．NiCE成人看護学　慢性期看護，第3版（鈴木久美，籏持知恵子，佐藤直美編），p.125，南江堂，2019
8) 高田芳枝：マギーズ東京のヒューマンサポート─Cancer JourneyとWhere Now?．癌と化学療法 44（8）：640-643，2017

がん患者の家族の特徴と支援

A. 患者と家族を取り巻く課題

1● 家族とは

　看護の対象者には，患者だけでなく家族も含まれる．しかし，多様な家族形態がみられる今日，「家族」といってもその対象はさまざまである．日本看護協会では，「家族とは，患者と婚姻・姻戚関係をもつ者だけではなく，患者が信頼を寄せる友人等，患者を支え回復を支援する立場にある者をいう」[1] と定義している．つまり，婚姻や血縁にとらわれず，患者一人ひとりの家族のかたちを理解し，尊重することが重要である．

2● 家族の心理

　がんは，患者本人のみならず，家族にとっても精神的苦痛や生活の変化を強いる．家族は，患者ががんと診断されたことを知った時から，「なぜ自分の家族ががんになってしまったのか」という戸惑いや，「患者が死んでしまうかもしれない」という恐怖や不安，ストレス，抑うつ，怒り，自責の念，苦悩，否認などさまざまな感情を経験する．それらの感情は，患者ががんと診断された時だけでなく，治療中，経過観察中，緩和・終末期など，がん患者がたどるすべての病気のプロセスで経験するものである．

　家族員どうしの関係は直線的なものではなく，互いに影響し合う円環的なものであるという特徴をもつ．つまり，患者本人の精神的苦痛は，家族の精神状態へも影響を与える．家族の精神状態が悪化すると患者の精神状態へ影響を及ぼし，患者はさらなる精神的苦痛を経験する．このように，がんは家族全体に影響を及ぼし，患者の配偶者，親，子ども，きょうだい，友人など，家族一人ひとりにさまざまな反応をよび起こす．患者と同様に，時には患者以上に，家族は精神的苦痛を抱えているのである．ゆえに，家族の特性を理解するうえで**家族システム理論**が重要である．

3● 子どもの心理

　子どもは，家族ががんになったことを知らされていなくても，家族内の雰囲気の変化に敏感に反応する．何が起こっているのか具体的に知らされていないと，大抵の場合，最悪のことを想像する傾向にある[2]．幼児期の子どもは，「がんになったのは自分のせいだ」という自己中心的な認知や，「がんはうつる」などの不合理な考えをもつことがある．学童期や思春期では，がんが命にかかわる病気であると理解し，大人と同じように不安や心配，怒りやストレス，葛藤といった感情を抱く．時に，病気や死について家族に尋ねることもあり，あいまいな返事やごまかすような対応は子どもの不安やストレスをさらに高くさせる．

4 ● 家族の課題

a. 役割負担

　患者のがん治療が始まると家族の生活は変化する．病院への付き添いや看病という新たな役割が増えるだけではなく，これまで患者が担ってきた役割を家族は引き受けなければならない．家事や仕事，学校などの日々の生活を維持することに加えて，これらの役割を分担する必要がある．家族は精神的苦痛を抱きながら，がん患者を支える役割も期待され，多くの役割を負担することになる．家族内での役割分担がうまくいかないと，特定の家族員に過度な負担がかかることや，不満や怒り，ストレスがたまり，いままで良好であった家族関係にも影響を与えてしまう．

b. 情報の不足

　家族は，がんに関する情報・知識の不足，患者の苦痛や病状に対処するための情報や，利用できる資源に関する情報の不足を経験する．成人がん患者においては，医療者は患者本人への情報提供を優先する．そのため，家族は医療者から患者の病状や今後の経過などの説明を受ける機会が限られる．また，乳がんなどのセクシュアリティにかかわるがんでは，男性の家族員は積極的な情報収集に躊躇することもある．一方で，近年普及してきたインターネットやメディアからの情報は，個別性がなく，信頼性が乏しいことから，家族に過度な不安を与える場合も少なくない．このように，家族は確かな情報が得られないことによる戸惑いや苛立ち，信頼性に欠ける情報による不安の増強・混乱などを経験する．

c. コミュニケーションの困難

　患者は「家族に余計な心配をかけたくない」という思いから，自身の苦痛や感情を打ち明けないことがある．家族は，そんな患者に対して距離を感じたり，「何かを隠しているのでは」と疑い，不安になったり，「自分は何もできない」と無力感を抱くことがある[3]．未成年の子どもがいる患者の場合は，がん患者や親は，子どもに病気を伝えるべきか，いつ，何を，どのように伝えることが最良なのかわからず苦悩する．そして，がん患者と家族の精神状態に大きな影響を与えるコミュニケーションに問題が生じると，家族間で気持ちや考えを共有し，支え合うという本来家族のもつ力を発揮することや，家族でがんという危機を乗り越えていくことがむずかしくなる．

B. 家族を支えるケア

　家族看護の目的は，患者を含む家族に備わっている，健康を維持していこうとする**セルフケア機能**を高めることである．家族看護の対象は家族全体であるが，医療現場での実践では，まずは一人ひとりの家族員（配偶者，子ども，親など）が，患者の病状や治療法について聞いているか，それらをどのくらい理解しているのか，どのように受け止めているのかを把握することが重要である．そして，家族がどのような問題を抱え，どのようなケアを必要としているかを評価することが求められる．

1 ● 配偶者へのケア

　配偶者は，愛する夫や妻ががんになるというつらい状況に加え，日々の看病や病院との

連絡・調整，他の家族員とのやり取り，仕事との両立など，過度な役割を負担する傾向にある．具体的には，家事や育児を行っていた者ががんになった場合，配偶者はこれまで担ってきた役割に加え，それらを代行することになる．仕事をしている者ががんになった場合，配偶者は経済面を支える必要もでてくるだろう．看護師は，日常のやり取りの中で，声かけとともに表情や態度を観察し，心身共に役割過重になっていないか確認する．必要であれば，家族内での役割分担を見直す機会を提案することや，他の家族員を巻き込んだケアの見直しを行う．

2 ● 子どもへのケア

患者ががんと診断されたことや，治療に関する未成年の子どもへの告知，コミュニケーションは，年齢や発達段階によっても方法が異なり，より慎重に行わなければならない．がん患者である親と共に，真実をいつ，どのように伝えるか，その際，子どもに生じる反応について予測し，どのような対応ができるかについて一緒に考え，その家族にとって最善の方法を探っていくことが医療者には求められる[2]．専門家であるチャイルドライフスペシャリスト（p.93参照）の介入や，同年代の子どもをもつがん患者家族に対するピアサポートグループの紹介，子どもにがんを伝える際に使用できる冊子，米国臨床腫瘍学会によるCancer.Net[4]を参考にした情報提供も役に立つ．

小児がん患児では，家に残されたきょうだいをサポートすることも大切である．きょうだいは家族の変化を感じ取り，「自分が家族を支えなくては」と意識したり，感情の表出を我慢したりすることがある反面，寂しさや不安を感じるなど，精神面への影響は大きい[5]．看護師は，きょうだいの状況にも目を向け，親と共に適切な環境を考える必要がある．

3 ● 親へのケア

親は，「いちばんつらいのは患者」だと考え，自身の身体的・精神的健康を二の次にし，患者のサポートを最優先にする傾向にある．小児がん患児の親は，保護者として「自分がもっと早く児の変化に気づけたのでは」と後悔や自責の念を抱く．また，患児への付き添いや，きょうだいの世話，時には患児に代わって治療の決定者となり，心身共に疲労する．看護師は患児の親に対し，治療の代理決定や患児の看病などの役割期待を押しつけないよう注意し，日々のケアの中で親の気持ちを傾聴すること，休息やリフレッシュを促すことも必要である．

成人がん患者の親は，加齢による体力の低下や自身の健康問題を抱えていても，子を思う気持ちは変わらない．患者が高齢である親を思いやり，病状を伝えない場合もあるが，確かな情報がない中での不安感や，子どもの力になれない無力感[6]，医療者に気持ちを理解してもらえない孤独感を抱くことがある．医療者は，親へ直接説明ができない場合には，パンフレットや冊子を用いること，患者に自身の状況を親へ正確に伝えるよう促すなどの工夫も考えるべきである．

4 ● 家族全体へのケア

　最後に，一人ひとりの家族員だけでなく，家族全体をみる必要性も忘れてはならない．家族内の関係だけでなく，家を支える友人の有無や地域の体制などを把握し，家族が孤立することのないよう，必要な資源を検討していくことも医療者の役割だといえる．

　家族は第二の患者であるといわれるようになり，家族看護の重要性も医療現場に定着しつつある．しかしながら，がん患者の家族へのケアには，患者と違い接触の機会が限られていること，また家族背景もさまざまであることから，その実践につなげることは容易ではない．がんと診断された時から，家族の全体像をとらえたアセスメントを開始し，継続したケアの提供が重要である．適切な家族看護が行われた時，家族はエンパワーされて，家族の絆は深まり，患者・家族のセルフケアが発揮され[7]，「家族でがんに向き合う」ことが可能になるのである．

コラム

小児がん患児のきょうだいを対象とした支援の実際

　小児がん患児のきょうだいは，さまざまな反応を呈するため，家族内だけで対応することは容易ではない．時に，医療関係者のほか，きょうだいの保育・教育関係者，ピアグループ，親戚などを巻き込んだ支援が必要とされる．日本においても，きょうだい支援の必要性は家族・医療者・研究者間で注目されている．公益財団法人がんの子どもを守る会[8]や，NPO法人しぶたね[9]，NPO法人こどものちから[10]など複数の民間団体が，きょうだいの気持ちをまとめた冊子の発行や，きょうだいが主役になれるような交流会やキャンプを開催している．さらに，関係者がきょうだいへの理解を深め対応ができるような「きょうだい支援のためのガイドライン」を作成したり，きょうだい支援者のための研修会を実施したりしている．米国のアルダーファー（Alderfer M）は，SPARCCC（Sibling Partnership for Advocacy, Research & Care in Childhood Cancer）[11]という多職種と当事者が連携して，きょうだい支援や研究を行う国際的なグループを編成した．日本の当事者の声を大切にしつつ，海外での活動も参考にして，きょうだいへの支援が国内でもますます充実していくことが望まれている．

‖ 引用文献 ‖

1) 日本看護協会：看護にかかわる主要な用語の解説―概念的定義・歴史的変遷・社会的文脈，p.33，日本看護協会，2007

2) 小林真理子：がん患者と子どもに対する支援―親ががんであることを子どもに伝えるためのサポート―親のがんを子どもにどう伝え，どう支えるか．がん看護18（1）：57-61，2013

3) Van Humbeeck L, Piers RD, Van Camp S, et al：Aged parents' experiences during a critical illness trajectory and after the death of an adult child: a review of the literature. Palliative Medicine 27（7）：583-595, 2013

4) American Society of Clinical Oncology：Cancer. Net，〔https://www.cancer.net/〕（最終確認：2020年8月24日）

5) Long KA, Lehmann V, Gerhardt CA, et al：Psychosocial functioning and risk factors among siblings of children with cancer: An updated systematic review. Psycho-Oncology 27（6）：1467-1479，2018

6) 藤田佐和：がん患者のケア―壮年期のがん患者をもつ家族へのケア．家族看護6（2）：75-82，2008

7) 漆畑里美，山下　慈，上野美華，ほか：化学療法を受ける患者の入院，外来での家族看護の実践―家族看護の実践を点から線へと変えていくために．看護実践の科学42（13）：34-42，2017

8) 公益財団法人 がんの子どもを守る会：〔http://www.ccaj-found.or.jp/〕（最終確認：2020年8月24日）

9) NPO法人 しぶたね：〔http://sibtane.com/〕（最終確認：2020年8月24日）

10) NPO法人 こどものちから：〔http://kodomono-chikara.org/first/〕（最終確認：2020年8月24日）

11) SPARCCC：〔https://sparcccpartnership.wixsite.com/sparccc〕（最終確認：2020年8月24日）

第Ⅲ章の学習課題

1．診断期，治療期，再発・転移がんの診断・治療期，エンド・オブ・ライフ期のがん患者の特徴に基づいて援助のポイントを説明してみよう

2．小児期，AYA世代，成人期，老年期のがん患者の特徴の違いを明確にして，それぞれの援助の要点を説明してみよう

3．がんサバイバーを支えるソーシャルサポートを4つの視点から説明してみよう

4．がん患者の家族を支えるケアを説明してみよう

第IV章

がん患者に
対する治療

学習目標

1. がん患者に対して行われる主要な治療方法（手術療法，薬物療法，放射線療法，造血幹細胞移植，免疫療法）について理解する

1 手術療法

A. 手術療法の目的と種類

　手術は状況や内容，目的などに応じさまざまな呼称がある．なお，手術というと通常，外科的治療を指すが，内視鏡による切除術（胃の粘膜など）は一般的に内科的治療に位置づけられている．

①緊急度に準じた呼称

　・待機手術：予定手術，数週間前から予定された手術

　・緊急手術：生命の危険があり，いますぐに行う手術

　・準緊急手術：いますぐではないが数日内に行う手術

②根治度に準じた呼称

　・根治手術：がんの治癒を目的とした手術

　・姑息手術：症状緩和を目的とした手術

③切除範囲に準じた呼称

　・標準手術：ガイドライン等で決定された一般的な手術

　・拡大手術：標準手術を超えた広範囲を切除する手術

　・縮小手術：標準手術より少ない範囲を切除する手術

④到達法に準じた呼称

　・開胸・開腹手術：皮膚や筋肉の切開による手術

　・鏡視下手術：腹腔鏡や胸腔鏡を用いた手術（内視鏡による手術は含まれない）

B. 手術療法の流れ

1 ● 疾患診断と全身評価

a. 疾患診断

　がんの存在部位（胃の上部，中部，下部など）や組織型（腺がんや扁平上皮がんなど），リンパ節転移（部位や個数），遠隔転移（肝転移，腹膜播種性転移など）により進行度（ステージ）が決定される．検査では，内視鏡，バリウム消化管造影，腹部超音波，CT，MRIなどが施行される．PET（positron emission tomography，陽電子放出断層撮影）や超音波内視鏡などの特殊検査が行われる場合もある．

b. 全身検索

　手術は通常，全身麻酔下で施行されるため，心臓や肺，肝臓，腎機能といった重要臓器機能の評価も重要である．通常は12誘導心電図や呼吸機能，血液・生化学検査，血液凝固機能検査などを行う．心臓超音波検査による心機能評価や下肢静脈超音波検査による深

部静脈血栓症の評価が施行される場合もある.

2 ● 術式決定と術前管理

通常は標準手術を原則とするが, 患者の年齢や既往疾患に応じ縮小手術が選択される場合もある. 糖尿病や狭心症など併存疾患がある場合には専門科による事前治療を検討する. 禁煙や運動などの生活指導も術前には重要である.

3 ● がんの手術の特徴

がん手術の方針は, 目に見える病変の切除と予防的リンパ節郭清である. 前者は原発巣や転移リンパ節の切除であり, 後者はがんが広がっているかもしれない原発巣周囲のリンパ節を摘出することである. 胃がんでは腫瘍より2〜5 cmの範囲の正常組織を, 大腸がんでは腫瘍より10 cmの範囲の正常組織を含めた切除距離を確保することが推奨されている. 後遺症の観点から胃を少しでも残したい, 肛門を温存したいといった理由で切除距離が十分確保できない場合には, 手術中に切除断端の病理検査を行い (術中迅速組織診), がん細胞がないことを確認する場合もある. 肉眼的にがんが遺残した場合には, 早期再発の可能性が高いため, 化学療法 (抗がん薬治療) や放射線治療が術後追加されることが多い.

C. 術後合併症予防と対策

1 ● 術後合併症とは

術後合併症には, 手術そのものに伴う合併症, 全身麻酔や手術侵襲に伴う合併症, 患者本人の心身状態に伴う合併症がある (表Ⅳ-1-1). 喉頭浮腫, 下肢静脈血栓, 心筋梗塞, 肺炎, 縫合不全, 膵液漏・胆汁漏, 腸閉塞などは致死的合併症となりうる.

一般的に大きな手術や身体能力の低下した症例, 併存疾患が多い症例では合併症リスクは高くなる. 手術要因として長時間手術, 大量出血, 緊急手術などがあり, 患者要因としては高齢者, 糖尿病, 心肺疾患, 低栄養などがあげられる. がんの種類では食道がん, 肝臓がん, 膵臓がん, 胆管がんなどは合併症リスクの高い疾患と考えられている.

2 ● 術後合併症の予防, 評価と対処法

a. 循環器系合併症

手術室より帰室した直後では, 不完全覚醒 (麻酔薬が体内から完全に抜け切れていない状態) が原因で低体温や低血圧, 尿量減少などを生じる場合がある. 1〜2時間間隔でのバイタルサイン (血圧, 脈拍, 呼吸数, 体温) 評価に加え, 呼吸音や尿量, 意識レベル, 四肢運動などを評価する. 低頻度であるが下肢静脈血栓症 (深部静脈血栓症) とそれに伴う肺塞栓は致死的となりうる. 術中から弾性ストッキングやフットポンプ (間欠的空気圧迫具) を装着し, 術翌日より早期離床を試みることは静脈血栓症の予防に重要である.

b. 呼吸器系合併症

不完全覚醒による上気道の合併症にも注意する必要がある. 浅呼吸や舌根沈下および気管挿管に伴う喉頭浮腫や気道狭窄は急な呼吸困難をきたす. 術後数日で排痰障害に伴う無

表Ⅳ-1-1　要因からみた術後合併症

手術内容に伴う	原　因	関連疾患
術後出血	創部痛などで血圧が上昇した場合	すべてのがん
縫合不全（リーク）	消化管を縫合・吻合した場合	すべてのがん
腹腔内膿瘍	縫合不全や膵液・胆汁漏に続発	すべてのがん
創部痛，創感染	開腹や開胸による皮膚切開部の感染	すべてのがん
腸閉塞	下腹部操作による小腸の癒着や屈曲	大腸がん，子宮・卵巣がん
麻酔や手術侵襲に伴う	**原　因**	**関連手術**
舌根沈下，喉頭浮腫，気道狭窄	気管挿管チューブの長時間の刺激	長時間手術
浅呼吸，低換気	不完全覚醒や創部痛による呼吸抑制	全身麻酔手術
悪寒戦慄，低体温	大量輸液，低体温管理	全身麻酔手術
心筋梗塞，狭心症	多量出血による心臓への負担	大手術
低血圧	不完全覚醒や心機能低下，硬膜外麻酔	大手術
乏尿，頻脈	低血圧や大量出血	大手術
無気肺，肺炎	排痰不良や浅呼吸による末梢気管支閉塞	上腹部手術
腸管麻痺	長時間開腹術，麻酔薬の残存，長期臥床	下腹部手術
下肢静脈血栓，肺塞栓	長期臥床，肥満，妊婦，下肢静脈のうっ滞	大手術，骨盤内手術
カテーテル感染	長期カテーテル留置（尿，点滴）	大手術
患者の心身状態に伴う	**原　因**	**関連状態**
不穏，せん妄	睡眠障害，心理的ストレス	とくに高齢者
腸管麻痺	長期臥床	大手術，開腹手術
下肢静脈血栓，肺塞栓	長期臥床，下肢静脈のうっ滞	大手術，肥満，妊婦
肺炎，誤嚥	長期臥床，排痰困難，浅呼吸	とくに高齢者
創感染，創離開	創傷治癒力の低下	糖尿病，低栄養，肥満
脳梗塞，心筋梗塞	不整脈（併存疾患）による飛翔血栓	心房細動の既往

気肺や肺炎を生じる．術前の禁煙指導や呼吸訓練，術後早期の呼吸訓練や自己排痰の促進が無気肺や肺炎の予防には重要である．創部痛があると呼吸が浅くなり排痰も困難となるため，鎮痛薬は躊躇せず使用すべきである．

c. 消化器系合併症

　頻度は低いが，最も重要なのは**縫合不全**である．縫合不全の原因としては医師の技量や手術の侵襲性，患者の治癒能力などがあり，完全な予防は困難なため，手術では予防的ドレーンを留置する場合が多い．術後はドレーン排液の性状（色調，臭気）と量を注意深く観察し，変化を認めた場合には迅速な対処が必要である．また，頻度の高いものでは腸管麻痺や腸閉塞がある．腸管麻痺は離床による歩行運動が可能になる術後数日で回復するが，腸閉塞は術後1週間頃より発症し再手術が必要になる場合もある．腸蠕動を促進させるためのベッド上での体位変換や早期離床が腸管麻痺や腸閉塞の予防には重要である．

d. その他の合併症

　せん妄や**廃用症候群***，**カテーテル感染**が問題になる場合が多い．せん妄の予防には，

---

*廃用症候群：長期臥床に伴う心身の機能低下のこと．精神的障害（不穏やせん妄，認知力の低下），関節拘縮や筋力低下，嚥下力低下（誤嚥性肺炎），心機能低下（起立性低血圧），褥瘡，失禁，食欲低下などがある．

術前からの呼吸・運動リハビリテーションに加え，術後は早期離床（車椅子移動や歩行訓練）により昼夜の生活リズムを整え，会話やラジオなどで刺激を与え心理的不安を取り除くことが重要である．血管内カテーテルや尿カテーテルの長期留置はカテーテル感染の原因となるため，清潔を保つことや早期抜去，定期的な交換も大切である．

D. 治療の効果判定と経過観察

退院後の経過観察で重要なのは，再発や晩期合併症の評価である．一般的に術後5年間は定期的検査が必要である．乳がんや甲状腺がんなど緩徐な再発を呈するがんでは術後10年を目標とする．2〜3年間は3〜6ヵ月間隔の血液検査で貧血（ヘモグロビンやヘマトクリット），栄養状態（アルブミンやコレステロール），腫瘍マーカー（CEA，CA19-9，AFPなど）を評価し，6〜12ヵ月間隔でCT，腹部超音波検査，内視鏡検査などを行う．

E. 晩期合併症

退院後の長期経過の間に生じる**晩期合併症**は**後遺症**ともよばれる．手術により臓器や周囲の神経，リンパ管を切除することで，本来の臓器構造や運動機能が障害され発症する．広範囲で切除すれば再発のリスクは低下するが，後遺症のリスクは上昇する．縮小手術や鏡視下手術などにはこういった晩期合併症を軽減させる目的もある．

晩期合併症は食事の摂取不良や消化吸収不良により生じることが大半である．また代謝内分泌系，呼吸器系，骨格筋系，精神心理系などの合併症もあり，包括的な術後観察が重要である．なお，腸閉塞は術後10年以上経過しても晩期合併症となりうる．

F. 手術療法後の再発

リンパ節転移や**臓器転移**，**腹膜播種**といった術後再発の治療には，再発巣切除，化学療法，放射線療法がある．単発に再発した場合には再発巣切除が行われる場合もあるが，複数部位に再発する場合が多く，再手術可能なケースは実際には少ない．再手術不可能な場合には，化学療法や放射線療法が選択される．

コラム

術後の食事摂取量の低下とサルコペニア

がん手術後の晩期合併症では，食事摂取量の低下やサルコペニア（骨格筋量や筋力の低下）について注意が必要である．食道がんや胃がんといった上部消化管手術では食事摂取量の低下が著明であり，術後1年で10〜20%程度の体重減少をきたす．食事摂取量の低下により，以下のような悪循環を生じる可能性が高いので予防が必要である．
・食事摂取量の低下→筋肉量の低下→足腰が弱くなり寝たきりになる→嚥下機能も悪くなり誤嚥を繰り返す→食事摂取量がさらに低下する→さらに寝たきりになる
・食事摂取量の低下→自己免疫力の低下→がん増殖が盛んになる→体力がないので抗がん薬治療もできない→がん増殖が盛んになる

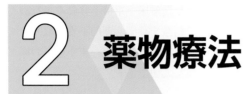

薬物療法

A. 薬物療法の目的と種類

1 ● 薬物療法の目的

　がん薬物療法の治療目標は病期で異なるので注意が必要である．看護師が担当患者の治療目標が何なのかを認識しておくことは非常に重要で，医師との円滑なコミュニケーションにも有用である．分子標的治療薬やがん免疫療法の臨床導入に伴い，がん薬物療法の治療効果は急激に向上し，その治療目標設定も複雑となっており，医療者間でのよりよい情報共有が求められる．

　治療目標はそれぞれ，転移を有するような進行期の患者の場合は延命や症状緩和であり，局所進行期での患者では集学的治療を行うことによって治癒を目指す．また，より早期の患者には術前または術後に**化学療法**（抗がん薬治療）を加えることで治癒を目指していくことになる．

　術後化学療法は，局所進行がんに対し原発病巣やすべての既知の病巣が，外科的切除や放射線照射により根治的にコントロールされた後，再発高リスクと判断される患者群に対して実施され，残存していると予想される全身の微小転移の根絶による再発防止，治癒率向上が目標とされる．

　術前化学療法は，全身状態の良好な時期に少しでも早く全身療法を行うことにより微小転移を根絶することを目的とし，切除不能な局所進行がんを切除可能な大きさにする（**ダウンステージング**）ことで機能温存を果たすことを目標とする．また，薬物療法による腫瘍の反応（奏効率，組織学的完全奏効など）の程度により化学療法の効果が評価できる（有効性の生体内試験）．デメリットとしては，化学療法無効時，手術で治癒の可能性があった患者が切除不能になることや，合併症の増加，腫瘍組織に術前化学療法の影響が加わるため正確な病理病期の診断ができないことがあげられる．

2 ● 薬物療法の種類

a. 細胞障害性抗がん薬　（表Ⅳ-2-1）

　がん細胞の多くは，正常な細胞よりも活発に増殖するという性質がある．**細胞障害性抗がん薬**は，細胞の分裂機構に作用することで，細胞増殖を抑える薬である．DNAに作用して複製を阻害するアルキル化薬や白金製剤をはじめとし，下記のような種類がある．

・アルキル化薬：DNA塩基に対しアルキル基を結合させることでDNA複製を阻害．
・白金製剤：DNAのプリン塩基と共有結合し，DNA鎖内もしくは鎖間で架橋を形成しDNA合成を阻害．
・代謝拮抗薬：核酸合成に類似した物質で正常の核酸代謝を阻害．

表IV-2-1　細胞障害性抗がん薬

分　類	機　序	詳　細	主な薬剤
アルキル化薬	DNA塩基に対しアルキル基を結合させることでDNA複製を阻害		シクロホスファミド メルファラン
白金製剤	DNAのプリン塩基と共有結合しDNA鎖内または鎖間で架橋を形成しDNA合成を阻害		シスプラチン カルボプラチン
代謝拮抗薬	核酸合成に類似した物質で正常の核酸代謝を阻害	ピリミジン拮抗薬 プリン拮抗薬 葉酸拮抗薬	シタラビン メルカプトプリン ペメトレキセド
トポイソメラーゼ阻害薬	トポイソメラーゼ（DNAを切断・再結合する酵素）を阻害	I型（トポI）：DNA二本鎖の片方の切断 II型（トポII）：二本とも切断	トポI阻害薬：カンプトテシン トポII阻害薬：ドキソルビシン, 　　　　　　エトポシド
微小管阻害薬	有糸分裂時のチュブリンに結合し細胞分裂阻害作用	重合阻害： ビンカアルカロイド 脱重合阻害：タキサン	ビンクリスチン ビンブラスチン パクリタキセル
抗腫瘍性抗生物質	DNA複製阻害 mRNA合成阻害		アクチノマイシンD マイトマイシンC

・トポイソメラーゼ阻害薬：トポイソメラーゼ（DNAを切断・再結合する酵素）を阻害.
トポイソメラーゼI阻害薬，トポイソメラーゼII阻害薬がある.
・微小管阻害薬：有糸分裂時のチュブリンに結合し細胞分裂を阻害. 重合阻害作用をもつ
ビンカアルカロイド，脱重合阻害作用を有するタキサンがある.

b.　分子標的治療薬　（表IV-2-2）

　分子生物学の発達により，がんの増殖・浸潤・転移にかかわるさまざまな分子が明らか
となっている. それらを標的とした薬剤の開発が試みられるようになり，**分子標的治療薬**
とよばれている. がん細胞がもつ特定の分子をターゲットにするため，がんに対する特異
性が高いことで知られる. このため，細胞障害性抗がん薬とは異なる副作用がある. 患者
に用いる各分子標的治療薬の特徴と副作用を知ることが重要である. がん細胞に特徴的と
される標的分子は正常細胞にも発現しているため，正常細胞との違いはその発現レベルや
活性などである. 分子標的治療薬はその発現レベルの違いを利用してがん細胞への選択性
を高めているが，実際には弱いながらも正常細胞にも作用するため，副作用は発現する.
　とくに日本では，分子標的治療薬による間質性肺炎が問題となっており，重篤な場合は
死にいたることもあるため副作用の早期発見・早期治療が求められる.
　がん遺伝子・がん抑制遺伝子といった，がんの発生・進展において直接的に重要な役割
を果たす遺伝子を**ドライバー遺伝子**（oncogenic driver mutation）とよぶ. たとえば，肺が
んにおける*EGFR*遺伝子変異，*ALK*融合遺伝子，*BRAF*遺伝子変異，*ROS1*融合遺伝子など
である. これらの遺伝子変異を有する患者に分子標的治療薬を投与できれば，非常に高い
治療効果が期待される.

c.　内分泌療法薬

　内分泌療法は，ホルモン依存性のがんの増殖を促すホルモン（エストロゲンやアンドロ
ゲン）が働かないようにする治療法で，特定のホルモンを分泌する部分を手術で切除した

表Ⅳ-2-2　分子標的治療薬とバイオマーカー

バイオマーカー	分子標的治療薬
BCR-ABL 遺伝子	イマチニブ, ダサチニブ, ニロチニブ, ボスチニブ
CD20抗原	リツキシマブ
FIP1L1-PDGFRA 融合遺伝子によるキナーゼ, *PDGFR* 遺伝子再構成	イマチニブ
ALK 遺伝子再構成	クリゾチニブ, アレクチニブ, セリチニブ
EGFR 遺伝子変異	ゲフィチニブ, エルロチニブ, アファチニブ, オシメルチニブ
EGFR発現	セツキシマブ
RAS 遺伝子変異	セツキシマブ, パニツムマブ
HER2/neu過剰発現	トラスツズマブ, ラパチニブ, ペルツズマブ, T-DM1
BRAF V600 遺伝子変異	ベムラフェニブ
KITタンパク	イマチニブ

表Ⅳ-2-3　主な内分泌療法薬

一般名	略語	商品名	投与方法	薬効分類名
アナストロゾール	ANA	アリミデックスなど	経口	アロマターゼ阻害薬
エキセメスタン	EXE	アロマシンなど	経口	アロマターゼ阻害薬
ゴセレリン酢酸塩	ZOL	ゾラデックス	皮下注	LH-RHアゴニスト
タモキシフェンクエン酸塩	TAM	ノルバデックスなど	経口	選択的エストロゲン受容体モジュレーター
トレミフェンクエン酸塩	TOR	フェアストンなど	経口	選択的エストロゲン受容体モジュレーター
フルベストラント	FUL	フェソロデックス	筋注	選択的エストロゲン受容体ダウンレギュレーター
メドロキシプロゲステロン酢酸エステル	MPA	ヒスロンH200など	経口	抗悪性腫瘍経口黄体ホルモン製剤
リュープロレリン酢酸塩	LPR	リュープリン	皮下注	LH-RHアゴニスト
レトロゾール	LET	フェマーラ	経口	アロマターゼ阻害薬

[日本乳癌学会：内分泌療法薬. 乳癌診療ガイドライン①治療編2018年版, p.205, 金原出版, 2018より許諾を得て転載]

り, ホルモンの作用を抑える薬剤（抗エストロゲン薬, LH-RHアゴニスト, アロマターゼ阻害薬, 抗アンドロゲン薬など）（**表Ⅳ-2-3**）を投与する. いわゆるホルモン療法ではなく, "抗ホルモン療法"という概念が正確である. とくに女性においては, 閉経前後でホルモンバランスが変わることから薬剤選択にも注意を要したい. 治療の対象となる主ながんは, 乳がん, 前立腺がんなどである.

B. 薬物療法の流れあるいは治療方針の決定

　　がん薬物療法は, 診断, 治療方針の決定, 抗がん薬の投与, 積極的抗がん治療の中止, 緩和療法への移行など, 多岐のプロセスを経る（**図Ⅳ-2-1**）.

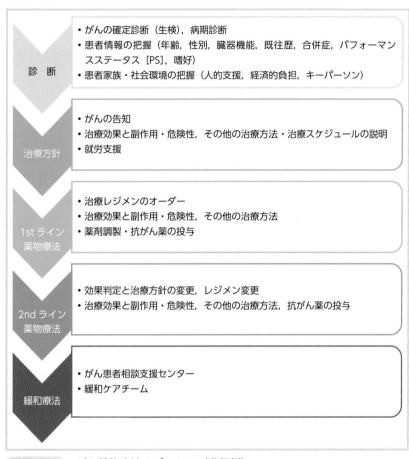

図Ⅳ-2-1 がん薬物療法のプロセス（進行例）

　まずはがんの確定診断を得るために上部内視鏡や下部内視鏡，気管支鏡検査をはじめとした生検を行う．**生検**とは，病気の診断のために生体の組織片を切り取って顕微鏡などで調べる検査のことである．がんの確定診断を生検で進めるのと並行して，病気の広がりを調べるための画像検査を行うことで**病期診断**を行う．その結果をもとに，手術，放射線療法，薬物療法，それらを併用する集学的治療を行うが，治療方針決定の際には患者の意向を尊重し，意思決定を支援していく看護師の役割がきわめて重要である．治療法が決定すれば，治療の目的や効果と副作用，その他の治療法などの説明を行い，がん薬物療法の開始となる．

　治療の対象となる主ながんは，肺がんのほか，乳がん，子宮体がん，前立腺がんなどである．がん薬物療法はやがて耐性を生じるが，次の治療として他の有効な薬剤を用いる．最近では，分子標的治療薬の耐性後にはその耐性原因となる遺伝子を調べることで各症例に応じた適切な薬剤を選択し耐性を克服する試み（がん遺伝子パネル検査）が始まっている．*EGFR*遺伝子変異陽性症例にEGFR-TKIを投与した後に生じる*T790M*遺伝子変異はよく知られており，その耐性克服薬剤も臨床導入され，非小細胞肺がん患者の予後を大きく改善している．

　一方で，積極的抗がん治療を中止し，緩和医療への移行のタイミングを図らねばならな

い時期も来る．その際，告知・治療方針の決定からの継続したコミュニケーションを患者と行っていくことが重要で，積極的抗がん治療の中止という悪い知らせを衝撃を少なく患者に伝えることができる．またこの際，患者の歩んできた道程をしっかりと肯定していくことも重要である．

C. 治療レジメン

　　レジメンとは，抗がん薬（用法，用量，投与時間，投与順序），輸液，支持療法薬（制吐薬など）の投与に関する時系列的な治療計画のことである（**表Ⅳ-2-4**）．レジメン管理をすることは，安全性の確保，根拠のあるがん薬物療法の標準化，院内業務の効率化につながる．この同一レジメンの定期的な投与において，何回目の投与であるかを示すために，2回目投与の場合を2コース目（2サイクル目），3回目投与であれば3コース目（3サイクル目）とよぶ．また，初めて用いる治療レジメンを**1次治療**とよび，病勢が増悪し，次治療レジメンに薬剤が変更となる場合は**2次治療**，さらに治療法を変える場合は**3次治療**とよぶ．

　　また，**多剤併用療法**時には投与順序や投与時間など薬物相互作用に関しても慎重な配慮が必要である．ある抗がん薬がもう一方の抗がん薬の代謝，排泄など薬物動態に影響を与える，あるいは2剤の作用が同一の標的に対し相加・相乗的または拮抗的に働くことにより，効果の増強や減弱，毒性の増強を生じることが多く報告されている．すなわち，併用化学療法においては，投与順序を含めた薬物動態的相互作用，薬力学的相互作用への配慮が必要であり，相互作用が予測される際には慎重なスケジュール設定や非臨床，臨床での相互作用の確認が必要である．

　　多剤併用療法の目的は，抗がん薬どうしの相互作用による治療効果の増強，抗がん作用

表Ⅳ-2-4　レジメンの一例：非小細胞肺がんに対するカルボプラチン＋パクリタキセル療法

	投与順	薬剤	投与量	時間	投与方法	投与スケジュール							
						1日目	日目	日目	日目	日目	週目	週目	週目
治療内容	Rp1	パロノセトロン注	0.75 mg	200 mL/時30分	点滴静注	●							
		デキサメタゾン注	19.8 mg										
		ファモチジン注	20 mg										
		クロルフェニラミン注	5 mg										
		生理食塩液	100 mL										
	Rp2	パクリタキセル注	200 mg/m²	166 mL/時180分	点滴静注	●							
		5%ブドウ糖	500 mL										
	Rp3	カルボプラチン	AUC=6	250 mL/時60分	点滴静注	●							
		5%ブドウ糖	250 mL										
	Rp4	生理食塩液	50 mL	全開	フラッシュ	●							
		※ポララミン注5 mgまたはクロール・トリメトン注10 mgなど											

（1サイクル：21日間）

の作用ポイントを広げること，薬剤耐性細胞の出現を避けるまたは遅らせることである．このため，多剤併用療法においては，対象疾患に対して，有効性が確認されている薬剤を選択すること，耐性を考慮し交差耐性の抗がん薬の併用は避けること，より高い治療強度を保つため毒性が重複しない薬剤を選択すること，おのおのの抗がん薬はその理想的な投与スケジュール（投与時間，投与方法）で投与すべきで，抗がん薬投与間隔は最小限にすること，などが求められる．

　適切なレジメン選択には，各がん腫の標準的治療法の理解および患者の全身状態の把握が必要不可欠である．たとえば，臓器障害時の薬物療法の注意点としては，腎機能障害時には腎排泄の薬物は排泄が遅延し血中濃度が上昇することが知られているため，投与量を調整する必要性があり，他の薬剤が有効であればその薬剤を選択することもある．

　高齢者の薬物療法の注意点としては，消化管吸収低下や骨髄機能低下，各臓器の機能低下や心室コンプライアンスの低下など加齢に伴う潜在的臓器機能の低下が存在する可能性がある．しかし個人差が大きいことから，単に高齢のみで治療対象から除外されるべきではない．合併症を有する場合も多いので各患者の全身状態を十分に把握することが重要である．

D. 副作用（有害反応）の管理・対策

　がん薬物療法の副作用対策は，治療強度，療養の質の向上の点からも非常に重要である．副作用に影響する要因として，治療の前段階では，①治療側の因子，②患者側の因子と大きく2つに分けて考えると理解しやすい（表IV-2-5）．治療側の因子としては，どの抗がん薬を用いるのか，単剤なのか，多剤併用療法なのか，放射線照射を同時に用いるのか，などがあげられ，患者側の因子としては，前治療歴（化学療法歴，放射線照射歴），前治療からの間隔，患者の全身状態（パフォーマンスステータス［PS］，栄養状態，治療前の骨髄機能，適当な臓器機能），合併症の有無などの因子が重要である．たとえば，PSがすぐれない患者には抗がん薬の副作用が強く現れやすい，もともと肺線維症などを有する症例では間質性肺炎の増悪を招きやすいことなどが知られている．また，B型肝炎ウイルスの再活性化にも注意を要したい．

　また，抗がん薬投与後の副作用は，発現時期や発現頻度，およびその程度については個人差があることが知られている（図IV-2-2）．これらも，大きく①自覚症状としての副作用，②採血をはじめとする検査所見から発見できる副作用の2つに分けて考えるとわかりやすい．自覚症状としては，投与後直後に現れる急性悪心・嘔吐，アレルギー反応に加えて血圧低下，不整脈などに注意を要する．その後に遅延性の悪心・嘔吐，食欲低下，全身倦怠感や便秘などが生じることが知られている．また，投与後1週間を過ぎる頃から口内炎や下痢といった粘膜障害が生じ，全身倦怠感もピークを迎える．これらの自覚症状が改善してきた後に神経毒性や脱毛などが比較的遅れて生じてくる．検査所見から発見できる副作用では，重篤なものとして注意しなければならない好中球減少をはじめとする骨髄抑制*は，約2週間目がピークとなる（この時期をnadir［最下点］と呼ぶ）．この間，もちろ

---

*骨髄抑制：白血球・赤血球・血小板などの血液の成分が抗がん薬により減少すること．

表Ⅳ-2-5　副作用の程度に影響する要因

種　類	内　容
治療側の因子	・抗がん薬（種類，投与量，投与スケジュール） ・併用薬剤（主に抗がん薬による併用化学療法，投与順序） ・放射線同時照射
患者側の因子	・前治療歴（化学療法歴，放射線照射歴） ・前治療からの間隔（化学療法，放射線療法） ・患者の全身状態（PS，栄養状態，治療前の骨髄機能・肝機能・腎機能・心機能・肺機能） ・合併症（胸水・腹水・心嚢水貯留，脳転移，肺線維症，間質性肺炎，感染症，糖尿病，高血圧，慢性B型およびC型肝炎，ステロイド内服中）

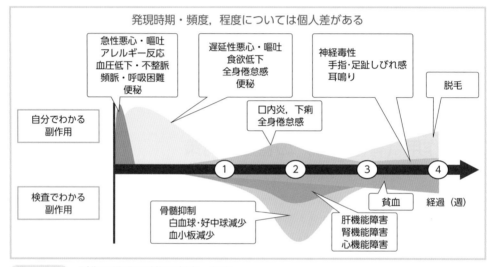

図Ⅳ-2-2　副作用発現の時期や頻度，程度
図中の①～④は，1週目，2週目，3週目，4週目を意味する.

ん肝機能障害や腎機能障害，まれではあるが心機能障害にも注意を払わなくてはならない．とくに，好中球減少を伴う患者の発熱（**発熱性好中球減少症**）は，医療上のエマージェンシーの1つであることを認識し，骨髄抑制のある，または疑われるがん患者には敗血症に関する精密検査をただちに行い，**エンピリック**（病原微生物を同定する前に抗菌薬を用いた治療を開始すること）に，かつ緊急に治療を行う．集中治療や入院治療が不要な低リスクの発熱性好中球減少患者を見分けることも重要である．

E. 治療の効果判定・副作用の評価

　　がん薬物療法を安全に適切に使用していくためには，有効性（効果）と安全性（副作用）を評価していくことが重要である．副作用（毒性）を評価するにはCTCAE（Common Terminology Criteria for Adverse Events）を，効果を判定する場合はRECIST（Response Evaluation Criteria in Solid Tumors）（**表Ⅳ-2-6**，**表Ⅳ-2-7**）を用いる．

表IV-2-6　RECIST 効果判定基準

標的病変（すべての標的病変の最長径の和で判定）

- CR（complete response, 完全奏効）
  すべての標的病変の消失
- PR（partial response, 部分奏効）
  最長径の和が30%以上減少
- PD（progressive disease, 進行）
  治療開始以降の最小の最長径の和より20%以上増加
- SD（stable disease, 安定）
  CR/PRにはいたらず，PDにもならない

非標的病変

- CR（complete response, 完全奏効）
  すべての非標的病変の消失かつ腫瘍マーカーの正常化
- PD（progressive disease, 進行）
  明らかな増悪
- 非CR/非PD（Non-CR/Non-PD）
  病変の残存

表IV-2-7　新病変出現の有無を含む標的病変と非標的病変の腫瘍縮小効果の組み合わせによる総合効果

標的病変	非標的病変	新病変	総合効果
CR	CR	なし	CR
CR	Non-CR/non-PD	なし	PR
CR	評価なし	なし	PR
PR	Non-PD or 評価の欠損あり	なし	PR
SD	Non-PD or 評価の欠損あり	なし	SD
評価の欠損あり	Non-PD	なし	NE
PD	問わない	あり or なし	PD
問わない	PD	あり or なし	PD
問わない	問わない	あり	PD

CR：完全奏効，PR：部分奏効，SD：安定，PD：進行，NE：評価不能
［固形がんの治療効果判定のための新ガイドライン（RECISTガイドライン）—改訂版version 1.1—日本語訳JCOG版ver. 1.0より引用］

　治療効果の判定目的は，施行中の治療を継続するかどうかの方針決定にかかわる．その際に評価した副作用も併せて考慮することで，治療がそのまま継続できるのか，抗がん薬を減量する必要があるのかを判断していく．

F.　晩期合併症（晩期障害）

　進歩する薬物療法により予後の著しい改善がみられるが，長期の経過によって合併症がみられる場合があり，これを**晩期合併症（晩期障害）**とよぶ．長期にわたる末梢神経障害，骨髄機能低下による貧血，過去のがん治療によって発現する二次がんの発生，生殖機能障害などがあげられる．
　晩期合併症（晩期障害）のリスクに影響を及ぼす重要な因子としては次のものがある．
　1）がんの種類や原発部位などの腫瘍関連因子

2）手術方法，化学療法の種類や用量，放射線療法の種類，照射部位，照射線量，幹細胞移植，同時に2種類以上の治療の実施や輸血の有無，移植片対宿主病（へんたいしゅくしゅ）などの治療関連因子

3）診断時および治療時の小児の年齢，ホルモン濃度の変化，合併症の有無などの患者関連因子

とくに循環器領域における心毒性とがん薬物療法の関係も注目され，長期生存時代だからこそ，患者のQOL向上に向けた取り組みが必要とされているが，この領域はエビデンスに乏しいのも現状である．

G. 薬物療法後の再発

薬物療法後の再発に関しては，2次治療，3次治療など各治療ライン後において各がん腫の標準的な治療薬があるかどうかの検討が必要である．また，全身状態が良好で患者の意向があれば，新規抗がん薬の開発臨床試験にトライするのも1つの方法である．また先に述べたように，がん遺伝子パネル検査を実施し薬剤の検索を試みることも考えられる．2019年度，がん遺伝子パネル検査の保険適用が決まり，臨床導入が加速するものと思われる．

さらに再発個数や再発部位により局所的に手術で切除を試みたり，脳転移への照射や骨転移など状況に応じた対応が必要である．また，疼痛をはじめとする苦痛の緩和を行うことで，全身状態を改善させQOLを高める治療を並行して行っていくことも重要である．

放射線療法

A. 放射線療法の目的と種類

1● 目　的

a. 根治照射

原発巣や所属リンパ節に対して，根治目的に行う放射線治療のことで，手術や化学療法と併用した集学的治療の一部として行われることも多い．

b. 緩和照射

症状緩和のために行う放射線治療のことで，骨・脳・リンパ節転移による痛みや神経症状を緩和したり，皮膚や消化管に露出した腫瘍からの出血を止めたりするために行われる．とくに椎体転移による脊髄麻痺の進行時には，緊急で照射が行われる．

2● 放射線の種類 （表IV-3-1）

治療で使う放射線は，光の仲間である**エックス線**，**ガンマ線**と，非常に小さな粒子の流れである**電子線**，**陽子線**，**重粒子線**，**中性子線**に大別される．細胞に対する放射線の影響には**間接作用**と**直接作用**がある．間接作用は主にエックス線，ガンマ線，電子線などで起こる反応で，放射線によって体内の水分子から生じたラジカルがDNAに傷害を与える．直接作用は主に重粒子線で起こる反応で，放射線が直接DNAに傷害を与える．放射線の間接作用によるDNA傷害は，腫瘍細胞よりも正常細胞のほうが回復力が大きい．そのため，一般の病院で用いるエックス線による放射線治療では，毎日少しずつ照射（分割照射）することで，副作用を抑えつつ腫瘍への治療効果を高めることができる．

3● 照射方法

a. 外部照射

体の外から放射線を照射する治療法で，エックス線，ガンマ線，電子線，陽子線，重粒子線，中性子線などが用いられる．

b. 内部照射

数mmの小さな放射性物質（線源）を体内に挿入し，体の中から照射する治療法で，線源から主にガンマ線が放出される．内部照射では，線源の近くの腫瘍に多くの放射線を照射し，線源から離れた周辺の正常臓器への放射線を少なくすることができる．

(1) 高線量率小線源治療

ラルス（Remote After Loading System：RALS）という装置を用いて，一時的に体内に線源を入れて照射する治療法で，子宮頸がんでは，子宮と腟内に管を挿入し内部から照射する（腔内照射）．大きな子宮頸がんや管を挿入できない部位のがんに対しては，腫瘍に直接針

表IV-3-1　放射線の種類と特徴

放射線の種類	放射線が届く範囲	装置の名前	特　徴
エックス線	体の深くまで届く	リニアック, トモセラピー, サイバーナイフ	・細胞のDNAに傷害を与える. ・エネルギーが大きいほど, 体の深くまで届く. ・ガンマ線のエネルギーは一定だが, エックス線のエネルギーは, 病変の深さに応じて選択できる.
ガンマ線	体の深くまで届く	ガンマナイフ	
電子線	皮膚から数cmまで届く	リニアック	・細胞のDNAに傷害を与える. ・皮膚表面に近い病変が対象. ・1方向から照射する.
陽子線	体の深くでとどまる	陽子線治療装置	・大型の加速器が必要である. ・エネルギーを調整することで, 必要な深さでビームがとどまる. ・ビームがとどまる直前で, 細胞のDNAに強い傷害を与える.
重粒子線	体の深くでとどまる	重粒子線治療装置	・DNAの傷害は, 陽子線ではエックス線とほぼ同等だが, 重粒子線では2〜3倍大きい. ・陽子線：腫瘍の周辺の正常組織にあたる放射線が少ないため, 小児ではとくに有効である. ・重粒子線：エックス線の効きにくい骨・軟部腫瘍や低酸素状態の腫瘍に対しても効果が高い.
中性子線	ホウ素を取り込んだ細胞に集中する	ホウ素中性子捕捉療法（BNCT）*	・あらかじめがん細胞にホウ素を取り込ませる. ・中性子がホウ素に取り込まれ, 放出されたアルファ線が細胞のDNAに傷害を与える. ・放出されたアルファ線は細胞内でとどまることが多く, ホウ素を取り込んだ細胞にだけ傷害を与える.

*2020年に保険適用となった新しい治療法.

を刺入し内部から照射する（組織内照射）.

(2) 低線量率小線源治療

　一時的, または永久的に線源を体内に埋め込みガンマ線を照射する方法で, ヨウ素125線源を用いた前立腺がんの小線源治療が広く行われている. 舌がんなどに対し, 金198線源を用いた小線源治療も一部の施設で行われている.

B. 治療方針の決定

1●診　察

　放射線治療の必要性, 効果, 副作用, スケジュールなどを説明する. CT, MRIなどの画像検査や視診, 触診をもとに照射範囲を考え, 治療寝台上で30分程度動かずに体位が保持できるか評価する. 体位が保持できない場合は鎮痛薬等を調整する.

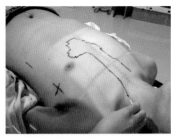
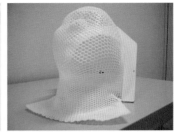
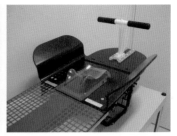

a. 位置合わせ用の線と照射野　　b. 頭頸部照射用マスク　　c. 手上げ台

図Ⅳ-3-1 治療計画用CT

2 ● 治療計画用 CT の撮影

　治療時に臓器の位置や大きさを一定にするために，CT撮影前に数時間絶食したり，蓄尿したりすることがある．治療計画用CTは，平らな硬い寝台に横になること，皮膚に位置合わせ用の線を描くことが，通常のCTと異なる（**図Ⅳ-3-1-a**）．頭頸部を照射する場合，枕と患者専用のマスクを使用する（**図Ⅳ-3-1-b**）．乳がんの術後照射では両腕を上げた姿勢で体位を支える台を使用する（**図Ⅳ-3-1-c**）．定位放射線治療[*1]，強度変調放射線治療（IMRT）[*2]などの高精度放射線治療や姿勢保持が困難な患者には，体をサポートする固定具を作製することがある．

C. 治療計画

1 ● 外部照射の治療計画

　はじめに，計画用CT上に腫瘍の輪郭を入力する．これを**肉眼的腫瘍体積**（gross tumor volume：GTV）とよぶ．腫瘍の広がり，呼吸による腫瘍の移動，毎回の治療時の姿勢の違いなどを考慮してGTVの周辺に5〜10 mm拡張し，**計画標的体積**（planning target volume：PTV）を入力する．同様に正常臓器の輪郭も入力する．次に，治療計画装置上でGTV，PTVと正常臓器を立体的に表示し，適切なビームを配置する．三次元原体照射（3D-CRT）[*3]ではマニュアルで，強度変調放射線治療では治療計画装置が照射法を計算する．線量分布図（**図Ⅳ-3-2**）を確認しながら計算を繰り返し，正常臓器に照射される線量をなるべく低く抑え，腫瘍に十分な放射線が照射されることを確認し，最終的な治療計画とする．根治照射の場合は1回2 Gy（グレイ）で25〜40回程度，5〜8週間かけて総線量50〜80 Gyの照射を，緩和照射の場合は1回3 Gy以上で1〜10回程度，2週間以内に終わらせることが多い．最近は1回線量を増やし治療時間を短縮した寡分割照射も普及してきている．

[*1]定位放射線治療：最大5cmまでの限局した腫瘍に対し，1回大線量を多方向から集中して照射する治療法のこと．正常組織の線量を小さくすることが可能で，治療効果が高い．胸部や腹部の治療をとくに体幹部定位放射線治療という．

[*2]強度変調放射線治療：三次元原体照射を進化させた治療法で，治療中に照射野の形状を変化させたビームを複数用いて照射する治療法のこと．腫瘍の周辺の正常組織への照射を減らすことができるため，副作用を増加させることなく，より強い放射線を腫瘍に照射することができる．

[*3]三次元原体照射：治療計画用CTをもとに，専用のコンピュータを用いて，多方向から三次元的に腫瘍の形状に合わせて照射する治療法のこと．

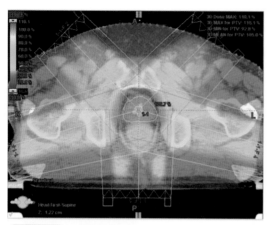

図Ⅳ-3-2　線量分布図

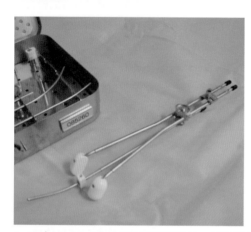
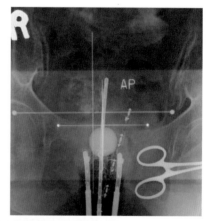

a.　アプリケータ（左）と子宮と腟にアプリケータを挿入した状態の骨盤X線写真（右）

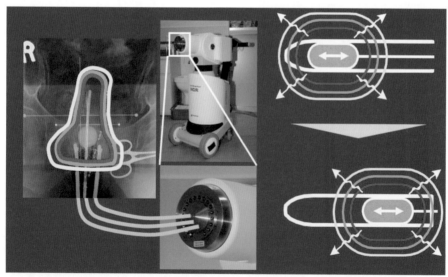

b.　チューブ内を線源が移動しながら照射する

図Ⅳ-3-3　内部照射

2●内部照射の治療計画

　高線量率小線源治療では，腔内照射用のアプリケータ挿入後，あるいは組織内照射用の針を刺入した後に，治療計画用CTを撮影し，線量分布と線源の移動時間を決める（**図Ⅳ-3-3**）.

　前立腺がんのヨウ素125密封小線源永久挿入療法の場合は，治療前に経直腸エコーで前立腺を撮像し，治療に必要な数の線源を海外に発注する．治療時も経直腸エコーで前立腺の位置を確認しながら，事前あるいは治療中の計画に基づいて前立腺内に線源を挿入する.

D. 放射線療法の実際

1●事前準備や注意点

　患者には，皮膚に描いた線（マーキング）を消さないように注意する．治療計画用CT撮影時と同様に絶食や蓄尿などの前処置を行う.

2●体の位置合わせ

　治療計画用CT撮影時に使用した固定具や皮膚の線に合わせて，治療寝台上に横になる．最近は，治療装置に付属するCTやX線装置を利用して，腫瘍，臓器，骨，金マーカーを目印に照射する位置を合わせることもある．この方法を**画像誘導放射線治療**（image-guided radiotherapy：IGRT）という.

3●照　射

　1回の治療は，三次元原体照射，強度変調放射線治療では10〜20分，定位放射線治療では30分〜2時間程度かかる．肺がんや上腹部のがんは呼吸で動くため，息を止めたり，腫瘍の動きを追尾したりして照射することがある.

E. 治療中の有害事象の管理・対策

　放射線治療による有害事象には，治療中あるいは治療後数ヵ月以内に発生する**急性期有害事象**と，治療後数ヵ月以降に発症する**晩期有害事象**がある（**表Ⅳ-3-2**）．晩期有害事象については後述する．放射線治療の有害事象は，通常は放射線があたる範囲内に生じる．そのため，どこに放射線があたっているか，線量分布図（**図Ⅳ-3-2**）を見て理解することが重要である．頭頸部がんや乳がんなどでは，放射線皮膚炎に注意する．とくに照射野内の皮膚にテープ等を貼らないようにする.

F. 治療の効果判定と経過観察

　照射終了後1ヵ月前後にCTや内視鏡検査を行って効果判定することが多い．乳がんの術後照射などの予防照射では，評価する病変がないため効果判定はできない．治療中に発生した有害事象は1ヵ月程度で改善することが多い．定期的に血液検査，画像検査，内視鏡検査を行い，再発の有無や晩期有害事象がないか確認する.

表Ⅳ-3-2　照射部位と急性期有害事象，晩期有害事象，耐容線量

照射部位	急性期有害事象	晩期有害事象（耐容線量）
頭部	照射範囲に一致した脱毛，悪心，食欲不振，頭痛	脳壊死（脳の体積の1/3に60 Gy） 白内障（水晶体に10 Gy）
脊髄	—	放射線脊髄炎（脊髄5 cmに50 Gy）
頭頸部	口内炎，咽頭炎	口内乾燥症（耳下腺の体積の2/3に32 Gy） 開口障害（顎関節に60 Gy）
胸部	食道炎，放射線肺臓炎	食道狭窄・穿孔（食道の体積の1/3に60 Gy） 心外膜炎（心臓の体積の1/3に60 Gy）
腹部	胃腸炎，悪心	腸の閉塞・穿孔・瘻孔（小腸の体積の1/3に50 Gy，大腸の体積の1/3に55 Gy）
骨盤部	膀胱炎，直腸炎，肛門炎	直腸壊死・狭窄（直腸全体に60 Gy） 膀胱萎縮（膀胱全体に65 Gy）
皮膚	皮膚炎	壊死・潰瘍（皮膚10 cm^{2}に70 Gy）

G.　晩期有害事象

　　放射線治療の晩期有害事象は治りにくいものが多い．重篤な有害事象が5%程度発生する線量を耐容線量といい，放射線治療を行う際にはこの線量を超えないように計画を行う（表Ⅳ-3-2）．

H.　放射線療法後の再発と再照射

　　放射線治療後の再発は，照射範囲内の再発か照射範囲外の再発かが重要である．根治照射後の照射野内再発では，すでに周辺臓器に耐容線量近くの放射線が照射されていることが多いため，再照射ができないことが多い．緩和照射後の照射野内再発では，周辺臓器の放射線量に余裕があれば，再照射を行うこともある．照射野外再発であれば，根治照射後，緩和照射後の区別なく，放射線治療の適応があれば照射を行うことは可能である．

造血幹細胞移植

A. 造血幹細胞移植の目的と種類

　白血病やリンパ腫などの造血器腫瘍のように，抗がん薬の感受性が高い腫瘍は，抗がん薬の投与量を高めるほど強い**抗腫瘍効果**が得られやすい．しかし，放射線照射や抗がん薬は投与線量／投与量を増加させていくと，ある一定の投与量（**最大耐容量**，maximum tolerated dose：MTD）を超えた時点で，何らかの毒性のために（**用量制限毒性**，dose limiting toxicity：DLT）それ以上の増量が不可能となる．多くの抗がん薬のDLTは骨髄抑制であり，過剰量の抗がん薬を投与すると長期間かつ高度の骨髄抑制を生じてしまう．しかし，過剰量の抗がん薬を投与した後に造血幹細胞を移植すれば，移植した幹細胞から造血能が回復するので骨髄抑制の問題を回避することができる．すなわち，**造血幹細胞移植**とは，抗腫瘍効果を高めるためにMTDを上回る大量の抗がん薬や全身放射線照射を用いた強力な治療（**移植前処置**）を行って，患者骨髄と共に悪性腫瘍を壊滅に導き，その後にドナー由来（**同種**），あるいはあらかじめ凍結保存しておいた患者自身（**自家**）の造血幹細胞を輸注することによって造血能を補う治療法である（**図Ⅳ-4-1**）．さらに，同種移植の場合はドナーリンパ球による抗腫瘍効果（**GVL効果**）が得られることがある．一方，再生不良性貧血などの非腫瘍性疾患に対しては，正常造血の再構築を目的として**同種造血幹細胞移植**が行われる．

　造血幹細胞とは，白血球，赤血球，血小板のすべての造血細胞に分化する能力と，自己複製能力を有する細胞である．通常は骨髄内に存在するが，化学療法後の骨髄回復期や顆

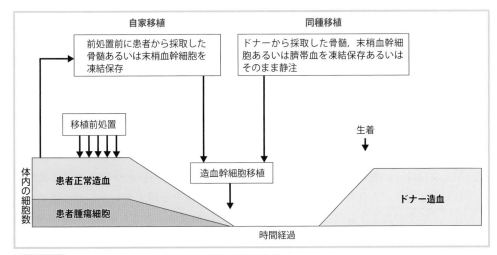

図Ⅳ-4-1　自家造血幹細胞移植と同種造血幹細胞移植

粒球コロニー刺激因子投与後に末梢血中に動員されること，臍帯血中にも含まれていることが判明した．そのため造血幹細胞移植は，造血幹細胞の採取方法によって**骨髄移植**（bone marrow transplantation：BMT），**末梢血幹細胞移植**（peripheral blood stem cell transplantation：PBSCT），**臍帯血移植**（cord blood transplantation：CBT）に分類される．

B. 造血幹細胞移植の決定

　造血幹細胞移植（とくに同種移植）は，重篤な合併症や移植関連死亡に加えて長期的なQOLが低下するリスクと引き替えにして，原疾患の根治の確率を高めようという治療法であり，その適応は慎重に検討しなければならない．しかし，前方視的な比較試験で移植適応が明確に示されているような状況は決して多くはない．生存率のみならず，長期的なQOLなどの要素も含めて，患者や患者家族と十分な情報を共有しながら移植の是非を考えていくことが重要である．

　自家移植と同種移植の選択も重要である．自家移植において期待できる抗腫瘍効果は，移植前処置の大量抗がん薬や全身放射線照射による効果のみである．また，採取した移植片に腫瘍細胞が混入する可能性があり，この混入腫瘍細胞が移植後再発の原因となる可能性がある．一方，同種移植においては移植片に腫瘍細胞が混入する可能性がないのみならず，ドナーの免疫担当細胞による抗腫瘍効果（GVL効果）が期待できる．しかし，同種移植後は**移植片対宿主病**（graft versus host disease：**GVHD**）や感染症などによる移植関連死亡率が高くなる．すなわち，自家移植と同種移植の選択は，疾患や病期などに応じて，同種移植による抗腫瘍効果の増強と合併症や移植関連死亡率の増加のバランスを考えて選択しなければならない．一般的には，白血病，骨髄異形成症候群，再生不良性貧血では同種移植が，悪性リンパ腫，多発性骨髄腫では自家移植がより多く行われている．

C. 造血幹細胞移植前の準備，移植の実際

1 ● 造血幹細胞移植の流れ

　まずは，病状や臓器機能などの全身的な評価を行って移植適応の有無を検討する（**図Ⅳ-4-2**）．そして，自家移植の適応と判断された場合は，患者本人の造血幹細胞（通常は末梢血幹細胞）を採取，凍結保存した後に移植前処置を行い，凍結幹細胞を解凍して輸注する．

　一方，同種移植の適応と判断された場合は，適切なドナーが存在するかどうかを調査する．まずは理想のドナーであるHLA適合血縁者の有無について，患者本人および血縁ドナー候補者の同意を得てからHLA型の検査を行う．HLA適合血縁ドナーが得られない場合には，必要に応じて**骨髄バンク**，**さい帯血バンク**の検索やHLA不適合血縁ドナーの検索を行う．これらのドナーからの移植はHLA適合血縁ドナーからの移植よりも合併症のリスクが高くなるので，移植適応について再検討すべきであるが，日本国内の非血縁者間移植では遺伝子レベルで適合度の高いドナーからの移植であれば血縁者間移植と同等の成績が得られている．血縁ドナーの場合は，ドナーの健康診断を実施してドナーとしての適

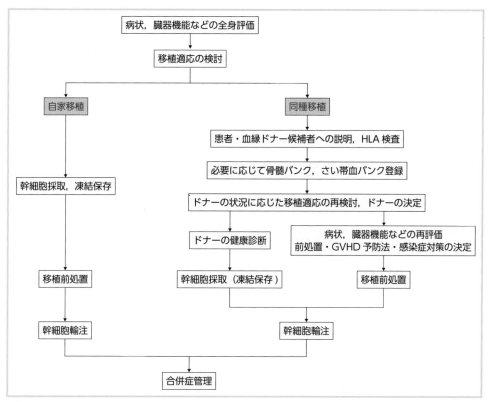

図IV-4-2　造血幹細胞移植の流れ

格性を判定する．状況によっては骨髄採取あるいは末梢血幹細胞採取のいずれか一方が不適格と判断される場合もありうる．移植前にもう一度患者の病状，臓器機能などの評価を行い，ドナーとの関係なども含めて総合的に判断し，移植前処置，GVHD予防法，感染症対策を決定する．

　移植前処置を行い，通常は移植前日から免疫抑制薬を開始し，移植日にドナー造血幹細胞を輸注する．ドナーからの幹細胞採取は患者の移植日に合わせて行うか，あるいは末梢血幹細胞採取の場合は前処置開始前に採取して凍結保存しておくこともある．移植日以後，少なくとも数年間にわたって移植後合併症の管理が必要である（**図IV-4-3**）．

2 ● ドナーの選択

　同種移植における同種免疫反応は，宿主（患者）がドナー由来の移植片を拒絶する方向と，ドナー由来の移植片が宿主を攻撃する（GVHD）方向に働く可能性があるが，造血幹細胞移植では宿主の免疫力は大量抗がん薬や全身放射線照射を用いた移植前処置によって強力に抑制されているため，移植片拒絶の頻度は低い．ヒトの**主要組織適合性抗原**である**HLA**が適合していないと，拒絶や重症GVHDの危険度が上昇する．

　理想のドナーであるHLA適合血縁者が得られる確率は，少子化の進む先進国では30％以下とされている．日本骨髄バンクを介した非血縁者間移植は，遺伝子レベルでHLAが適合していればHLA適合血縁者間移植と遜色のない治療成績が得られるが，登録から移

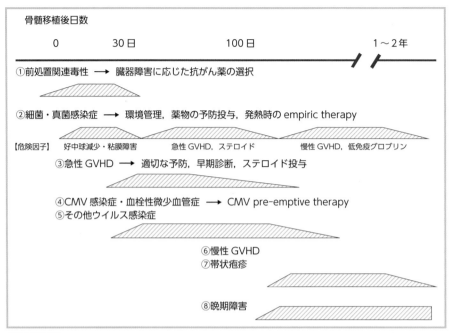

図Ⅳ-4-3　**同種移植後の主な合併症とその対策**
斜線部の太さは発症頻度を示す．矢印はそれぞれの合併症の対策を示す．
CMV：サイトメガロウイルス．

植までの期間が長いということが問題となっている．そのため，これらのドナーがいずれも見つからない場合や骨髄バンクからの移植を待てないような病状の場合には，非血縁者間臍帯血移植やHLA不適合血縁者間移植を検討することになる．

　BMTとPBSCTの比較においては，ドナーにはそれぞれ異なるリスクがあり，患者にとってもPBSCTのほうが移植後の造血の回復は早いものの，慢性GVHDが増加するなどの差異があるため，両者の利点・欠点を患者およびドナーに説明したうえでいずれかを選択する必要がある．まず，ドナーの骨髄採取における重篤な合併症の多くは，麻酔に伴う合併症である．一方，末梢血幹細胞採取では，顆粒球コロニー刺激因子（G-CSF）大量投与後の凝固亢進に伴う心筋梗塞，狭心症，一過性脳虚血発作などによる死亡事故が伝えられている．患者に対する影響については，BMTよりもPBSCT後の造血回復が有意に早いが，グレードⅢ以上の急性GVHDや慢性GVHDはPBSCT後に有意に増加するとされている．一方，移植後の再発はPBSCT群で有意に低く，最終的に進行期症例ではPBSCT群で無病生存率，生存率が有意に優れていることが示された．これらの結果から，患者の立場からの同種BMTと同種PBSCTの選択については，慢性GVHDの頻度の上昇と再発の低下のバランスを考えて検討する必要がある．

3 ● 移植前処置

　移植前処置の目的は，悪性腫瘍を根絶させることと，ドナー造血幹細胞が拒絶されないようにホストの免疫を抑制することであり，通常は大量抗がん薬や全身放射線照射（total body irradiation：TBI）を用いて行われる．最も標準的に用いられている前処置法は，大量シクロホスファミド（CY）とTBIの組み合わせ（CY-TBI）である．一方，TBIを用いない前処置としては，ブスルファン（BU）とCYの組み合わせ（BU-CY）が広く用いられている．ただし，女性患者に対するBU-CYを用いた移植後には，移植後の卵巣機能の回復はほとんど認められないのに対して，CY-TBIを用いた移植後には移植後中央値7年で15%程度の女性患者に卵巣機能の回復が認められている．さらに，CY-TBIの場合は卵巣を遮蔽することによって卵巣を保護することが可能である．

　高齢者や臓器障害を有する患者には，移植前処置の強度を弱めたミニ移植が行われている．多くの場合，免疫抑制効果の強いフルダラビンにアルキル化薬を加えた前処置が行われる．また，再生不良性貧血などの非腫瘍性疾患に対する同種移植では，抗腫瘍効果を求める必要はなく，ドナー造血幹細胞を生着させるために患者の免疫力を抑制することが前処置の目的となるので，CYやフルダラビンなどの免疫抑制力の強い抗がん薬が用いられる．

4 ● 幹細胞の輸注

　赤血球除去処理を行っていない骨髄を輸注する場合（赤血球ABO型適合あるいは副不適合*の場合）は，ヒドロコルチゾン前投与の後，通常の輸血セットを通して（フィルターは使用しない）輸注する．およそ200～400 mL/時（10 mL/kg/時以下）の速度で点滴静注する．輸注する骨髄液中のヘパリン量を確認し，過剰なヘパリンが含まれる場合は輸注前に血漿除去を行う．ヘパリン総量10,000単位以上の骨髄液を輸注する場合は，半量程度輸注した時点でAPTT（活性化部分トロンボプラスチン時間）を測定し，延長していれば輸注を中断する．必要に応じてプロタミンを緩徐に点滴静注するが，プロタミンによるショックや血栓症に注意が必要である．ABO型主不適合*あるいは双方向不適合*の場合は，赤血球除去処理（骨髄濃縮）を行うため，輸注液量は減少する．ヒドロコルチゾンの前投与の後，処理を行った幹細胞液を点滴静注，あるいはシリンジを用いて緩徐に静注する．

　凍結された幹細胞液（主に末梢血幹細胞あるいは臍帯血）を輸注する場合は，37℃恒温槽で1バッグずつシャーベット状になるまで速やかに解凍し，点滴静注，あるいはシリンジを用いて緩徐に静注する．解凍後は凍結障害保護液による細胞傷害を生じる可能性があるため，解凍から輸注までの時間はなるべく短くする．

　幹細胞の輸注中は，血圧，脈拍，非観血的動脈血酸素飽和度などのバイタルサイン，イン・アウトバランスなどを確認する．血圧上昇，徐脈，低酸素血症などがしばしば認められる．バイタルサインに変化が認められた場合は，輸注をいったん停止するか，輸注速度を遅くする．また，凍結した移植片を解凍・輸注する場合は，凍結障害保護液が体内に注入されることによるアナフィラキシーなどの有害事象にも注意が必要である．

---

*ABO型主不適合，副不適合，双方向不適合：赤血球型の不適合は，患者血漿中にドナー赤血球抗原に対する抗体が存在する場合（例：患者O型，ドナーA型）を主不適合，ドナー血漿中に患者赤血球抗原に対する抗体が存在する場合（例：患者A型，ドナーO型）を副不適合，患者血漿中にドナー赤血球抗原に対する抗体が存在し，かつドナー血漿中に患者赤血球抗原に対する抗体が存在する場合（例：患者A型，ドナーB型）を双方向不適合という．

D. 合併症の管理

1 ● GVHD の診断，予防，治療

　GVHDは，ドナー由来の免疫細胞（主にT細胞）が宿主を異物とみなして生じる免疫反応である．発症する時期によって移植後早期の**急性GVHD**と移植後100日以降の**慢性GVHD**に区別されてきたが，近年は症状の特徴に従って診断することが提唱されている．急性GVHDの標的となる主な臓器は，皮膚，腸管，肝臓である．一方，慢性GVHDは皮膚，肝臓，分泌腺組織を中心にさまざまな症状を長年にわたって呈する病態であり，移植後のQOLを低下させたり，致死的感染症を合併したりすることがある．

　急性GVHDの皮膚症状は，手掌（しゅしょう），足底，四肢末梢，前胸部に好発し，顔面や体幹にも広がる．皮疹はしばしば瘙痒感を伴う斑状丘疹の形態をとるが，重症化すると水疱を形成したり表皮が剥離したりする．消化管症状は緑色の水様下痢が典型的であるが，重症化すると血性となったり，腸閉塞を生じたりすることがある．肝臓の急性GVHDは，ALP，γ-GTP，ビリルビンなどの胆道系酵素優位の肝障害が典型的であるが，さまざまな程度の肝酵素（AST，ALT）の上昇も伴う．慢性GVHDでは，より多彩な症状がみられる．たとえば，皮膚所見も急性GVHDとは異なり，扁平苔癬様皮疹（たいせん），限局性皮膚硬化，強皮症様硬化性変化，色素脱失などが典型的な症状である．

　GVHDの予防法としては，カルシニューリン阻害薬（シクロスポリンあるいはタクロリムス）にメトトレキサートを併用する方法が標準的に行われている．

　急性GVHDの診断のためには，皮膚，消化管，肝臓の少なくとも一臓器に症状が48時間以上持続して存在し，他の原因疾患が否定されることが必要である．可能な限り病理学的診断を試みるが，移植後早期は移植前処置の影響のため病理学的診断も困難となることが多い．急性GVHDの重症度は，皮疹の広がり，下痢の量，ビリルビンの上昇によって各臓器のステージを決定し，これらを総合したグレードとして定義されている（**表Ⅳ-4-1**）．グレードⅡ以上の急性GVHDを発症した場合には，ステロイドの全身投与による治療を開始するが，皮膚に限局したグレードⅡの急性GVHDはステロイドの外用のみで経過を観察することもある．

　慢性GVHDについては，他の検査や他の臓器の病変がなくとも慢性GVHDと診断できるような特徴的な徴候が存在する場合，あるいは，急性GVHDでは認められないような症状だが慢性GVHDの診断には他の検査や他の臓器の病変を必要とする徴候を病理学的に裏づけできた場合に慢性GVHDと診断する．慢性GVHDの治療は，限局した軽い症状のみの場合はステロイド外用などの局所療法で対応可能であるが，多くの臓器に障害を生じている場合や，単一臓器でも重篤な障害を有する場合は，全身的な免疫抑制療法の適応となる．慢性GVHD患者の死因の多くは感染症であり，感染症予防対策が重要になる．

2 ● 感染症の予防と治療

　同種造血幹細胞移植後は，早期の好中球減少期間および粘膜障害の時期を乗り越えた後にも，急性GVHDの発症による細胞性免疫の回復遷延，ステロイドの投与による好中球，単球，マクロファージなどの貪食能低下，慢性GVHDの発症に伴う液性免疫の回復遷延

表IV-4-1　急性 GVHD の重症度分類

①ステージの定義

ステージ[d]	皮膚	肝	消化管
	皮疹 (%) [a]	総ビリルビン (mg/dL)	下痢 (mL/日) [b]
1	<25	2〜3	500〜1,000 または持続する嘔気[c]
2	25〜50	3〜6	1,000〜1,500
3	>50	6〜15	>1,500
4	全身性紅皮症 (水疱形成)	>15	高度の腹痛・腸閉塞

a)火傷による "rules of nine"(成人), "rules of five"(乳幼児・小児)を適応.
b)小児の場合はmL/m² とする. 連続する3日間の平均値で判定する.
c)胃・十二指腸の組織学的証明が必要.
d)ビリルビン上昇, 下痢, 皮疹を引き起こす他の疾患が合併する場合はステージを1つ落とし, 疾患名を記載する.

②グレードの定義

グレード	皮膚		肝		消化管
	ステージ		ステージ		ステージ
I	1〜2		0		0
II	3	or	1	or	1
III	—		2〜3	or	2〜4
IV	4	or	4		—

1)パフォーマンスステータス(PS)が極端に悪い場合(PS4, またはカルノフスキー [Karnofsky] 指数＜30%), 臓器障害がステージ4に達しなくてもグレードIVとする. ただし他の合併症が存在する時の判定は困難である.
2)"or" は, 各臓器障害のステージのうち, 1つでも満たしていればそのグレードとするという意味である.
3)"—" は, 皮膚の場合, ステージが0〜3の範囲で何であっても構わないという意味で, たとえば, 肝障害がステージ2, 3ならば自動的にグレードIIIとなる. つまり皮膚障害の程度はグレードIIIを規定しない. 同様に消化管の場合は, 障害の程度が何であれグレードIVには関与せず, たとえステージ4でも皮膚または肝にステージ4病変がない限り, グレードIVとは判定されない.

などのさまざまな感染症発症危険因子が続発する.

　移植後早期の好中球減少期間の感染症対策は一般化学療法と同様であり, 抗菌薬と抗真菌薬の予防投与が幅広く行われている. さらに, 単純ヘルペス感染症の予防のためにアシクロビルも投与する. 好中球減少中の発熱に対しては広スペクトラムの静注抗菌薬を開始する. 好中球の生着を確認したらST合剤によるニューモシスチス肺炎の予防を開始し, サイトメガロウイルス抗原血症を週に1回モニターしながら, 適宜ガンシクロビルを投与する. GVHDに対してステロイドを投与している状況では, ウイルス感染症や真菌感染症（とくにアスペルギルス症）の発症頻度が著しく増加する. 慢性GVHD合併患者では, 液性免疫低下（IgG 400 mg/dL以下など）に対して予防的抗菌薬の投与や免疫グロブリン補充療法を検討する.

3 ● 晩期合併症

　移植後の長期的なQOLに影響を与える晩期合併症として，骨関節障害，角結膜炎・白内障，口内炎，肝障害，二次がん，性腺障害・不妊，性的問題，内分泌障害などがあり，慢性GVHDの発症はQOLの低下と強く関連している．内分泌障害の中では，甲状腺異常，とくに甲状腺機能低下症が多い．二次がんは口腔，肝臓，脳・中枢神経，甲状腺，骨，軟部組織，皮膚黒色腫などが一般人口よりも多く，移植直後の5年間は一般人口の1.3〜1.6倍にとどまっていたが，10年を過ぎると4.6倍に上昇した．乳がん，子宮頸がん，大腸・直腸がん，肺がんのスクリーニングに加えて，口腔，甲状腺，皮膚も定期的な検査が推奨されている．不妊の問題に対しては，精子，受精卵，あるいは未受精卵の凍結保存，卵巣を遮蔽したTBIなどが試みられている．

E. 移植後の再発

　数多くの合併症を乗り越え，そして移植後3〜5年経過して原疾患の再発がないことを確認して，初めて移植が成功したということができる．しかし，再発は移植が失敗に終わる最大の理由の1つであり，とくに非寛解期の白血病や悪性リンパ腫に対する移植後に再発が多い．移植後の再発に対しては，GVL効果を期待して免疫抑制薬を急速に中止したり，ドナーリンパ球を輸注したりすることが試みられているが，その効果は限定的である．再移植によって，一部の患者に根治が得られている．

5　免疫療法

A. 免疫療法の種類

　がん免疫療法は，①がんに対する**免疫応答を増強**する治療と，②**免疫抑制を解除**する治療に大別される．

1 ● 免疫応答を増強する治療

　免疫応答を増強する治療は古くから積極的に開発が行われており，非特異的免疫賦活薬であるOK-432（溶連菌が原料の製剤），BCG（ウシ型弱毒結核菌），レンチナン（シイタケが原料の製剤），ベスタチンが臨床導入されたが，高い抗がん作用は期待できない状況が続いた．近年，細胞表面の糖タンパク質であるSLAMF7（signaling lymphocyte activation molecule family member 7）を標的とする免疫賦活抗体であるエロツズマブや，患者由来のリンパ球にウイルスベクターを用いてキメラ抗原受容体遺伝子を導入し，患者に輸注する細胞免疫治療としてCD19を標的としたキメラ抗原受容体遺伝子導入T細胞（CAR-T）療法であるチサゲンレクルユーセルが新たな治療として脚光を浴びている．しかし，エロツズマブの適応は再発または難治性の多発性骨髄腫であり，チサゲンレクルユーセルの適応は再発または難治性のCD19陽性のB細胞性急性リンパ芽球性白血病／びまん性大細胞型B細胞リンパ腫となっており，いずれも対象は造血器腫瘍となっている．残念ながら，固形腫瘍に対する免疫応答を増強する治療は臨床導入がいまだ進んでいない．

2 ● 免疫抑制を解除する治療

　一方，がんに対する免疫抑制を解除する治療として開発された**免疫チェックポイント阻害薬**はPD-1（programmed cell death 1），PD-L1（programmed death-ligand 1），CTLA-4（cytotoxic T-lymphocyte-associated protein 4）などの免疫チェックポイント分子を標的とした薬剤が固形腫瘍に対しても高い抗がん作用を発揮し，多くのがん種に対して臨床導入されている（**表Ⅳ-5-1**）．免疫チェックポイント阻害薬は臨床導入から数年で続々と適応疾患を増やしており，進行・再発のがんに加えて，根治的化学放射線療法後の維持療法，術後補助療法など治療目的も多岐にわたる．免疫チェックポイント阻害薬は単剤治療として一部のがん種においては治療のキードラッグになっているが，他の薬物療法との併用や免疫チェックポイント阻害薬どうしの併用も検討されており，今後ますますがん治療において重要な位置を占めることが予想される．

表Ⅳ-5-1 国内で臨床導入されている免疫チェックポイント阻害薬

治療標的	一般名（商品名）	効能・効果
PD-1	ニボルマブ（オプジーボ®）	悪性黒色腫 切除不能な進行・再発の非小細胞肺がん 根治切除不能または転移性の腎細胞がん 再発または難治性の古典的ホジキンリンパ腫 再発または遠隔転移を有する頭頸部がん がん化学療法後に増悪した治癒切除不能な進行・再発の胃がん がん化学療法後に増悪した切除不能な進行・再発の悪性胸膜中皮腫
	ペムブロリズマブ（キイトルーダ®）	悪性黒色腫 切除不能な進行・再発の非小細胞肺がん 再発または難治性の古典的ホジキンリンパ腫 がん化学療法後に増悪した根治切除不能な尿路上皮がん がん化学療法後に増悪した進行・再発の高頻度マイクロサテライト不安定性（MSI-High）を有する固形がん（標準的な治療が困難な場合に限る）
PD-L1	アテゾリズマブ（テセントリク®）	切除不能な進行・再発の非小細胞肺がん 進展型小細胞肺がん PD-L1陽性のホルモン受容体陰性かつHER2陰性の手術不能または再発乳がん
	デュルバルマブ（イミフィンジ®）	切除不能な局所進行の非小細胞肺がんにおける根治的化学放射線療法後の維持療法
	アベルマブ（バベンチオ®）	根治切除不能なメルケル細胞がん
CTLA-4	イピリムマブ（ヤーボイ®）	根治切除不能な悪性黒色腫 根治切除不能または転移性の腎細胞がん

B. 免疫チェックポイント阻害薬治療方針の決定

　免疫チェックポイント阻害薬の効能・効果を**表Ⅳ-5-1**に示したが，実際の免疫チェックポイント阻害薬の治療適応は有効性と安全性の観点から検討される．有効性に関しては，対象となるがん種と薬剤によって治療前に行われる評価が異なっているが，安全性に関しては，がん種や薬剤によって異なった評価を行うことは適切ではなく，統一した対応が望まれる．

1 ● 各がん種における治療前評価

　切除不能な進行・再発の非小細胞肺がんにおいて免疫チェックポイント阻害薬は治療のキードラッグとなっており，現在，①ニボルマブ，②ペムブロリズマブ，③アテゾリズマブの3剤が使用可能となっているが，おのおのの薬剤で治療前に必要な評価は異なっている．

　①ニボルマブ：切除不能な進行・再発の非小細胞肺がんに対してニボルマブ単剤治療が検討可能であるが，化学療法未治療患者における有効性は確立しておらず，治療適応を検討するうえで化学療法治療歴の有無を評価することが重要となる．

　②ペムブロリズマブ：化学療法未治療の切除不能な進行・再発の非小細胞肺がん患者に対する有効性が確立しており，化学療法未治療患者においても検討可能である．ただし，ペムブロリズマブ単剤療法に関してはPD-L1の発現が確認された患者に投与することが求められており，治療開始前にPD-L1を発現した腫瘍細胞が占める割合（TPS）について評価する

必要がある．PD-L1 の発現が陰性の患者ではペムブロリズマブ単剤療法は適応にならず，他の抗がん薬と併用してペムブロリズマブ治療を行うことを検討する必要がある．

　③アテゾリズマブ：単剤治療に関しては，ニボルマブと同様に化学療法未治療患者における有効性は確立しておらず，治療適応を検討するうえで化学療法治療歴の有無を評価することが重要となる．他の抗がん薬と併用する場合には，ペムブロリズマブ同様に化学療法未治療患者においてもアテゾリズマブ治療が検討可能であるが，ペムブロリズマブがすべての非小細胞肺がん患者を対象とするのに対してアテゾリズマブでは扁平上皮がんを除く非小細胞肺がんが対象になるため，病理組織検査の評価に関しても注意する必要がある．

　切除不能な進行・再発の非小細胞肺がんにおける治療前評価は以上となるが，手術不能または再発乳がんでは，PD-L1 陽性のホルモン受容体陰性かつHER2陰性であることなど，がん種によって必要な評価項目が異なるため，がん種に応じた対応が求められる．

2 ● がん種横断的な治療前評価

　ペムブロリズマブは「がん化学療法後に増悪した進行・再発の高頻度マイクロサテライト不安定性（MSI-High）を有する固形がん（標準的な治療が困難な場合に限る）」に対して適応を取得しており，国内で初めてがん種横断的な使用が可能となっている．MSI-High*は，子宮内膜がん，胃腺がん，小腸がんなど多岐にわたるがん種で認めることが報告されており，複数の診療科で治療対象患者の検討が行われる．マイクロサテライト不安定性（MSI）の検査は「MSI 検査キット（FALCO）」を使用して判定が行われるが，この検査は常染色体優性遺伝性疾患であるリンチ（Lynch）症候群のスクリーニングにもなりうることを患者に説明するとともに，陽性の場合はリンチ症候群確定のための遺伝学的検査の必要性を検討し，遺伝子診断を受けるかどうか確認することが推奨されている．

3 ● 副作用のリスクからみた治療適応の判断

　免疫チェックポイント阻害薬では，T細胞活性化作用により，過度の免疫反応に起因すると考えられるさまざまな疾患や病態が現れることがある．以下の患者では，がん種にかかわらず免疫チェックポイント阻害薬に関連する副作用のリスクが高いため，慎重に治療適応を判断する必要がある．

- 自己免疫疾患の合併，または慢性的もしくは再発性の自己免疫疾患の既往歴のある患者
   →免疫関連の副作用が発現または増悪するおそれがある
- 間質性肺疾患のある患者，またはその既往歴のある患者
   →間質性肺疾患が発現または増悪するおそれがある
- 臓器移植歴（造血幹細胞移植歴を含む）のある患者
   →移植臓器に対する拒絶反応，または移植片対宿主病（へんたいしゅくしゅ）が発現するおそれがある
- 結核の感染または既往を有する患者
   →結核を発症するおそれがある

---

*MSI-High：DNAには，マイクロサテライトとよばれる1〜数塩基の塩基配列の繰り返しが散在しており，マイクロサテライトでは，DNA複製時のエラーが生じやすいことが知られている．通常，このようなエラーはミスマッチ修復タンパク質の複合体の機能などによって修復されるが，修復機構が機能しないミスマッチ修復欠損があるとDNAのエラーが修復されず蓄積され，高頻度マイクロサテライト不安定性（MSI-High）とよばれる状態となる．

C. 治療計画

a. ニボルマブ

単剤投与では，1回240 mgを2週間間隔で30分以上かけて点滴静注する．悪性黒色腫の術後補助療法として投与する場合の投与期間は12ヵ月間までとする．

イピリムマブとの併用投与では，切除不能な悪性黒色腫においては1回80 mgを3週間間隔で30分以上かけて4回点滴静注し，その後，1回240 mgを2週間間隔で30分以上かけて点滴静注する．根治切除不能または転移性の腎細胞がんにおいては，1回240 mgを3週間間隔で30分以上かけて4回点滴静注し，その後，1回240 mgを2週間間隔で30分以上かけて点滴静注する．

いずれの場合も最終濃度を0.35 mg/mL以上に調整し，投与の際はインラインフィルター（0.2または0.22 μm）を使用する．

b. ペムブロリズマブ

1回200 mgを3週間間隔で30分かけて点滴静注する．悪性黒色腫の術後補助療法として投与する場合の投与期間は12ヵ月間までとする．切除不能な進行・再発の非小細胞肺がん患者において化学療法と併用する場合，非扁平上皮非小細胞肺がんではシスプラチンまたはカルボプラチン，ペメトレキセドと併用，扁平上皮がんではカルボプラチン，アルブミン懸濁型パクリタキセルと併用する．

最終濃度を1〜10 mg/mLに調整し，投与の際はインラインフィルター（0.2〜5 μm）を使用する．

c. アテゾリズマブ

切除不能な進行・再発の非小細胞肺がん（非扁平上皮非小細胞肺がんにおいて化学療法と併用する場合，①カルボプラチン，パクリタキセル，ベバシズマブ，②シスプラチンまたはカルボプラチン，ペメトレキセド，③カルボプラチン，アルブミン懸濁型パクリタキセルのいずれかと併用），進展型小細胞肺がん（カルボプラチン，エトポシドと併用）においては1回1,200 mgを3週間間隔で60分かけて点滴静注する．PD-L1陽性のホルモン受容体陰性かつHER2陰性の手術不能または再発乳がん（アルブミン懸濁型パクリタキセルと併用）においては，1回840 mgを2週間間隔で60分かけて点滴静注する．いずれの場合も初回投与の**忍容性**[*]が良好であれば，2回目以降の投与時間は30分間まで短縮できる．

生理食塩液250 mLに添加して調整を行い，投与の際はインラインフィルター（0.2または0.22 μm）を使用する．

d. デュルバルマブ

1回10 mg/kg（体重）を2週間間隔で60分以上かけて点滴静注する．切除不能な局所進行の非小細胞肺がんにおける根治的化学放射線療法後の維持療法として投与する場合の投与期間は12ヵ月間までとする．

最終濃度を1〜15 mg/mLに調整し，投与の際はインラインフィルター（0.2または0.22 μm）を使用する．

---

[*]忍容性：薬物による有害反応（副作用）が患者にとってどの程度耐えうるかの程度を表したもの．患者が耐えられる程度の軽いものであれば「忍容性が高い（良好）」，耐えられないほど重い場合は「忍容性が低い（不良）」と表現される．

e. アベルマブ

　1回10 mg/kg（体重）を2週間間隔で60分以上かけて点滴静注する．発熱，悪寒，呼吸困難等のインフュージョン・リアクション（infusion reaction）（p.165参照）を軽減させるため，アベルマブ投与前に抗ヒスタミン薬，解熱鎮痛薬等の投与を行うことが推奨されている．

　生理食塩液250 mLに添加して調整を行い，投与の際はインラインフィルター（0.2 μm）を使用する．

f. イピリムマブ

　単剤投与では，1回3 mg/kg（体重）を3週間間隔で90分かけて4回点滴静注する．ニボルマブとの併用投与では，切除不能な悪性黒色腫においては1回3 mg/kg（体重）を3週間間隔で90分かけて4回点滴静注する．根治切除不能または転移性の腎細胞がんにおいては1回1 mg/kg（体重）を3週間間隔で30分かけて4回点滴静注する．

　最終濃度を1〜4 mg/mLに調整し，投与の際はインラインフィルター（0.2〜1.2 μm）を使用する．

D. 治療の実際

1● 副作用の管理・対策

　前述のとおり，免疫チェックポイント阻害薬では，T細胞活性化作用により，過度の免疫反応に起因すると考えられるさまざまな疾患や病態が現れることがある．免疫チェックポイント阻害薬の重大な副作用と注意事項を表Ⅳ-5-2に示す．観察を十分に行い，異常が認められた場合には，過度の免疫反応による副作用の発現を考慮し，適切な鑑別診断を行い，過度の免疫反応による副作用が疑われる場合には，副腎皮質ホルモン薬の投与等を考慮する必要がある．また，免疫チェックポイント阻害薬では投与中のみならず投与終了後から数ヵ月後に重篤な副作用が現れることがあり，死亡にいたった例も報告されているため，投与終了後も観察を十分に行い適切な対応をとっていくことが求められる．

2● 治療の効果判定と経過観察

　治療の効果判定は，これまでの薬物療法と同様にRECIST（p.132参照）に従って行われる．免疫療法を評価するための新しい効果判定基準として，irRC（immune-related response criteria），irRECIST（immune-related RECIST），iRECIST（immune RECIST）も提案されているが，免疫療法とそれ以外の治療を比較する場合，比較可能性の点で問題となるためあまり普及しておらず，RECISTによる評価が一般的である．

　治療の観察期間は，これまでの薬物療法では最終投与日から1ヵ月程度が一般的であったが，前述のように，免疫チェックポイント阻害薬では投与中のみならず投与終了後から数ヵ月後に重篤な副作用が現れることがあることが知られており，治療効果に関しても投与終了後に腫瘍縮小効果が得られることもあるため，それらを念頭に置いて経過観察を行うことが肝要である．

表Ⅳ-5-2 免疫チェックポイント阻害薬の重大な副作用と注意事項

重大な副作用	注意事項
間質性肺疾患，結核	息切れ，呼吸困難，咳嗽（がいそう）などの症状の確認および胸部X線検査の実施など，観察を十分に行い，必要に応じて胸部CT，血清マーカーなどの検査を実施する
肝不全，肝機能障害，肝炎，硬化性胆管炎	定期的に肝機能検査を行い，患者の状態を十分に観察する
下垂体機能障害，甲状腺機能障害，副腎機能障害	定期的に内分泌機能検査（TSH，遊離T3，遊離T4，ACTH，血中コルチゾールなどの測定）を行い，必要に応じて画像検査などの実施も考慮する
大腸炎，小腸炎，消化管穿孔，重度の下痢	持続する下痢，腹痛，血便などの観察を十分に行い，必要に応じて画像検査などの実施を考慮する
重度の皮膚障害	患者の状態を十分に観察する
1型糖尿病	口渇，悪心，嘔吐などの症状の発現や血糖値の上昇に注意する
膵炎	患者の状態を十分に観察し，必要に応じて画像検査などの実施を考慮する
重篤な血液障害，血球貪食症候群	定期的に血液検査を行い，患者の状態を十分に観察する
心筋炎，筋炎，横紋筋融解症，重症筋無力症	胸痛，筋力低下，筋肉痛，眼瞼下垂（がんけん），呼吸困難，嚥下障害，CK上昇，心電図異常，血中および尿中ミオグロビン上昇などの観察を十分に行う
脳炎，髄膜炎，神経障害	患者の状態を十分に観察し，必要に応じて画像検査などの実施を考慮する
ぶどう膜炎	定期的に眼の異常の有無を確認する
静脈血栓塞栓症	患者の状態を十分に観察し，必要に応じて画像検査などの実施を考慮する
腎障害	定期的に腎機能検査を行い，患者の状態を十分に観察する
インフュージョン・リアクション	緊急時に十分な対応のできる準備を行ったうえで点滴静注を開始し，患者の状態を十分に観察する

TSH：甲状腺刺激ホルモン，ACTH：副腎皮質刺激ホルモン，CK：クレアチンキナーゼ.

第Ⅳ章の学習課題

1. がん患者に対して行われる手術療法，薬物療法，放射線療法，造血幹細胞移植，免疫療法について，以下の項目を説明してみよう
   ・治療の目的と種類
   ・治療の流れ
   ・合併症／副作用（有害反応）の対策・管理
   ・治療の効果判定と経過観察

第 V 章

がん治療を受ける患者の看護

学習目標

1. がん治療を受ける患者に対する治療前の看護について理解する
2. がん治療を受ける患者に対する治療中の看護について理解する
3. がん治療を受ける患者に対する治療後の看護について理解する

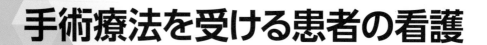

1 手術療法を受ける患者の看護

　近年，がんの手術は，患者のQOLを追求して機能温存手術や低侵襲手術が行われるようになってきている．しかし，がんの手術は，がん組織の取りこぼしがないように正常組織を含めて原発巣を摘出し，さらにリンパ節郭清を行うことが原則である．このため，良性疾患の手術と比べると，手術侵襲はより大きくなり，また，身体機能の変化や形態の変化もより大きくなりやすい．さらに，がん治療は集学的治療で行われるため，手術の前後に薬物療法や放射線療法といった治療が加わることも多い．手術療法を受けるがん患者の看護は，このようながんおよびがんの手術の特徴を考慮して実施する必要がある．

A. 術前期の援助

1 アセスメント

　手術に向けて心身をできるだけ最良の状態に整えるためには術前アセスメントが重要である．患者の心理状態は，自分のがんの進行状態やがん治療のために手術を受けることについての理解や受け止め，また，不安の内容や程度，不安を引き起こしたり緩和させたりしている事柄などからアセスメントする．

　また，術前検査の結果などから現在の患者の身体状況を把握し，術後合併症を引き起こす潜在的なリスクとしてどのようなものがあるかをアセスメントする．がん患者は担がん状態（がんを抱えた状態）であり，とくに，ダウンステージング（p.126参照）のために術前治療を受けている場合などには身体の予備力が低下していることが多い．がんの進行状態や術前治療の内容，有害反応の有無や程度などを十分に把握する必要がある．

2 看護目標

　術前期の看護目標は，手術に向けて心身をできるだけ最良の状態に整えることである．

- 手術に対する不安や恐怖を軽減し，手術に対して主体的に取り組むことができるようにする
- 手術・麻酔に伴うリスクの改善を図る
- 術後回復の促進・術後合併症予防のための術前練習を促す

3 看護活動

a. 心理的準備

（1）術前オリエンテーション

　手術に対する不安や恐怖を軽減し，手術に対して主体的に取り組むことができるよう術

表V-1-1　術前オリエンテーションで提供する情報

- 手術そのものに関すること：手術日，手術時間など
- 術前経過と手術に向けた準備：術前経過の見通し，必要物品，手術前日および当日の準備など
- 術直後の状況と術後経過：術後経過の見通し，疼痛・術後合併症など
- 術後回復の促進・術後合併症の予防のために必要な術前練習：術前練習の目的・必要性と方法

前オリエンテーションを行う．

　術前オリエンテーションは手術を受けることが決定した時点から開始する．アセスメントの結果，不安が軽度・中等度であった場合は，促されれば注意を集中し学習を行うことが可能であるためオリエンテーションを実施する．一方，不安が強度で，患者が注意を集中できないような場合は，まずは受容的・共感的態度で患者を支え，患者の気持ちが落ち着き現実と向き合えるようになったらオリエンテーションを実施する．

　手術を受けるがん患者は，多くの場合，医師から「がんに罹患していること」が告げられると同時に「手術を受ける必要があること」を告げられる．依然としてがんは死のイメージがつきまとう疾患であり，また，手術は身体にメスを加える外傷体験であるため，患者は強いストレス状況下に置かれる．手術を受けるがん患者への術前オリエンテーションは，患者が強いストレス状況下にあることを考慮して実施する必要がある．がん告知からどのくらい時間が経過しているかという情報は，患者の心理状態を予測するうえで有益である．告知を受けた患者は約2週間で適応にいたるとされており，この時期を目安に術前オリエンテーションを開始し，心の準備を促していく．

　術前オリエンテーションでは，まず**表V-1-1**のような情報を提供する．情報提供後は，患者が手術を受けることによって自分にどのような問題が生じるのかを理解し，問題に対する自分なりの対応策を考えられるように支援する．

(2) 予期的指導：形態・機能の変化への心理的準備

　予期的指導とは，問題が実際に生じた時にスムーズに解決できることを目指して予期的心配（何か脅威が予測される時に，先のことを予測して事前に心配し心の準備をしておくこと）を行うよう援助することをいう．とくに，がんの手術は原発巣の摘出に加えてリンパ節郭清も行うため，身体の形態・機能の変化の程度は良性疾患の患者の場合と比べると大きくなる．変化に対する心理的反応は変化の大きさとは必ずしも一致しないことに十分留意し，看護師は，予期的指導を通して，患者が自身に生じる変化に対して心の準備ができるよう援助する必要がある．予期的指導のポイントを**表V-1-2**に示す．

b. 身体的準備

(1) 手術・麻酔に伴うリスクの改善

　術後合併症を引き起こす潜在的リスクのアセスメントに基づき，リスク改善のためのケアを実施する．栄養状態が低下している患者には栄養状態の改善を図る．とくに，消化器がん患者は術前からすでに栄養状態が悪化している場合が多い．栄養状態を改善する必要性を説明し，食事摂取を促す．食事摂取のみでは十分なエネルギーが得られない場合は，経腸栄養法や経静脈栄養法が行われるため，安全・安楽に実施できるよう支援する．

　喫煙習慣のある患者には，禁煙が必要である．患者に必要性とその効果を説明し，でき

表Ⅴ-1-2　身体の形態・機能の変化に対する予期的指導のポイント

1. 形態・機能の変化を正しく理解できるようにする
表Ⅴ-1-1の情報に加え，手術によって身体の機能や形態はどのように変化するのかについて説明する．変化についての患者の理解を確認しながら，患者の理解が予測される術後の状態に近づくように支援する． 　次に，形態・機能の変化によって日常生活や社会生活はどのように変化するかを考えられるよう促す．患者が術後の日常生活や社会活動に考えを巡らすためには時間が必要である．十分な時間を確保して，患者が自身がもつさまざまな立場から変化を考えられるように支援する．
2. 問題に対する対策を考えられるようにする
変化を考える中で，「退院後しばらくの間は患側の腕が上がりにくいとすれば，洗濯物はどうやって干したらいいのだろうか」「片方の乳房がなくなってしまう．人前に出る時はどうしたらいいのだろうか」など多くの問題が生じる．問題を解決するための方法を患者と一緒に考えたり，問題解決のための情報を提供したりしながら，心の準備を整えていく．
3. 患者の苦悩・悲嘆に寄り添う
がんを治すためとはいえ，手術により身体の一部を喪失することは患者にとって大きな苦悩である．自分の身体が変わる，いままで築いてきた生活が変わる，さまざまな制限や制約が生じるなど，変化した状態で生活することを考えるにつれ，患者の苦悩は深まっていく．身体の変化は多くの人にとって苦痛なことであるが，とくに外観の変化を伴う手術や失声など生活様式の変更を余儀なくされる手術には大きな苦悩・悲嘆が伴う．患者の示す苦悩や悲嘆を受容的・共感的な態度で受け止め，患者のこころの葛藤にじっくりと寄り添いながら，患者が手術に立ち向かう決意をすることを助けていく．

るだけ早期から禁煙を促す．また，機能低下の改善のために降圧薬，抗不整脈薬，利尿薬，アルブミン製剤，インスリンなどによる薬物療法や輸液療法が行われる場合は，それを適切に管理する．一方，抗凝固薬，抗血小板薬など，患者が定期的に服薬している薬の中には，手術に際し服薬を一時的に中断しなければならないものがある．患者が正しく服薬を中断できるよう，中断の必要性と期間を説明し，確認を行う．

(2) 術後回復の促進・術後合併症の予防のための術前練習

　術後回復を促進し術後合併症を予防するために，術後に患者は深呼吸や排痰，離床といった行動を積極的に行う必要がある．そのため，これらの行動を術前のうちに練習し実施できるようにしておく必要がある．たとえば，肺がんで開胸手術を受ける患者の場合は，腹式呼吸練習やインセンティブスパイロメトリーによる呼吸練習，排痰練習，離床練習などを行っておく．また，乳がんで腋窩リンパ節郭清を伴う乳房切除術を受ける患者の場合は，患側の肩関節の可動域訓練方法の習得や術後リンパ浮腫予防方法の習得などを支援する．

　これらの練習は，**がんリハビリテーション**（p.48参照）の一環として，理学療法士等のリハビリテーション専門職を中心に協働で行う場合が多い．看護師は，患者がそれらの行動を術後に積極的に行う必要性を理解しているかどうかを確認するとともに，主体的に練習に取り組めるよう支援する．手術を受ける前の患者にとって，呼吸をすることや咳をすること，ベッドから起き上がることは何の問題もなく実施できることである．大切なのは，患者自身が術後の状態を想像し，それをふまえて練習することである．

B. 術後期の援助

1 ● アセスメント

　患者の身体機能や体験している苦痛，日常生活状況を系統的にアセスメントする．一方，術後合併症や術後の苦痛には，それぞれ出現しやすい時期があるため，これらを熟知して観察することにより，異常や苦痛を把握しやすくなる．がんの手術は，良性疾患と比べると手術侵襲が大きくなりやすく，また，術前から予備力が低下している患者や術前治療の影響が残る患者も多く，術後合併症が発症する危険性が高い．このため術後期には，患者の身体機能を十分にアセスメントし，異常への早期対処および回復の促進に努める必要がある．

　術後は，身体的な回復に伴い心理的にも回復していく．手術直後は苦痛症状に対して不快を訴える，苦痛緩和により安心を得るなど，主に生理的ニーズに関連した心理反応を呈するが，身体機能が回復すると，認知，思考，感情といった心理的活動も回復する．そしてそれに伴い，身体の形態や機能の変化という現実に直面しさまざまな心理的葛藤を経験するが，やがては身体の変化に応じた生活の再構築に取り組みはじめる．術後患者の心理的回復を促進するためには，患者の心理状態が回復過程のどの段階にあるのかを患者の言動からアセスメントし，その時期に合った看護援助を行うことが重要である．

2 ● 看護目標

　術後期の看護目標は，麻酔や手術からの順調な回復が得られるよう援助し，社会復帰を促すことである．

- 除痛および苦痛緩和
- 身体的機能の回復促進・術後合併症の予防
- 心理的機能の回復促進
- 社会復帰への支援

3 ● 看護活動

a. 除痛および苦痛緩和

　術後の苦痛は，それ自体が患者にとって不快な体験であるばかりでなく，たとえば，術後疼痛があるために咳嗽ができずに無気肺が生じたり，離床ができずに腸閉塞が生じたりと，術後合併症の出現に大きな影響を及ぼす．回復促進のためには積極的な苦痛緩和が不可欠である．

　術後患者にとってとりわけ重大な苦痛は術後疼痛である．とくに，がんの手術は，原発巣の摘出に加えてリンパ節郭清も行うため，より大きな術後疼痛を体験しやすい．術後疼痛は複合痛であり，皮膚切開，ドレーン・カテーテルの挿入，術後の同一体位，不安などさまざまな原因により引き起こされる．また，術後疼痛の性質は変化し，術後24時間は創部痛がピークとされるが，その後は体動に関連した痛みなどへと変化する．術後疼痛の効果的な緩和のためには，痛みの性質や原因に応じた対処が重要であり，具体的には鎮痛

薬投与，咳嗽時の創保護，体位の工夫，温罨法^{おんあんぽう}やマッサージ，不安軽減などを行う．

b. 身体的機能の回復促進・術後合併症の予防

(1) 呼吸・循環の回復を促進する

指示量の酸素を投与し，麻酔覚醒直後から深呼吸を促す．痰の貯留を予防するために含嗽^{そう}と咳嗽により排痰を促す．術後の状態が安定し次第，早期離床（後述）を進める．

循環血液量維持のために輸液を適切に管理する．がんやがん治療は**深部静脈血栓症**の危険因子である．深部静脈血栓症を予防するために，ガイドライン（肺血栓塞栓症および深部静脈血栓症の診断，治療，予防に関するガイドライン）に基づき，早期離床，間欠的空気圧迫法などを実施する．

(2) 創部の治癒を促進する

切開創は通常24〜48時間で表皮形成が起こり，創内と外界との交通は遮断される．そのため，術後24〜48時間は切開創を滅菌ドレッシング材で被覆保護し，それ以降は除去する．ドレーンが挿入されている場合は逆行性感染を予防し，ドレナージが効果的に行われるよう管理する．術前に低栄養状態にあった患者や術前に抗がん薬治療や放射線療法といった治療を受けた患者には縫合不全が起こりやすい．清潔操作を徹底するとともに，感染徴候を十分にアセスメントし，異常への早期対処に努める．

(3) 栄養を管理する

回復のためにはエネルギー補給が重要である．経静脈栄養法や経腸栄養法が行われている間はそれを適切に管理し，消化管機能の回復に合わせて経口摂取を促す．

(4) 消化管機能の回復を促進する

術後の腸管麻痺からの回復や腸閉塞の予防のために，早期離床を促す．腹部や腰部への温罨法は，腹腔内感染がある場合は禁忌であるが，腸蠕動運動の促進に有効である．

(5) 術後せん妄を予防する

近年，手術を受ける高齢がん患者が増加している．**術後せん妄**は高齢者に発生頻度が高いため，手術を受けるがん患者の看護において術後せん妄予防のケアは重要である．術後せん妄の発症要因としては，患者の特性要因（高齢，認知障害など），手術に関連した要因（手術時間，出血量など），その他の誘発要因（低酸素血症，疼痛，不眠，人工呼吸器装着など）があり，これらが複合して症状を引き起こす．

術後せん妄を予防するためには，術前からの予防的ケアが重要であり，術後は疼痛緩和を図ったり低酸素血症を予防したり，モニターのアラーム音を抑え睡眠がとれるようにしたりするなど，発症要因をできるだけ低減するよう環境を整えることが重要である．

(6) 体位変換・早期離床を進める

術後の長期臥床はさまざまな合併症を引き起こすため，循環状態が安定し次第，術直後から積極的に体位変換・早期離床（以下，離床）を進める．離床によりもたらされる効果は，①呼吸・循環の促進，②腸蠕動・排ガスの促進，③創傷治癒の促進，④筋力低下の予防，⑤精神活動の活発化などである．

離床は患者の状態によっては禁忌になるため，実施にあたっては患者の状態を十分にアセスメントする．離床は床上運動・体位変換，ファーラー位，坐位，端坐位，立位，歩行の順に，めまいや気分不快などの症状に注意しながら段階を追って進める．歩行中にカ

テーテルの逸脱や抜去がないよう十分に注意する．患者にとっては苦痛の強い時期に行うことになるので，十分な動機づけと励ましが不可欠である．疼痛が強い場合は鎮痛薬を投与し，鎮痛効果が得られている時に実施する．

(7) 機能障害・後遺症による生活への影響を最小にする

手術により生じる機能障害・後遺症は患者と家族の生活に重大な影響を及ぼす．患者と家族のQOL向上のためには，機能障害・後遺症による生活への影響を最小にできるよう支援する必要がある．

今日，この支援もがんリハビリテーション（p.48参照）の一環として，リハビリテーション専門職を中心に連携により行われることが多い．たとえば，食道がんの手術により嚥下障害が生じている患者には，機能回復を目標に，言語聴覚士や摂食・嚥下障害看護認定看護師などの専門スタッフが介入して嚥下訓練が行われる．また，乳がんで腋窩リンパ節郭清を伴う乳房手術により患側の肩関節の運動障害が生じている患者には，肩関節の全可動域の回復を目標に，理学療法士などの専門スタッフが介入して機能回復訓練が行われる．看護師は訓練内容を把握し，病棟の生活の中で安全に訓練内容が実施できるよう支援する必要がある．

また，胃がんで胃全摘術を受けた患者に胃がもっていた機能（貯蔵，撹拌，消化，移送）を補うような食べ方の習得を促したり，乳がんで乳房を喪失した患者に，喪失した乳房を適切に補整する方法の獲得を促したりするなどの支援も看護師が行う必要のある重要な支援である．機能の回復や変化を補う行動の獲得は患者の自信となり，変化した身体での生活にめどがたつことにより，患者は徐々に変化した身体を受け入れることができるようになる．

c. 心理的機能の回復促進

(1) 心理的回復を促進する

患者の心理状態が回復過程のどの段階にあるのかをアセスメントし，その時期に合った看護援助を行うことが重要である．

がんの手術では，手術中に迅速病理診断が行われ，その結果によっては切除範囲や術式が変更になる場合がある．さらに，病巣の広がりが予想以上に大きかった場合は，手術不能（inoperable）となることもある．患者には術前に医師よりこの可能性が説明される．そのため，麻酔から覚醒した時期の患者は，命が保たれていることに安堵する一方で，多くの場合，手術は予定どおりにできたのか，がんを取り除くことができたのかを心配する．術直後の患者のエネルギーは，生体の恒常性維持のために向けられているため，認知や思考といった活動は低下している．そのため，この時期を脱し心理的活動が回復した時期に説明が行われることが望ましいといえる．期待に反する結果を伝えられることは衝撃であり，危機的な状況に陥る可能性がある．共感的・受容的態度で患者に寄り添い，患者を支えていく．

(2) 身体の形態・機能の変化への心理的適応を支援する

身体の一部の喪失は心理的な危機を引き起こす．したがって，身体の形態・機能の変化への心理的適応を促す看護には，心理的な危機状態にある患者への看護介入を応用することができる．フィンク（Fink）の危機モデルに基づく乳房切除術を受けた乳がん患者への

表Ⅴ-1-3　　フィンクの危機モデルに基づく乳房切除術を受けた乳がん患者への看護援助

①衝撃の段階	乳房喪失の事実に直面した患者は強い衝撃を受ける．術前に心の準備をしていたとしても乳房喪失は衝撃であり，自己価値が低下する．患者の混乱を十分に理解し，つらい気持ちを理解していることを患者に伝える．自己価値を支えるような言葉かけを行いつつ患者を静かに見守る．
②防御的退行の段階	乳房喪失という圧倒される現実から自分を守ろうとするため，患者は生じた事実を否認してみたり考えることを保留したりする．このような患者のありのままの姿を受け入れ，共感的・受容的態度でかかわる．保証された安全を基盤に患者が乳房喪失という事実に直面できるようになるのを待つ．
③承認の段階	患者は，現実から逃避していては心の安寧は得られないことに気づき，乳房喪失という現実を少しずつ受け止め始める．患者の悲しみや不安を共感的・受容的態度で受け止め，自己価値を支えるような声かけを行う．
④適応の段階	患者は，乳房喪失という事実に折り合いをつけ，乳房喪失により生じたさまざまな問題に対して前向きに取り組むようになる．問題解決に必要な情報を積極的に提供する．そして，患者が問題を解決し，「またやっていける」と自信をもつことができるよう支援する．

看護援助[1]を**表Ⅴ-1-3**に示す．

d. 社会復帰への支援

　退院指導の目的は，患者が手術後の身体で退院後の生活にうまく適応できるよう，退院後の生活に向けて心身の準備を整えることである．まず，手術によって身体がどのように変化したか，退院後に行う必要のあるセルフケア内容は何かなどを説明し，手術による身体の変化とその影響を患者や家族と共に確認する．次に，これらの情報をもとに自分の生活を振り返ってみるように促し，必要とするセルフケア内容をどのように実行できそうか，実行にあたって困難・問題はありそうか，どのように対応可能かなどについてじっくり考えられるよう促す．問題への対応策を考える際には，社会資源についての情報を積極的に提供する．

　退院後は，退院前に準備した対応策がうまく機能しているかどうかアセスメントし，まだ解決できていない問題や新たに生じた問題への対応策を患者とともに検討する．手術により身体の形態・機能が変化した患者は，日常生活や社会生活に復帰する過程で喪失感を強くしたり，以前の自分ではないことを痛感したりして自己価値の低下を体験することが多い．外来看護師は患者が手術後の自分を受け入れることができるよう継続して支援する必要がある．

　また，がんの手術では，手術中に切除した組織の固定標本を用いて術後病理診断が行われ，確定した診断名と病期に応じて，術後補助療法を含めた今後の治療方針が決定する．入院期間が短縮化している現在，患者は術後病理診断の結果を外来で聞くことが多い．診断の結果によっては，社会復帰の見通しも術前に考えていたものとは大きく異なってくる．外来看護師は診断の場面に同席し，患者が現実を受け止められるよう支援する必要がある．必要時には，今後の治療方針について患者が意思決定できるよう，また，社会復帰の計画を変更できるよう支援する必要がある．

▌引用文献▌

1)　佐藤まゆみ：ボディイメージの変化についての理解とケア．月刊ナーシング24（2）：44-47，2004

化学療法を受ける患者の看護

A. 化学療法前の援助

1 ● アセスメント

a. 使用する抗がん薬のアセスメント

　抗がん薬はそれぞれ特徴や**副作用**が異なる．使用する抗がん薬や治療計画（**レジメン**，p.130参照）を理解し，正しく投与するとともに，指示が適切かをアセスメントすることが重要である．また，各抗がん薬により，いつ，どのような副作用が出現するのかについても知っておき，看護計画や患者教育に活かすようにする．

b. 患者の身体状態のアセスメント

　化学療法は，がん細胞だけでなく正常細胞にも影響を与える治療法である．身体の状態によっては化学療法の実施がむずかしくなることもある．心・肺・肝・腎・造血器等の機能，栄養状態，**パフォーマンスステータス**（performance status：**PS**），ADLなどから身体状態をアセスメントしておく．過去に治療を受けている場合はその副作用の影響や，疼痛などがんによる症状，がん以外の併存疾患に伴う症状などもアセスメントする．

c. 患者の心理・社会的アセスメント

　患者や家族が疾患や治療についてどのように理解して治療を受けることを決定したのか，どのような気持ちで治療に取り組もうとしているか，副作用や対処法についてどのように理解しているか，気持ちの落ち込みはないかなどを確認する．

　化学療法を受けることにより，費用負担が大きい，仕事を休まなければならない，家事や育児を行うのが大変になるなど，生活や仕事，経済面，家庭における役割など社会生活への影響や，患者の支援になりうる家族員や社会資源についてもアセスメントしておく．

d. 患者のセルフケア能力

　化学療法中，患者は感染予防などさまざまなセルフケアを行う必要がある．実施予定の化学療法ではどのようなセルフケアが必要なのかを予測し，現時点での患者のセルフケア能力で必要な行動がとれるのか，セルフケアを補う働きをする家族員や社会資源の有無などをアセスメントする．

2 ● 看護目標

- 使用する抗がん薬や患者の心身の状況により，起こりうる副作用を予測する
- 患者が必要なセルフケア行動を習得できるように支援する

3● セルフケア教育

セルフケア実施の前段階として，前述のような身体・心理・社会的側面のアセスメントを行い，できるだけ身体状態を整えるための支援，治療に向き合えるよう気持ちの表出や整理などの心理的支援，疾患や治療についての理解を促進する支援，利用できる社会制度についての情報提供など化学療法による社会生活への影響をできるだけ最小限にするための支援を行う．これらにより，化学療法に伴う問題を最小限にし，化学療法を受けるための準備状態を整えるようにする．

セルフケア教育としては，起こりうる副作用や，行うべきセルフケアの時期・内容を患者がイメージしやすいように説明する．患者が自分の状態や起こっている症状をセルフモニタリングし，必要時には医療者に報告できるように，患者日誌などを活用することも有効である．また，副作用を予防・軽減するために行うべき対処方法を患者の生活に取り入れるためにはどのようにすればよいのか，どのようなサポートが必要なのか・得られるのかについて検討する．これまでに治療経験がある患者については，過去の副作用への対応法などの情報を得て，今回のセルフケアに活かすようにする．

B. 化学療法中の援助

1● 看護目標

- 安全・確実に薬剤の投与管理を行う
- 副作用を早期に発見・介入し，軽減する
- 患者がセルフモニタリングやセルフケアをより効果的に行えるように支援する

2● 看護活動

a. 安全・確実な投与管理

前述のように，抗がん薬は正常細胞にも大きな影響を与えるため，治療計画どおりに抗がん薬を確実に投与することが非常に重要である．正しい薬剤を適切な量・速度で，正しい治療間隔・順序・投与経路・医療器材で投与しているか十分確認する．併用薬品の投与や薬物どうしの相互作用にも注意する．

b. 副作用のアセスメントと看護援助

化学療法中は，細やかな観察・アセスメントにより副作用を早期に発見し，早期に対処することが重要である．身体的な症状だけでなく，長期間治療が続くことでの仕事や生活への影響，それに伴う心理的な問題にも目を向けるようにする．

化学療法の副作用は多岐にわたる（**表V-2-1**）．また，時期によって発現しやすいものは異なる．適切な時期に副作用を予防・軽減するための看護援助を行うとともに，患者がセルフモニタリングやセルフケアを行えるよう患者教育を実施する．治療中は，セルフケアの実施状況や効果についてを患者と共に評価し，患者の意欲を維持できるようにする．

(1) 過敏症

過敏症とは，異物の侵入によって生体に生じるアレルギー反応のことである．抗がん薬

表Ⅴ-2-1　化学療法による主な副作用

血液毒性	白血球減少, 好中球減少, 貧血, 血小板減少
消化器毒性	悪心・嘔吐, 食欲低下, 下痢, 便秘
粘膜障害	口内炎, 口腔内潰瘍, 食道炎, 出血性膀胱炎
肺毒性	間質性肺炎, 肺線維症
心毒性	心筋障害, 心電図異常, 不整脈, 心不全
肝毒性	肝機能障害, 肝壊死
腎毒性	腎機能障害, 尿細管障害, タンパク尿
神経毒性	末梢神経障害, 中枢神経障害
皮膚・毛髪毒性	角化, 肥厚, 色素沈着, 発疹, 蕁麻疹, 乾燥, ざ瘡様皮膚炎, 爪床変化, 爪囲炎, 脱毛
過敏症状	呼吸困難, 血圧低下, 血管性浮腫, 蕁麻疹, 顔面紅潮, 紅斑, 胸痛, 頻脈
その他	高血圧, 電解質異常, 生殖機能障害, 性機能障害, 二次がん, 腫瘍崩壊症候群, 血栓, 甲状腺機能障害　など

や併用薬などによる過敏症では, 発疹や瘙痒感, 呼吸困難やくしゃみ, 喘鳴, 発熱, 悪心・嘔吐, 腹痛や下痢, 血圧低下などの症状を呈する. 過敏症が起こりやすい抗がん薬には, タキサン系や白金製剤などがある. 抗がん薬の中でもリツキシマブやトラスツズマブ, セツキシマブなどの抗体医薬品による症状は一般的な過敏症とは区別され, **インフュージョン・リアクション**といわれる.

　アセスメントとしては, 過敏症歴や以前の化学療法での過敏症発症の有無と状況, 気管支喘息やアトピー性皮膚炎の既往歴などを事前に確認する. また, 投与する薬剤の過敏症発現頻度や, 発現が多いタイミング(投与何分後, 何回目の投与時など), その抗がん薬で過敏症を起こしやすい患者の特徴, 過敏症予防薬も理解しておく. 過敏症を起こしやすい抗がん薬投与時は, より細やかな観察により異常の早期発見を行う. 治療前に患者に過敏症について説明し, 異常を感じたらすぐに知らせるよう伝えておくことは重要である. 過敏症が発現したらすぐに投与を止め, 速やかに医師に連絡し, 症状の観察やバイタルサインの測定, 症状に応じた投薬, 酸素投与等の処置を行う. 重症であれば救急処置や入院による対応が必要になることもある.

(2) 血管外漏出

　抗がん薬の**血管外漏出**は, 抗がん薬が血管内ではなく血管周囲の皮下組織に漏れ出した状態のことである. 抗がん薬はその組織傷害性の程度によって, ①**起壊死性抗がん薬**(少量の漏出でも組織の壊死や難治性潰瘍形成の可能性があるもの), ②**炎症性抗がん薬**(発赤・腫脹などの炎症性反応を起こすが一般的には潰瘍形成まではいたらないもの), ③**非壊死(炎症)性抗がん薬**(炎症も起こしにくいもの)の3つに分けられる. 起壊死性抗がん薬には, アントラサイクリン系, ビンカアルカロイド, タキサン系抗がん薬などがある. 投与する抗がん薬の組織傷害性の程度, 高齢・糖尿病の既往・化学療法を繰り返しているなどによる血管の脆弱性, 血管を穿刺している部位や留置針の固定方法, 複数回の穿刺など血管確保上の問題, 投与速度や薬液の血管刺激性などをアセスメントする. 予防法は,

適切な部位の血管に穿刺し針を確実に固定すること，定期的な穿刺部位や滴下状態の観察，痛みや違和感があればすぐに知らせるようにという患者教育などである．血管外漏出が起こったらただちに抗がん薬の投与をやめ，ステロイドの皮下注射など適切な処置を行う．場合によっては皮膚科に受診し，処置を実施する．

(3) 悪心・嘔吐

　化学療法で**悪心・嘔吐**を起こしやすい患者の特徴として，女性，若年者，妊娠中のつわりが強い，化学療法への不安が強いなどがある．治療前にこのような患者の特徴を把握しておく．また，使用する抗がん薬が悪心・嘔吐を起こす程度・頻度や，これまでの化学療法時の悪心・嘔吐発現状況と対処法，患者の不安，抗がん薬以外の悪心・嘔吐を起こす要因（医療用麻薬性鎮痛薬の使用，腹膜播種によるサブイレウス状態，電解質異常等）などから悪心・嘔吐の可能性をアセスメントしておく．悪心・嘔吐の頻度・程度が強い抗がん薬には，ドキソルビシン，エピルビシン，シクロホスファミドなどがあるが，そのほかでも多くの抗がん薬で悪心・嘔吐は起こりうる．悪心・嘔吐がいつ頃起こるか，どのような対策があるかを治療前に患者に説明しておき，患者が心構えをし，また，対策があることを知って不安が軽減できるようにする．

　制吐薬は使用する抗がん薬の悪心・嘔吐発現のリスクに合わせて適切に予防的に用いる．使用後はその効果を評価し，効果が十分でなければ他の制吐薬への変更も検討する．

　悪心・嘔吐の状況や誘発因子を確認し，予防策を検討しておくことも重要である．たとえば，食事のにおいで悪心が誘発される時には，配膳時にマスクの着用，食前の制吐薬投与など，事前の対策を講じる．悪心・嘔吐発現時には，食事摂取量や食事内容の変化，悪心・嘔吐が日常生活や全身状態に与えている影響などをアセスメントし，制吐療法の強化，食事の工夫や輸液などによる対応，セルフケアの代行，心理的な援助などを行う．

　以前の化学療法時の悪心・嘔吐などが原因で，抗がん薬投与前から悪心・嘔吐が発現する予期性悪心・嘔吐がある場合は，抗不安薬の投与を行う．

(4) 食欲不振・味覚障害

　食欲不振の原因としては，悪心・嘔吐，味覚障害，口内炎，倦怠感，下痢や便秘，ストレスなどさまざまなものがある．食欲不振や味覚障害は多くの抗がん薬で発生するといわれる．何が原因かをアセスメントし，改善が可能なものは改善を図る．食事量や摂取できている食品から，どのようなものであれば食べられるのかについてアセスメントし，さっぱりした喉ごしのよい食事など，患者が食べやすいものを検討する．1回量を少なくして数回に分けて食べる，家族と会話しながら楽しく食べる，栄養補助食品を利用するなどの工夫も行う．

　味覚障害の症状は，味が薄い・感じにくい，醤油を苦く感じる，甘みがいつもより強い，何も口に中にないのに苦みなどを感じる，まったく味覚がしないなどである．口腔内の観察を行い，唾液の分泌や口腔内の乾燥状態，味覚障害の具体的状況，セルフケア状況などを確認する．ケアとしては，口腔内の清潔・保湿の実施，飴やガムなどにより唾液の分泌を促す，味つけの工夫などを行う．亜鉛不足による味覚障害の場合は，亜鉛の補給を行う．

(5) 好中球減少・感染

　抗がん薬の骨髄抑制により，白血球，なかでも体内に侵入した細菌や真菌を貪食する役

割をもつ好中球が減少する．一般的に抗がん薬投与7〜14日後に最も減少し，21日後頃には回復する．**好中球減少**時期の発熱は，**発熱性好中球減少症**（febrile neutropenia：FN）とよばれ，抗菌薬投与などの速やかな対応が必要となる．好中球減少は多くの抗がん薬で起こるため，各抗がん薬による好中球減少時期や程度を理解し，好中球数の推移の把握とともに，感染しやすい部位や症状をよく観察して感染徴候を早期に発見する．高齢，う歯や痔などの感染源の有無や，前治療での好中球減少の状況など患者のリスク要因のアセスメントも重要である．感染予防には患者のセルフモニタリングやセルフケアが大切なため，清潔にかかわるセルフケアの実施状況を把握し，含嗽や手洗い，身体の清潔保持などが適切に行われるよう患者教育を行う．

(6) 便秘・下痢

①便　秘

抗がん薬の中でもビンクリスチンやパクリタキセルなどの微小管阻害薬は**便秘**を起こしやすい．抗がん薬だけでなく，セロトニン受容体拮抗制吐薬でも便秘を起こすことがある．化学療法前の患者の排便習慣を把握し，便秘に影響するようながんの状態や既往歴（開腹術後，がんによる腸管の狭窄など）がないか，医療用麻薬性鎮痛薬など便秘を起こしやすい薬剤併用の有無などを確認する．化学療法開始後は排便状況の変化，食事や水分摂取量，生活リズムなどの変化，悪心・嘔吐などの排便に関連する副作用をアセスメントする．便の性状や排便パターンのアセスメントにより，適切な下剤の選択や内服回数の検討を行うとともに，患者が排便コントロールのセルフケアを行えるよう説明を行う．また，食事制限がなければ食物繊維やプロバイオティクスが含まれる食品（善玉菌含有食品）の摂取，十分な量の水分摂取などの食生活の工夫，散歩など腸を動かすための適度な運動，十分な睡眠をとるなど，生活リズムを整える方法を患者と検討する．

②下　痢

抗がん薬による**下痢**は，投与直後から24時間以内に起こる急性の下痢と，投与24時間以降から14日間程度に起こる遅発性の下痢がある．イリノテカン，フルオロウラシル，アファチニブなどは下痢を起こしやすい抗がん薬である．また，治療中の免疫力の低下，抗菌薬の使用による腸内細菌叢の変化，精神的要因なども下痢の原因となる．化学療法前には，治療前の排便状況や下痢を起こす要因の有無を把握しておく．下痢発現時は，回数や性状，食事摂取量，腹痛や下痢による肛門周囲の皮膚の状態変化などを確認する．ケアとして適切な止痢薬の投与，消化がよく水分の多い食事や電解質の補給，排便時に肛門部洗浄による皮膚障害の予防，皮膚障害が発生した場合の適切な処置などを行う．

(7) 脱　毛

抗がん薬により**脱毛**の程度は異なるので，使用する抗がん薬による脱毛の程度を確認し，高頻度に起こる場合は脱毛による生活や仕事，心理面への影響などをアセスメントする．脱毛しやすい抗がん薬には，タキサン系，ドキソルビシン，シクロホスファミドなどがある．初回の抗がん薬投与後2週間前後くらいで脱毛が始まるので，事前に脱毛し始めてから再度生えそろうまでの時期の目安の説明，洗髪方法や抜けた毛の処理方法の説明，頭皮をカバーするキャップやウィッグの準備のための支援を行う．毛髪だけでなく眉毛やまつげが抜けることもあるので，その場合はメイクの方法やメガネの装着などについて患者と

検討する.

(8) 皮膚障害

①手足症候群

手足症候群とは，手掌や足底，爪などに起こるびまん性（限局しておらず，広範囲に広がっている状態）の炎症性皮膚障害で，皮膚の紅斑，腫脹，色素沈着，過角化，落屑，亀裂，水疱，びらん，潰瘍，爪の変化などの症状が起こる．フッ化ピリミジン系，ソラフェニブなどのマルチキナーゼ系抗がん薬などで起こりやすい．生活への支障として，ペットボトルを開ける，雑巾を絞るなどの動作が困難となる．重度になると立位保持や歩行が困難になることもある.

②EGFR阻害薬に伴う皮膚障害

セツキシマブやエルロチニブなどの**EGFR阻害薬による皮膚障害**は，治療当初はニキビのようなざ瘡様皮疹が出現し，1ヵ月ほどすると皮膚の乾燥，2ヵ月ほどすると爪囲炎などと，出現する症状が時期により変化することが特徴である．皮膚障害を予防・緩和して治療を継続できるようにすることが重要である.

①，②どちらの場合も治療前や治療後の皮膚の状態，皮膚に影響を与える基礎疾患や栄養・排泄状態，スキンケアについての患者の認識や習慣，水仕事が多い，仕事中に保湿しづらいなどスキンケアに影響する日常生活や仕事の内容，投与される抗がん薬の皮膚障害発現の程度，過去の治療による皮膚障害の既往などをアセスメントする．皮膚障害へのケアの基本は，**保湿，清潔，皮膚への刺激を最小限にする**（荷重や摩擦を避ける，締めつける服や靴を避けるなど）ことである．皮膚障害のリスクがある抗がん薬投与の場合は，化学療法開始時から保湿などのセルフケアを行うよう説明する．症状が出現したら，ステロイド軟膏の塗布や，爪囲炎に対するテーピングなどのケアを行う．皮膚障害は外見への変化を伴うため，心理社会面にも配慮し，**アピアランスケア**（外見へのケア）も検討する.

(9) 末梢神経障害

パクリタキセル，ビンクリスチン，オキサリプラチンなどで**末梢神経障害**が発生する．末梢神経には感覚神経，運動神経，自律神経があり，障害された神経により異なる症状が起こる．感覚神経障害では感覚鈍麻やしびれなどの症状が，運動神経障害では筋力や腱反射の低下が，自律神経障害では便秘や排尿障害，起立性低血圧などが発生する．使用する抗がん薬により起こりやすい末梢神経障害の症状を確認し，症状の早期発見，継続的な観察を行う．末梢神経障害に著効する治療法はほとんどないため，症状発現時には抗がん薬の減量や休薬を行い，症状を重篤化させないようにする．細かい作業がしづらいなどの末梢神経障害による日常生活の支障を患者からよく聞き取り，補助具の利用など支障を補う方法について話し合ったり，感覚鈍麻によるけがや転倒，やけどなどを予防したりする方法を検討する.

(10) 生殖機能障害

抗がん薬により生殖機能への影響が起こることがある．生殖年齢にある患者にとって，化学療法により生殖機能が失われる，すなわち子どもをもつことができないかもしれないということは，その後の人生に大きな影響を及ぼす．シクロホスファミドなどのアルキル化薬，シスプラチンなどの白金製剤は卵巣への毒性が高く，無月経や早発閉経，卵子数の

減少などが起こりうる．その障害は一過性のこともあるが，永久的に**妊孕性**（妊娠する力）が失われることもある．男性については，ほぼすべての抗がん薬が一過性の精巣毒性をもつと考えられており，精巣細胞の幹細胞が障害されると不可逆的造精機能障害が生じる．

　このような生殖機能への影響に対して，**生殖機能温存治療**も進歩してきている．女性であれば卵子や卵巣組織，男性であれば精子を治療開始前に凍結保存しておくことで，将来子どもをもつ可能性を残すことができる．生殖機能への影響と温存治療についての情報を治療前に提供し，温存治療を受けるかどうかの意思決定支援を行うことは，小児期やAYA世代にがんに罹患した患者の将来への支援として重要である．ただし，がん患者についてはがん治療が最優先であり，がん治療が遅れることなく生殖機能温存治療が遂行されることが大原則であることを忘れてはならない．

C. 曝露対策

1● 抗がん薬曝露による医療者への影響

　抗がん薬が患者以外の人の体内に吸収されることを**抗がん薬曝露**という．抗がん薬に多く接する部署で働く医療者は，患者と比較すると1回量は微量であるが，多種類の抗がん薬に毎日のように接し，それが長期間に及ぶことがあるため，曝露による健康への影響が大きくなるおそれがある．

　抗がん薬の**職業性曝露**による健康障害には，頭痛や吐き気，喘息様症状などの急性症状と，発がん性や，分娩異常・胎児への傷害などの生殖毒性，DNAや遺伝子の突然変異などの晩期障害がある．十分な曝露対策を行っている場合は遺伝子損傷が少ないという研究結果[1]もあるため，医療者はできるだけ抗がん薬曝露を予防する必要がある．

2● 抗がん薬曝露の経路と発生状況

　抗がん薬の曝露経路は主に以下の3つがある．

①抗がん薬が皮膚や粘膜に付着したり，抗がん薬の調製や投与の際に使用した針を誤刺したりすることによる皮膚からの接触や吸収

②抗がん薬の調製時や投与時などに発生したエアロゾル（気体中に浮遊する微小な液体または固体の粒子）や，経口抗がん薬の粉末を吸入することによる気道からの吸収

③抗がん薬が付着した手で飲食や喫煙などを行うことによる口からの摂取

　抗がん薬投与にかかわるさまざまな場面で曝露する可能性がある（**図Ⅴ-2-1**）．また，抗がん薬を調製する場所の周囲や病室内，トイレ内，ナースステーション内などの拭き取り調査で抗がん薬が検出されることもあるため，抗がん薬を取り巻く環境には曝露のリスクがあるという意識をもつようにする．抗がん薬投与後数日は，患者の体液や排泄物中にある抗がん薬に曝露する可能性もあるので，取り扱いの際は注意を要する．

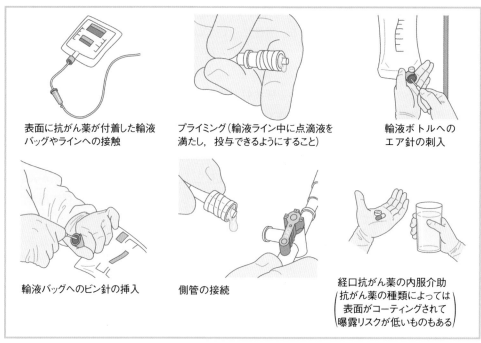

図Ⅴ-2-1　抗がん薬取り扱い時に曝露する可能性がある場面

［平井和恵ほか（編）：見てわかるがん薬物療法における曝露対策, p.33, 医学書院, 2016 を参考に作成］

3●曝露対策

　抗がん薬曝露予防用の機械・器具を用いて抗がん薬を調製・投与することや，**個人防護具**（personal protective equipment：**PPE**）により**曝露対策**を講じることで，医療者の健康被害を最小限に抑えることができる．個人防護具には，手袋，ガウン，ゴーグル，マスクなどがあり，施設基準に則り，抗がん薬の調製時や投与時，患者の排泄物等の取り扱いの際に着用する．皮膚や目に抗がん薬曝露が起こった際は，速やかに流水で洗い流すなどの対処を行う．大量に曝露した際は皮膚科や眼科を受診する．

D. 化学療法（終了）後の援助

　化学療法の終了後も，臓器毒性，末梢神経障害，味覚障害，ケモブレイン（化学療法が原因で生じる認知障害で，記憶力・集中力・作業能力等が一時的に低下する症状），間質性肺炎などが発生および継続することがある．不可逆的なものもあるため，治療終了後も継続したセルフケアが行われるよう患者教育を行う．また，間質性肺炎などは発現時の徴候を伝えておき，症状が出現したら受診するよう説明しておく．

　性機能障害，生殖機能障害，二次がんなど，化学療法後数ヵ月から数年後に起こる晩期障害もある．また，小児や若年者については，化学療法により低身長，筋・骨格・軟部組織への影響などの身体的問題や学習障害などが後遺症として起こることもある．晩期障害の可能性について事前に説明を行っておくことと，継続的なフォローアップが必要となる．

‖ 引用文献 ‖

1) Kopjar N, Garaj-Vrhovac V：Application of the alkaline comet assay in human biomonitoring for genotoxicity: a study on Croatian medical personnel handling antineoplastic drugs. Mutagenesis 16：71-78, 2001

3 内分泌療法を受ける患者の看護

　内分泌療法は，性ホルモンを遮断することでがんの増殖の抑制を目指し，主に乳がん，前立腺がん，子宮体がんに対して行われる．閉経後の更年期症状の緩和を目的とするホルモン補充療法と混同しないよう注意する．同じがん種であっても，患者個々の臨床病期や病理学的診断により，使用される内分泌療法薬の種類や投与期間，投与方法は異なる（p.126参照）．また，治療は長期にわたることが多いため，患者が内分泌療法の適応や目的，副作用やセルフケアをよく理解し，治療を継続して受けられるよう，教育的なかかわりや療養生活へのサポートをすることが重要である．

A. 内分泌療法前の援助

1 ● アセスメント（表Ⅴ-3-1）

　内分泌療法薬（表Ⅴ-3-2）は，内服または注射で投与される．治療の継続のためには，治療や副作用へのセルフケアの必要性に関する患者の理解が重要なため，治療開始前に患者の理解および受け止め方・心理状態について確認する．とくに乳がん患者の場合には，治療の影響がセクシュアリティや妊孕性へも及ぶため，挙児希望について確認する．

　また，治療やその副作用による生活への影響などのリスクを予測する必要があるため，併存疾患・治療歴，家族の既往歴（骨粗鬆症など），社会的な役割の状況，ソーシャルサポート，経済状態についてアセスメントする．

2 ● 看護目標

• 内分泌療法の必要性を理解し，治療に向けての準備を整えることができる．

3 ● 看護活動

a. 内分泌療法への理解や受け止めを促す支援

　患者が，内分泌療法の目的や内容について十分に理解していなかったり，疑問があるような場合には，わかりやすい言葉で説明するとともに，必要に応じて再度医師からの説明を受けられるようにする．内分泌療法の副作用は化学療法より影響が少ないと考えられがちである．しかし患者は，**ほてりや発汗**などの**更年期様症状**や**性機能の低下**の可能性があるため，生活の変化に対する懸念を抱くことがある．患者に，がんの診断や治療の経過における体験や生活状況の語りを促し，感情を共有し支持する支援が必要である．

b. セルフケア教育

　ほてり，のぼせ，発汗などの更年期様症状に対しては，衣類による調整や室温の調整，

表V-3-1　内分泌療法を受ける前の患者のアセスメント

疾病に関連する情報	病名，病期，治療経過，閉経状態，ホルモン受容体の有無，PSA値（前立腺特異抗原）
治療内容・方法	薬品名，投与方法，投与期間 併用薬（カルシウム，抗RANKL抗体　ほか）
内分泌療法への理解および受け止め	治療目的や治療内容，生じうる副作用をどのように理解し受け止めているか
併存疾患・治療歴	血管・循環器系の疾患，骨・関節関連の疾患 う歯・歯槽膿漏
家族歴	骨粗鬆症
心理状態	治療に対する不安や心配の程度・内容
社会的な役割の状況	就労状況，家事・育児・介護の状況
セクシュアリティ	妊娠・出産の希望，性生活の変化
ソーシャルサポート	家族・友人・知人からのサポートの状況
経済状態	医療費・通院費による負担の程度

注）黒字：内分泌療法に共通の項目，赤字：乳がん患者の項目，青字：前立腺がん患者の項目.

表V-3-2　内分泌療法薬の種類，薬剤名，方法，副作用

種　類	薬剤名（商品名）	適　応	方　法	副作用
抗エストロゲン薬	タモキシフェンクエン酸塩（ノルバデックス®），トレミフェンクエン酸塩（フェアストン®）	閉経前乳がん，閉経後乳がん	内服	更年期様症状，閉経後乳がんにおける子宮体がん発症リスクの上昇
	フルベストラント（フェソロデックス®）	閉経後乳がん	4週間に1回筋肉内注射	ほてり，皮下硬結
アロマターゼ阻害薬	アナストロゾール（アリミデックス®），レトロゾール（フェマーラ®），エキセメスタン（アロマシン®）	閉経後乳がん	内服	更年期様症状，関節痛，骨痛，骨塩量減少，骨粗鬆症，頭痛，悪心
プロゲステロン薬	メドロキシプロゲステロン酢酸エステル（ヒスロンH®）	閉経前乳がん，閉経後乳がん	内服	体重増加，浮腫，血栓症
LH-RHアゴニスト	ゴセレリン酢酸塩（ゾラデックス®など），リュープロレリン酢酸塩（リュープリン®など）	閉経前乳がん，前立腺がん	4週間または12週間または36週間に1回皮下注射	更年期様症状，アンドロゲン低下による諸症状，骨塩量減少，皮下硬結
抗男性ホルモン薬	フルタミド（オダイン®），ビカルタミド（カソデックス®），クロルマジノン酢酸エステル（プロスタール®）	前立腺がん	内服	アンドロゲン低下による諸症状，肝障害，乳房腫脹・乳房痛
	エンザルタミド（イクスタンジ®）			疲労感，食欲不振，脱力感
	アビラテロン酢酸エステル（ザイティガ®）			肝障害，低カリウム血症，浮腫，高血圧
女性ホルモン薬	エストラムスチンリン酸エステルナトリウム水和物（エストラサイト®），エチニルエストラジオール（プロセキソール®）	前立腺がん	内服	アンドロゲン低下による諸症状，心血管障害，血栓症，消化器症状
LH-RHアンタゴニスト	デガレリクス酢酸塩（ゴナックス®）	前立腺がん	4週間に1回皮下注射	アンドロゲン低下による諸症状

酸味や香辛料の強い食事を避けるように指導する。乳がん患者に対しては，大豆イソフラボンには弱いエストロゲン作用があるので，サプリメントとして摂取するのは避け，大豆食品として摂取するよう勧める。市販の健康食品の摂取やアロマオイルの使用を希望する際には，女性ホルモン様の成分が含まれていることがあるので，成分を確認し，医師に相談するよう促す。

体重増加の予防は，食事摂取の内容や量，時間を見直すとともに，ウォーキングや水泳などの運動を取り入れるのもよい。骨密度の低下に対しては，運動やカルシウムの摂取のほか，日常生活で転倒しないよう注意を促す。抗RANKL抗体が投与されている時に，う歯や歯槽膿漏の治療を受ける場合は，顎骨壊死のおそれがあるため，歯科医に治療内容を伝えるよう注意を促す。

c. セクシュアリティへの支援

患者のパートナーが，性生活によって性ホルモンが刺激され，がんの病勢を強めたり再発・転移を誘発するのではないかと心配することがある。そのような心配はないことを説明し，不安の軽減を図る。ただし，乳がん患者で内分泌療法を受けている時の妊娠は，催奇形性の問題があり避けるべきと指摘されている[1]ため，必ず避妊するよう注意を促す。

d. 妊孕性温存への支援

閉経前初発乳がん患者への内分泌療法は5年間行われるため，治療終了後の年齢によっては自然妊娠がむずかしい場合がある。治療開始前に，受精卵凍結保存等によって妊孕性を温存する方法もあるので，妊娠・出産の希望の有無を把握し，希望がある際には，主治医や産科医と相談するよう促す。

e. 経済的問題への支援

内分泌療法の治療は長期にわたるため，高齢者や一人親世帯などで経済的な困難が予測される時は，医療ソーシャルワーカー（MSW）と連携し支援していく必要がある。

B. 内分泌療法中の援助

1 ● アセスメント （表Ⅴ-3-3）

内分泌療法薬による治療の継続には，治療に対するアドヒアランスや，副作用へのセルフモニタリングとセルフケアが欠かせないため，アドヒアランスの状況やセルフケア能力をアセスメントする。また，治療開始前には，内分泌療法薬による副作用を抗がん薬よりも軽いと考えて日常生活への影響が少ないと予測していることが多く，実際に副作用に直面して心理的・社会的困難を生じることも少なくないため，バイタルサインや副作用の内容・程度，生活の状況，セクシュアリティ（性生活の変化），心理状態などをアセスメントする。そして，周囲の人々の協力を得られるよう支援するため，社会的な役割の状況，家族の治療に対する理解や協力の状況，ソーシャルサポートなどをアセスメントする。

表V-3-3　内分泌療法を受けている患者のアセスメント

疾病に関連する情報	PSA値
治療に対するアドヒアランス	内服の場合，服用忘れの有無
心理状態	治療に対する不安や心配の程度・内容
社会的な役割の状況	就労状況，家事・育児・介護の状況
セクシュアリティ	妊娠・出産の希望，性生活の変化，月経の状況
ソーシャルサポート	家族・友人・知人からのサポートの状況
経済状態	医療費・通院費による負担の程度
副作用	ほてり・発汗・のぼせ，不眠，抑うつ，不正出血，関節痛，骨痛，骨塩量減少，頭痛，悪心，体重増加，浮腫，血栓症，皮下硬結，性交痛，帯下の変化 ほてり・発汗・のぼせ，疲労感，集中力低下，筋力低下，抑うつ，意欲の低下，性欲低下，勃起障害，自律神経失調症，肝機能障害，乳房腫脹・乳房痛，心血管障害，血栓症，消化器症状，皮下硬結，骨塩量減少
バイタルサイン	血圧の変化
セルフケア能力	副作用への理解および受け止め 食事・運動など日常生活におけるセルフケアの内容
生活の状況	副作用による生活への影響

注）黒字：内分泌療法に共通の項目，赤字：乳がん患者の項目，青字：前立腺がん患者の項目

2 ● 看護目標

- 副作用をセルフモニタリングし，日常生活におけるセルフケアができる
- 治療に伴う心理的，社会・経済的問題に対して，家族や友人など周囲の人々の理解と協力を得ることができる

3 ● 看護活動

a. セルフモニタリングを促す支援

　内分泌療法薬ごとに特徴的な副作用について説明し，体調の変化に気づけるように指導する．日記などに副作用の症状と程度や出現時期を記録するように促すとよい．ほてりや発汗は，生活行動や食事，環境の変化などによって出現することがあるので，誘因として可能性があるような事柄をメモしておくことを勧める．体重は毎日一定の時間に同じ条件下で測定するよう促す．不正出血は量や色調，持続日数などを記録する．

b. 副作用へのセルフケア支援

　患者が取り組んでいるセルフケアを把握し，適切な取り組みをしている時は，肯定的に支持し，取り組みの継続を促す．

　女性乳がん患者では，エストロゲンの低下により腟壁が萎縮し，潤滑性の低下や自浄作用の低下をきたし，帯下の増加や性交痛が生じることもある．帯下の増加に対しては，清潔の保持を促す．性交痛に対しては，水溶性の腟潤滑ゼリーの使用を勧めるとよい．アロマターゼ阻害薬による手のこわばりがある時は，離握手（グー・パーを繰り返す）運動を，膝の関節痛に対しては，動作の前に屈伸運動などの準備運動をするよう促す．

　前立腺がん患者では，**男性性機能障害，抑うつ感や活力の低下，不眠**を訴えることがある．患者のつらさに寄り添うかかわりが重要である．また，抗不安薬，睡眠導入薬の処方が必要になることもある．**女性化乳房**による乳房痛に対しては，乳頭をガーゼで保護し衣類でこすれるのを防ぐとよい．筋力低下や皮下脂肪の増加を防ぐための食生活や運動の工夫も必要である．

c. 心理・社会的支援

　副作用による煩わしさのために，日常の活動が低下したり外出を控えたりして，生活への支障を生じることがある．薬を飲むたびに，がん患者である自己と対峙する苦痛を訴える場合もある．また，内分泌療法による性機能低下により，女性らしさや男性らしさの喪失感を抱くことがある．患者個々の心理的苦痛に寄り添い，生活や社会での活動への影響を軽減する方法を一緒に検討する必要がある．

d. 家族の支援

　家族に対しても内分泌療法薬ごとに特徴的な副作用について説明し，理解を促す．とくに，気分の変調やイライラ感などへの家族による理解と心理的サポートの重要性を伝える．関節痛や骨痛，倦怠感，頭痛などの副作用により日常生活や家事への影響が生じることもあるので，患者の家庭での役割について家族の協力と支援を促す．

C. 内分泌療法後の援助

　タモキシフェンが胎児に与える影響では催奇形性が報告されている[2]ため，女性乳がん患者が挙児を希望する際には，内分泌療法終了後2ヵ月は妊娠を避けるよう説明する．

引用文献

1)　日本乳癌学会（編）：乳癌診療ガイドライン①治療編，2018年版，p.12-17，金原出版，2018
2)　日本がん・生殖医療学会（編）：乳がん患者の妊娠・出産と生殖医療に関する診療の手引き，2017年版，p.84-85，金原出版，2017

4 放射線療法を受ける患者の看護

A. 放射線療法前の援助—治療計画CT撮影と治療開始に向けた援助

1 ● アセスメント

a. 医師からの治療内容の説明に対する受け止め方

患者および家族が，放射線治療の目的，具体的な方法（照射方法，1回線量，分割回数，総線量，照射日数），治療の効果，併用する治療方法，放射線の有害事象についての医師からの説明を，どのように理解しているかを把握する．

b. 放射線治療を行う際に影響する身体症状

放射線治療は，必要な回数を同じ部位に正確に照射すること（**再現性**）が重要である．そのため，治療のための寝台は硬いボードで体の沈み込みによる位置移動がないものを用いる．治療体位の保持に影響を及ぼす疼痛や呼吸苦などの身体症状を把握する．

c. 放射線治療を行う際に影響する心理・社会的要因

放射線治療に対する不安など，精神心理的側面の情報を得る．通院治療が可能な放射線治療の場合，治療継続可能な状況にあるか，仕事や家庭生活など社会的側面も含めて治療開始までに情報を得てアセスメントを行う．

2 ● 看護目標

- 患者が放射線治療について十分理解したうえで，納得して治療に臨むことができる
- 治療体位が保持できるよう身体症状がコントロールされ，起こりうる有害事象や生活上の注意点について理解して治療に臨むことができる

3 ● 看護活動

a. 放射線治療の安全性に関する正しい知識，情報の提供

放射線に関する不安を取り除き，安心して治療を受けられるよう援助する．

b. 治療スケジュールについての説明，治療可能な予約時間等の調整

放射線治療は，長い治療では7週間で35回の通院治療に及ぶこともある．患者の身体状況，社会的状況を考慮し，治療内容，治療回数をふまえ，通院治療ができるだけ負担にならないよう，生活と治療のバランスについて可能な限り患者と共に調整をする．

c. 治療上の制限についての説明

放射線治療時には，体位の制限だけでなく，食事制限や排尿のタイミングを調整することで照射部位に近い臓器の放射線量の低減を図ることがある．

d. 治療装置の見学

とくに小児がんで放射線治療を受ける患児の場合，治療装置や環境，医療者と事前に接することで治療時の不安を低減し，さらに必要な個別的介入を検討することにつながる．

e. マーキングの説明

放射線治療は再現性が重要であり，位置を確認するためのマーキングを消さないことを治療計画CT撮影後に説明する．治療開始までの期間を考慮し，必要時には再度マーキングに来院してもらうなどの工夫をする．

f. 身体症状のマネジメント

原疾患による痛みや咳嗽など治療時の体位保持に影響を与える症状に関しては，事前に症状マネジメントができるよう放射線科医師，主治医と相談して対処する．

g. CTシミュレーション時の援助

CTシミュレーション時には，患者が安心して適切な体位をとれるように援助する．とくに女性患者の場合は，羞恥心にも配慮する．

h. 多職種との連携

放射線治療を安全，安楽に完遂するために必要な部署との連携を図る．在宅支援や医療費に関する相談等の医療連携だけでなく，治療に関する情報を外来や病棟と共有し，院内の栄養サポートチームや緩和ケアチーム等と連携することも治療完遂には重要である．

i. 起こりうる有害事象についての説明とセルフケア支援

起こりうる有害事象と必要なセルフケアについて，治療前からオリエンテーションを行うことにより，患者は治療中の自らの体調を具体的にイメージでき，治療が開始されてからも確認することができる．オリエンテーションは医療者サイドの一方的な説明ではなく，患者の理解度を確認しながら進めていくことが大切であり，患者の具体的な不安内容を知り，これらを解消し治療に臨めるようにする．

B. 放射線療法中の援助

1●アセスメント

a. 有害事象出現の部位と程度

看護師は，治療計画画像を参照し，照射部位や予定線量から有害事象のアセスメントを行う（**図V-4-1**）．

b. 併用する治療方法による身体面への影響

術後照射では，術後の回復状況により放射線治療に影響を与える場合がある．放射線療法と薬物療法を併用する化学放射線治療では，薬物療法による悪心，嘔吐，下痢などの消化器症状や骨髄抑制といった症状が治療継続に影響を与える．

c. セルフケア実施状況

有害事象だけでなく，併用する薬物療法による症状など，患者の身体状況の悪化はセルフケア実施にも影響を与える．治療開始時から獲得していくセルフケア行動が継続されているか，実施を困難にしている要因は何かアセスメントを行う．

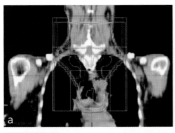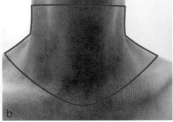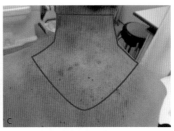

図V-4-1　食道がんの治療計画画像と放射線皮膚炎

a. 頸部食道がんのため40 Gy/20Frをかける治療計画.
b, c. aでの治療計画に基づいて前後対向(前方と後方2方向から)放射線治療を行った結果,照射部位に一致して放射線皮膚炎グレード2が発生した(患者の前面だけでなく背部の観察,ケアも怠らないようにする).

d. 有害事象による日常生活への影響

　有害事象により食事や排泄,睡眠といった日常生活がどのような影響を受けているか,治療完遂に支障となる問題のアセスメントを行う.

e. 治療に影響する心理社会的問題

　治療中に生じる有害事象は苦痛を伴うものであり,治療前から説明を受けていても新たな症状に戸惑い,治療継続に不安を抱くことも考えられる.

2● 看護目標

- 有害事象の出現や日常生活の制約(QOLの低下),不安や苦痛に対し,適切な時期の介入とセルフケア支援により,症状が重篤化することなく治療を完遂できる

3● 看護活動

a. 定期的な症状アセスメント

　症状の定期的なアセスメントを行う.

b. 急性有害事象への対処とセルフケア支援

　代表的な**放射線急性有害事象**の機序と症状について**表V-4-1**に記す.

(1) 放射線性宿酔

　一過性のものが多く,1週間程度で軽減することを説明し,治療を続けるよう励ます.休息を十分にとり,食べたい時に食べたいものを摂取するよう説明する.医師の指示がある場合は,制吐薬,精神安定薬等の服薬について説明する.

(2) 骨髄抑制

　放射線治療のみで著しい骨髄抑制が起こることはまれであるが,化学療法との併用時は注意し,感染徴候の観察を行い,必要時には医師に報告をする.

(3) 放射線皮膚炎

　放射線皮膚炎に対しては,照射開始時からの皮膚の保清(優しく,こすらないように洗浄する)と保護(照射部位の摩擦や物理的刺激を避ける),保湿を原則に,治療終了後まで継続してセルフケアを行う.皮膚の表皮剥離がみられたら軟膏処置を行う,もしくは非

表Ⅴ-4-1 代表的な放射線急性有害事象の機序と症状

有害事象	発生機序	発生時期	症状
放射線性宿酔	放射線による組織破壊によってヒスタミン物質が産生されアレルギー症状を呈する．自律神経異常や精神的要因によるものもあると考えられているが明らかではない．一般に腹部照射，広範囲照射の際に生じやすい	照射開始後数時間から数日の時期に発生し，多くは4～5日で軽減する	全身倦怠感，悪心，嘔吐，食欲不振，頭痛
骨髄抑制	血球の幹細胞は，細胞分裂，再生能力が旺盛で未分化な細胞であり，最も放射線感受性の高い細胞である．とくに，広範囲の骨盤照射や化学療法との併用では影響が大きい	照射開始後数日から数週間の時期に発生する	白血球減少，血小板減少，貧血
放射線皮膚炎	皮膚の基底細胞が傷害を受け，細胞や角質層の減少が生じ，正常な皮膚の構造を維持できなくなる	治療開始2週間目くらいから（20～30 Gy）	紅斑，落屑，脱毛，疼痛，浮腫，潰瘍，出血，壊死
放射線粘膜炎（口腔内・咽頭・食道）	粘膜の基底細胞が傷害を受けると，上層部の上皮細胞は減少または欠損し，正常な粘膜の構造を維持できなくなる．また，急性期の組織の浮腫による血流障害によりさらに悪化する．口腔粘膜では，唾液腺，味蕾が傷害されやすく，唾液腺の変化，味覚障害が生じる．	治療開始2週間目くらいから（20～30 Gy）	疼痛，炎症，嚥下障害，口内炎，唾液腺の変化，味覚障害
放射線腸炎，肛門周囲炎	消化管粘膜障害に加え，併用する抗がん薬がある場合は，抗がん薬による頻回の下痢や便秘などが起こり，排便の刺激により肛門周囲や直腸粘膜の疼痛，炎症が悪化することがある	治療開始2週間目くらいから（20～30 Gy）	下痢，便秘，頻尿，疼痛，出血

固着性保護材を貼用するなどして皮膚保護を行う．

（4）放射線粘膜炎（口腔内・咽頭・食道）

　口腔粘膜炎に対しては，治療開始時から1日3回の歯磨きや含嗽など口腔ケアを継続して行えるよう説明し，口腔内の観察を行う．食事は，よく噛んでゆっくりと摂取することで口腔粘膜や咽頭粘膜への負担を軽減するようにする．必要に応じて，摂取しやすい食事形態への変更や，刺激物などを避ける，味つけを薄味にするといった食事の調整を行う．また，アルコールは粘膜への刺激になるため，治療中は禁酒するよう説明する．粘膜炎による疼痛に対しては，食前の鎮痛薬や粘膜保護薬の服用を行うこともある．歯科による専門的口腔ケア介入や栄養サポートチームとの連携を図る．

（5）放射線腸炎，肛門周囲炎

　排便による刺激で粘膜炎の痛みが増強する場合があるため，便秘や下痢にならないように緩下薬や整腸薬，止痢薬の服用を行い，排便コントロールを行う．消化のよい食事を摂取するように説明する．一般的に摂取してはいけない食材はないが，バランスよく食事をとること，粘膜炎が強い場合は刺激物を避けるよう説明する．下痢の時には，水分を十分とるよう促す．肛門周囲の皮膚粘膜炎が出現した場合は，症状に合わせて鎮痛薬の服用や軟膏による処置を行う．

c. ボディイメージの変容に対する看護

　放射線治療は局所治療であるため，照射部位に一致して有害事象が出現する．頭頸部がんなど衣服で覆われない部位の放射線皮膚炎に関しては，発赤や表皮剝離が生じた場合，炎症による痛みだけでなく整容性の面からも患者にとって苦痛となる場合が多い．皮膚保護材の使用と衣類の工夫など，患者と相談しながら選択できるよう情報を提供し，援助を

行う．照射による脱毛も，照射終了後に生えてくることもあるが，線量によっては生えない場合もある．治療期間中の有害事象の出現に合わせて，**ボディイメージの変容**を受け入れ適切な対処行動がとれるよう援助する．

C. 放射線療法（終了）後の援助

1 ● アセスメント

a. 治療終了時にみられる急性有害事象の程度と回復の見込み

　放射線治療終了後1〜2週間は治療による急性有害事象の悪化が起こることが予測され，患者は治療が終わったのに症状が悪化していくことに不安を覚えることが多い．看護師は，治療内容から放射線終了後の急性有害事象の症状とその経過，回復の時期についてのアセスメントを行う．

b. 有害事象に対するセルフケアの程度

　外来患者の場合，放射線治療が終了すると毎日の通院治療から定期的な外来診察へと診療が変化する．また，入院患者の場合も治療が終了するといったん退院することがほとんどである．急性有害事象からの回復過程にある患者が，自宅でどのようにセルフケアができるのかアセスメントする．

c. 晩期有害事象のリスク

　放射線治療による有害事象には，治療終了後3ヵ月以上経過してから出現する**晩期有害事象**がある．照射部位からどのような晩期有害事象が起こりうるのか，リスクを考え患者にどのような指導が必要か判断する．

d. 療養生活上の問題点

　治療終了後の身体症状だけでなく，日常生活において支障になる点はないか，患者の社会背景なども考慮し，問題の有無をアセスメントする．

2 ● 看護目標

- 治療終了時の急性有害事象に対して，正しく理解し，セルフモニタリングができ，症状改善に向けてセルフケアを行うことができる
- 放射線治療による晩期有害事象のリスクを理解し，症状が出現した際には早期に受診行動をとることができる

3 ● 看護活動

a. 急性有害事象への対処とセルフケア支援

　放射線皮膚炎や粘膜炎といった急性有害事象は，治療終了後1〜2週間は症状が持続もしくは悪化し，その後3週間ほどかけて皮膚や粘膜の正常細胞が回復し治癒にいたることが多い．とくに皮膚線量が高くなる頭頸部がん，乳がんの治療の場合，表皮剥離といったグレード2〜3の症状にいたることが多い．患者が治療終了後の適切なセルフケアができるよう，患者に合った軟膏や皮膚保護材を選択してケア方法について指導し，回復の見込

表Ⅴ-4-2　代表的な放射線晩期有害事象の機序と症状

有害事象	発生機序	発生時期	症　状
放射線肺線維症	細胞の損傷，炎症により，毛細血管の充血，肺胞中隔の膨化，肺線維化が生じる	放射線治療終了後2～3ヵ月後から	咳嗽，労作時息切れ，倦怠感，微熱
潰瘍，イレウスなど	放射線の照射部位は血管内皮障害が起こり，血流が不良となっているため，傷つくと潰瘍化しやすく治りにくい	照射終了後数ヵ月から数年以降に生じ，非可逆的である	難治性潰瘍・壊死，イレウス，消化管穿孔，二次がんなど

みを伝える．

b. 晩期有害事象に対するセルフケア教育

代表的な放射線晩期有害事象の機序と症状について**表Ⅴ-4-2**に記す．

(1) 放射線肺線維症

放射線肺線維症は，放射線肺臓炎（治療中から治療後数ヵ月のうちに発症することが多い無症状から軽度の息切れや咳嗽がみられる肺炎）が改善せず，肺が線維化した状態に移行したものである．患者には，呼吸器症状が現れたら受診すること，禁煙すること，上気道感染を起こさないよう感染予防に努めることを指導する．また近医を受診する場合には，放射線治療歴を伝えるよう説明する．

(2) 潰瘍，イレウスなど

放射線治療後も定期的な診察の必要性を説明し，症状が出現したら早めに受診するよう指導する．

c. 治療終了後の日常生活に対する援助

通常の生活を続けて問題ないが，組織回復のためにバランスのよい食事摂取，禁煙徹底，適度な運動と十分な睡眠をとり，ストレスをためないことを説明する．患者は治療終了後も再発の不安，放射線の後遺症に対する不安をもっているため，時間をかけて対応し，精神的援助を続けていくと同時に，患者が必要としている情報に適切に対応していく．

D. 放射線防護対策

a. 時　間

被曝時間はなるべく短縮する．被曝線量は被曝時間に比例する．たとえば，前立腺がんの密封小線源治療を受けた患者の部屋に入室する際は，室内での作業時間をできるだけ短くするように工夫するといったように，患者自身から放射線が放出される治療や検査を受けている場合は，患者のそばで看護をする時間に注意する．

b. 距　離

線源からなるべく距離をとる．被曝線量は距離の2乗に反比例し減少する．

c. 遮　蔽

遮蔽物で放射線を遮る．病室内でポータブルX線撮影を行う際には，患者から離れることで被曝線量を減らすことができる．通常，X線は鉛によって遮蔽されるが，病室内でのX線撮影の場合，病室から出てコンクリート壁などで遮られる位置に立つといったことでも，ある程度放射線量を減じることができる．

5 造血幹細胞移植を受ける患者の看護

　本節では，主にドナー（提供者）から造血幹細胞の提供を受ける同種移植を受ける患者の看護問題，看護目標，看護活動について，移植の準備段階から退院後の長期フォローアップまでを経過に沿って述べる．

　おおまかな同種移植の経過を**図Ⅴ-5-1**に示す．患者の治療方法の1つとして同種移植が考慮されると，ドナーの選択についても同時に考えなくてはならない．まずは血縁者からHLAの一致するドナーを探す．血縁者にドナーがいない場合は，**骨髄バンク**を介したドナーコーディネートが開始されるか，または**さい帯血バンク**から一致する細胞を検索することとなる．

A. 造血幹細胞移植前の援助—移植に向けての準備

1●アセスメント

　移植を受ける患者は，これまでに抗がん薬治療や放射線治療を経験していることがほとんどである．これまでの治療の有害事象として，心機能・肺機能・肝機能・腎機能などの低下がないか，脱毛や末梢神経障害，皮膚障害などの副作用症状の有無や程度など侵襲的な移植治療に耐えうる全身状態であるか，予測されることは何かなどをアセスメントする必要がある．

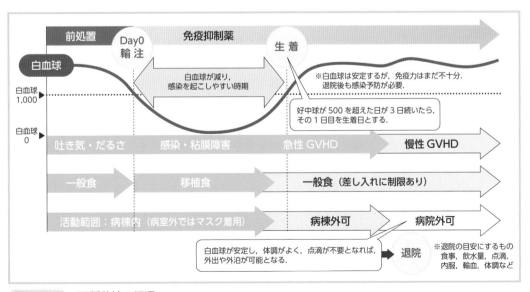

図Ⅴ-5-1　同種移植の経過
[国立がん研究センター中央病院：患者向けパンフレットより引用]

　また，患者自身が自分の病状や治療の目的，移植後の合併症や生活調整について理解できているか，セルフケア能力についても十分にアセスメントし，未知の治療に対する期待と不安に対し支援する準備を行う．

2●看護目標

- 侵襲的な移植治療に対する期待と不安を理解し，患者・家族の意思決定を支援する
- 移植に対する理解を促し，主体的な療養行動が獲得できるよう援助する
- 提供者の決定に関する倫理的課題に対し十分に配慮する

3●看護活動

a. 意思決定支援

　患者は，「移植」という治療を提示されると，治癒することを期待し，長い闘病生活から解放されることに希望を見出す一方で，生命をも脅かす未知の治療への不安や他の選択肢との間で葛藤が生じる．とくに，健常ドナーの造血幹細胞を必要とする同種移植では，移植前処置を開始すれば中止はできず，また移植した後は移植した細胞を身体の外に出すことはできないので，患者は十分な意思決定が求められる．長期にわたる身体的・心理的苦痛症状を移植前に具体的にイメージすることは非常にむずかしい．患者は，移植後の状況はやってみないとわからないということを受け入れて治療に臨むことになる．

　患者の自己決定を擁護する責任を担う看護師は，治療の意思決定を迫られている患者の危機的状況を十分に理解し，患者が移植を選択したことを後悔しないように心理的なケアを行うことが求められる．移植前から，患者が移植を受けることの意味について傾聴し，意思決定を行った患者の価値観を共有することが必要である．

b. セルフケア支援

　移植治療によってもたらされる治癒と，QOL低下という葛藤から導き出された移植治療を選択するという意思決定は，主体的な療養行動の獲得の絶好の機会となる．移植後も続く免疫不全状態に対処するために，移植前からセルフケアへの自覚を高めることが必要である．意思決定後に**セルフケア支援**を開始すると効果的である．

　感染予防行動や治療の副作用に対する対処行動は，移植を受ける患者が獲得すべきセルフケア行動として非常に重要である．これから起こることを予測し，イメージしてセルフケアすることや，実際に起こった時の衝撃を少なくすることを目的として，移植のプロセスや移植後の免疫反応などについて情報を提供し理解を促す．また，セルフケア行動に関する有用な内容や，時間や頻度などについて情報を提供する．情報提供は理解を促進するよう工夫して行う．

　長きにわたる治療経過を苦痛少なく過ごすために，患者が積極的かつ主体的に取り組むことができるように支援する．身体の変調を受容し，うまく付き合っていけるように支援することや，身体症状に合わせて生活を再構築するための工夫を共に考えることも大切である．

　移植後には非常に多くのことに注意しながら生活していかなくてはならない．その主な

表V-5-1　治療前から必要な指導項目とその主な内容

項　目	内　容
感染予防行動	手洗い・口腔ケアの適切な方法と継続の必要性，人混みを避ける，定期的な清掃と掃除方法（ほこりをためない，水回りの乾燥など）
注意する感染症	移植後の免疫回復の過程，かかりやすい感染症とその時期，対処方法，緊急連絡先
移植片対宿主病（GVHD）	GVHDの症状，症状の観察を自分で継続すること，症状出現時の生活上での注意点・工夫，早期受診が必要な時
免疫抑制薬	指示されたとおり内服を継続することの重要性，内服を忘れた時や症状により内服できない時の対処方法
予防接種	予防接種が可能な時期，同居家族の予防接種の必要性
食事	食品からの感染に対し，何をどのように注意する必要があるのか，外食時の注意点
運動	体力の回復を目指し活動範囲を維持，拡大することの必要性と注意点
喫煙	禁煙厳守
娯楽・旅行	日焼け予防の必要性と具体的方法，遊びに行ける場所と注意点
ペット	動物が媒介する感染症に関する知識，具体的対処方法
植物の取り扱い	土いじりは一定期間避けること
美容	基本的スキンケア，整髪・メイクの具体的な注意方法，爪のケア
性生活	感染症に注意しつつパートナーとのコミュニケーションを図る重要性，不妊に関すること，性交時の注意点
復学・復職	復学・復職の目安，移植前からできること，周囲に理解してもらうことの重要性

項目と内容を**表V-5-1**に示す．治療が終了し，日常生活に戻れることが決定してからではすべてを習得しきれないため，患者の知識，認識，行動を含むセルフケア能力を常にアセスメントしながら，時間をかけて習得していけるよう支援していく．

c. ドナーに対する倫理的課題

　同種造血幹細胞移植においては，通常の医療としての諸問題以外に，健常なドナーを必要とするという特殊性があるため，多岐にわたる**倫理的配慮**が必要である．

　ドナー候補は，まず血縁者（家族）から検索開始の意向を確認される．患者にとって血縁者から提供を受けるかどうかは移植後の予後やQOLを左右する決定となり，ドナー検査から実際の提供，その後のドナーの身体症状にも少なからず苦痛やリスクを伴うものであるためさまざまな葛藤を生じさせる．患者，ドナーとその家族の双方に社会的・心理的圧力や葛藤が生じる．造血幹細胞の提供はドナー自身の自由意思に基づくものであり，強制であってはならない．ドナーの同意取得の場に患者を同席させないなど，ドナー自身の意思に従うことができる配慮が必要である．

　骨髄バンクを介したドナーの個人情報は完全に匿名化されているが，感謝の気持ちを伝えたい患者の意向に配慮し，一度だけ手紙を送ることが許可されている．

表Ⅴ-5-2　造血幹細胞移植前処置に使用される主な抗がん薬とその特徴的な副作用

一般名（商品名）	特徴的な副作用（大量投与時）
シクロホスファミド（エンドキサン®）	出血性膀胱炎 低ナトリウム血症 心筋障害
ブスルファン（ブスルフェクス®）	けいれん
（マブリン®）	肝中心静脈閉塞症
シタラビン（キロサイド®）	発熱，筋肉痛などのアレルギー様症状 中枢神経障害（小脳症状） 角結膜炎 手足症候群（手足の紅斑）
メルファラン（アルケラン®）	口腔・消化管の粘膜障害

B. 造血幹細胞移植中から退院までの援助

1 ● アセスメント

　移植前処置では，大量の抗がん薬投与や全身放射線照射が用いられるため，それぞれの治療の副作用が通常よりも重度でかつ長期にわたり発生することとなる．肺や肝臓，腎臓，心臓，中枢神経障害など，重要臓器に致命的毒性が出現することも多い．そのため，患者の病状や全身状態をアセスメントする．

　移植前処置で用いられる主な抗がん薬についてを表Ⅴ-5-2に示す．とくに，治療後の**骨髄抑制**は非常に重篤で，移植した造血幹細胞が造血を始めるまでの間は重症感染症や重要臓器内の出血，貧血をきたしやすい．このため，好中球が一定レベルまで回復する期間は，患者はHEPAフィルターという高性能フィルターが装備された防護環境に入室している必要がある．

2 ● 看護目標

- 治療に関連した毒性，合併症の症状を早期発見，対処し，苦痛を最小限に抑えられるように援助する
- さまざまな身体症状の苦痛や生活制限によるストレスに対処し，闘病意欲を維持できるよう援助する
- 退院後の生活へ速やかに移行できるように準備する

3 ● 看護活動

a. 副作用症状のマネジメント

　移植前処置に伴う治療関連毒性のアセスメントと症状マネジメントは，その後の患者の予後や体験に大きく影響する．移植経過時期と出現する可能性のある治療関連毒性の症状に対する正しい知識をもち，予測的観察と早期に対応することは，患者がより安全・安楽に治療を乗り越えていくことにつながる．また，出現している身体症状の病態生理と臨床

検査データや症状，徴候をしっかりと観察してアセスメントしながら，基本的な看護ケアを継続することや二次的障害を予防する看護ケアを提供していくことが重要である．

移植前処置に伴う治療関連毒性として，**口腔粘膜障害**を例にあげる．口腔内は細菌，真菌，ウイルスを含むすべての微生物感染症が起こりうる．口腔内の発赤，腫脹，疼痛に始まる炎症所見が主であるが，重症化すると高熱，敗血症など全身症状をきたすことも多い．口腔粘膜障害を予防するためには，早期からの口腔ケアの実践が重要となる．口腔の状態，リスク因子，口腔ケアに関する知識，実際の口腔ケアの実践方法などの情報を収集し，患者と共にケア方法を実践していく．口腔粘膜障害出現時には，少しでも継続できるケア方法へ変更する．また疼痛や発熱を伴う場合には，適切な症状緩和方法を医師と共に考え，提供できるようにする．さらに，口腔の状態を丁寧に観察し，アセスメントを行い，感染症コントロール方法を検討する．総合的に観察，介入，方法変更，評価していくことで，重症化を防ぐことができ，患者の苦痛を最小限にし，二次的障害を予防することにつながる．また，このようなケアの繰り返しと工夫が患者のセルフケア能力を高めることにもつながり，継続した実践へと結びつくこととなる．

b. 移植片対宿主病（GVHD）のマネジメント

移植片対宿主病（GVHD）は，同種移植特有の合併症である．移植後早期に発症する**急性GVHD**は，とくに皮膚，消化管に出現しやすい．感染症などの他の要因との鑑別が必要であるがなかなか困難であり，かつ免疫抑制薬やステロイドによる治療が奏効せず長期化し，他の合併症を惹起し複雑化することも多い．症状の出現時期の知識をもち，予測しながら身体症状を観察し，早期に対応することで重症化を防ぐことにつながる．

皮膚のGVHDにおいては，症状出現前から基本的スキンケアを継続することが非常に重要である．清潔を保持し，洗浄剤による化学的刺激を除去し，医療用テープによる物理的刺激を可能な限り除去する．症状発生時には専門家（皮膚科医や皮膚・排泄ケア認定看護師）などと共に愛護的ケアを継続していく．

消化管GVHDにおいては，止痢薬や抗コリン薬，鎮痛薬を投与するなど腹部の疼痛緩和を積極的に行う．肛門部の清潔が保たれるようにし，臨床所見や自覚症状に合わせて食事の調整，工夫を行う．

c. 心理・社会的支援

治療関連毒性による症状は，非常に苦痛が強いうえに，なかなか改善せず長期化する．また，同種造血幹細胞移植後に発生するGVHDは重症化することも多く，さらに他の合併症を惹起し苦痛が複雑化する反面，抗腫瘍効果が期待できることから，患者は苦痛をある程度受け入れて乗り越えていかなくてはならないという矛盾が生じる．患者は，この矛盾した状況に葛藤しつつ，非常に苦痛の強い身体症状に対処できなくなることもある．患者が最大限の対処行動をしていることを肯定的に評価し，自己コントロール感覚が維持できることを目標とする介入が必要である．

造血幹細胞移植の治療が終了し，身体症状が改善したとしても，患者は常に再発への不安や今後の経過に対する不安を抱えている．遷延する体力低下により社会および家庭内での役割変更を余儀なくされ，焦りや自責の念を抱く患者も多い．患者の心理状態を理解し，闘病意欲を維持できるように支援していく必要がある．

d. 教育的支援の継続

　表Ⅴ-5-1に示したとおり，移植後は非常に多くの事柄に注意しながら生活していかなくてはならない．セルフケア支援の項で述べたとおり，治療が終了し，日常生活に戻れることが決定してからでは多くのことは習得しきれない．患者の知識，認識，行動を含むセルフケア能力を常にアセスメントしながら，時間をかけて習得していけるよう支援していく必要がある．

C. 退院後の外来での長期フォローアップ

1 ● 移植後も長期にわたって生じる患者の問題

　同種移植後には，大量の抗がん薬や全身放射線照射による障害，感染症やGVHD，およびその治療薬による副作用など，さまざまな晩期合併症（p.148参照）やそれに伴う心理・社会的問題が生じる．現病の治癒が確認された後であっても，患者・家族にとって大きな問題となることもある．とくに慢性GVHDは，長期化し生命予後を左右することもあり，個人差が大きい．直接的に生命に影響しない場合でも，外見の変化や，日常生活，復職・復学に影響を及ぼし，患者のQOLを損ねる要因となる．このため，多様な視点をもって長期的かつ計画的に移植後の長期フォローアップ（long-term follow-up：LTFU）を継続することが必要となる．

2 ● 長期フォローアップでの看護活動（図Ⅴ-5-2）

　移植後長期フォローアップでの看護活動の目標は，①移植後の身体の変化に対処し，感染症やGVHD，晩期合併症などの異常の早期発見と早期対応ができる，②移植後の合併症や身体の変化を受容し，その人なりの生活の再構築と社会復帰を支援することである．
　感染予防対策については，身体の免疫機能，生活環境，職場や学校の環境，家族の状況などに応じて，食事や掃除方法，娯楽等の活動範囲など，基本的知識とセルフケア実行を確認しつつ，個別の状況に応じて指導，相談を行う．合併症については，症状の現れ方や苦痛の程度，セルフケア能力に個人差が大きいため，患者の訴えをよく聞き，状態を観察し，継続可能なセルフケア方法を生活に合わせて指導，相談していかなくてはならない．長期フォローアップでの主な指導内容についてを表Ⅴ-5-3に示す．
　治療が終了し，日常を取り戻しても，移植前と同じような生活になかなか戻ることができず，焦燥感や不安を抱く患者は少なくない．患者が周囲のサポートを活用しながら，気持ちを表出でき，移植後の生活の変化を受容したうえで，これからできることに目を向け，患者・家族が主体的に取り組んでいけるように，一緒に最善の方法を考えていくことが最も重要である．

3 ● 移植後患者指導管理料

　2012年度診療報酬改定で「造血幹細胞移植後患者指導管理料」が新設され，多職種が連携して，移植の特殊性に配慮した専門的な外来管理を行うことで，月1回の加算が可能となった．多くの移植施設において，研修を受けた看護師が主に医師，薬剤師と共に緊密

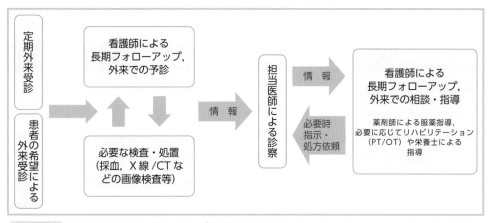

図V-5-2　移植後長期フォローアップの大まかな流れ

表V-5-3　長期フォローアップ外来での主な指導内容

項　目	内　容
皮膚, 爪, 毛髪	皮膚洗浄の方法, 皮膚保護軟膏の選択と塗り方, 日焼け対策, 爪のケア方法, メイク, 毛染め・パーマ
眼	日常生活上の乾燥予防方法, 点眼薬の紹介, 紫外線予防, 涙点プラグの検討, 眼科受診の検討
口腔	乾燥予防, マスクの使用, 唾液分泌促進マッサージ, 味覚障害の対処方法, 食事の工夫, 口内炎に対する疼痛対策, 歯科受診の検討
肺	呼吸症状のセルフモニタリング, 息切れ時の対処方法, 呼吸筋運動
消化管	食事の工夫, 悪心対策, 制吐薬の検討, 緩下薬や止痢薬の検討と使用方法, 栄養相談の検討
筋肉, 骨, 関節, 知覚障害	ストレッチ, マッサージ, 適度な運動の励行, 保温
陰部, 生殖器	セルフモニタリング, 洗浄方法, ホルモン補充療法の検討, 性交時の疼痛緩和対策, 婦人科受診の検討
感染予防	日常生活における感染予防, 免疫抑制薬中止後の食事について
復職, 復学	職場や学校との理解・協力を得る方法, 通勤・通学の工夫, 勤務時間や在学時間の調整, 復職・復学後の注意点
予防接種, 各種検診	歯科受診の継続, 二次がんリスク, ワクチン接種, メタボリック症候群の対応, 各種検診の勧め
心のケア	睡眠薬の検討, 家族サポート, 患者会の紹介, 精神科または心療内科への紹介検討

に連携をとり, かつ適切な役割分担を考慮しつつ, 移植後の特性を鑑みた療養上必要な指導管理を行い, 患者・家族のQOLの向上に寄与している.

6 免疫療法を受ける患者の看護

　がん免疫療法は，がん治療の中でも近年臨床導入された治療法である．本節では，がん免疫療法の中の免疫チェックポイント阻害薬による治療を受ける患者の看護について解説する．免疫チェックポイント阻害薬の副作用は，従来の細胞障害性抗がん薬の副作用と異なり，T細胞の活性化による免疫過剰反応によるものであり，**免疫関連有害事象**といわれる．その免疫関連有害事象の発現時期の予測は困難であり，有害事象のマネジメントは患者が主体的に体調を管理して早期発見・早期治療につなげることが重要となる．

A. 免疫療法前の援助

1 ● アセスメント

　免疫チェックポイント阻害薬は，免疫反応の活性化が作用機序であるため，副作用である免疫関連有害事象では，自己免疫疾患*のような症状が出現する．自己免疫疾患に罹患していると有害事象が重症化することから，看護師は治療開始前に，患者が自己免疫疾患や間質性肺疾患に罹患していないことや，薬や食べ物のアレルギーの有無を確認しておく．さらに治療開始前（ベースライン）の体調を把握するために，患者の普段の状態をアセスメントすることが重要となる．

a. 慎重投与が必要となる患者（並存疾患の確認）の把握

　①自己免疫疾患の罹患の有無：免疫チェックポイント阻害薬は，T細胞の活性化を促進させる治療であるため，自己免疫疾患に罹患している患者に投与すると，免疫反応が過剰となり，病状が悪化することが予測される．

　②間質性肺疾患の有無：免疫関連有害事象で，薬剤性の間質性肺炎を起こす可能性が高い．

　③甲状腺機能障害の有無：免疫関連有害事象で，甲状腺機能障害を起こす可能性が高い．

　④臓器移植歴の有無（造血幹細胞移植も含む）：移植臓器の拒絶反応または移植片対宿主病が発現するおそれがある．

b. 治療開始前：ベースラインの体調の把握

　パフォーマンスステータス（PS），バイタルサイン，主要臓器機能（骨髄機能，肝腎機能，心肺機能など），普段の生活行動範囲内での息切れや動悸・めまい，関節痛・筋肉痛の有無，皮膚・粘膜の状態，排便回数と便の性状，排尿回数，普段の飲水量や食欲，活動と休息のパターン，精神的な安定感（イライラ感の有無）など．

---

*自己免疫疾患：関節リウマチ，全身性エリテマトーデス，潰瘍性大腸炎，水疱性天疱瘡など．

2 ● 看護目標

- 患者がベースラインの体調を把握して，体調変化の有無についてセルフモニタリングができるようになる
- 患者が安心して治療を開始できる
- 免疫関連有害事象が発現した時に速やかに受診できる

3 ● 看護活動

a. セルフマネジメント教育

　免疫療法は，免疫関連有害事象の種類（**図V-6-1**）は全身に及び，その発現時期（**図V-6-2**）は「いつでも起こりうることがあり，予測できない」という覚悟で臨む必要がある[1]．そのため，症状の早期発見のためには「いつもと違う感じ」に気づけることが重要であることを理解してもらい，患者自身がベースラインの体調を把握し，体調変化の有無についてセルフモニタリングができるように支援する．

b. 精神的なサポート

　多数の有害事象に対して不安を抱く患者が多いため，治療開始前から精神的なサポートを継続的に実施する．

●日常生活に影響するような症状（意識障害，症状の持続，活動性の低下などにはとくに注意が必要）

頭痛，意識障害（脳炎・髄膜炎，下垂体機能障害，1型糖尿病など）

眼の痛み，充血，視力低下，飛蚊症，羞明，流涙，見え方の異常（ぶどう膜炎，下垂体機能障害など），眼瞼下垂（重症筋無力症）

胸痛・動悸，めまいなど（心筋炎，甲状腺機能亢進など）

咳，息切れ，呼吸困難
※安静時の息切れ（間質性肺疾患，心筋炎，重症筋無力症，溶血性貧血など）

悪心，嘔吐，腹痛，食欲不振，発熱，下痢，排便回数の増加，血便（大腸炎，肝機能障害，副腎機能障害，膵炎など）

手足に力が入らない，手指のふるえ，しびれ，感覚が鈍い，関節痛，筋肉痛（重症筋無力症，ギラン・バレー症候群，甲状腺機能障害，筋炎，横紋筋融解症など）

投与開始後30分前後または24時間以内の発熱，悪寒，瘙痒感，発疹，高血圧，低血圧，呼吸困難など（インフュージョン・リアクション）

発熱，倦怠感，食欲不振
→日常生活に影響→重症化に注意が必要
（間質性肺疾患，下垂体炎，甲状腺機能障害，副腎機能障害，肝機能障害，腎機能障害，溶血性貧血など）

口渇，多飲，多尿，体重減少，意識障害（1型糖尿病）

発汗，体重減少，不眠，イライラ（甲状腺機能亢進症）

瘙痒感，皮疹・紅斑（広範囲）＋口腔粘膜炎＋眼の充血を伴う（皮膚障害）
※重度の皮膚障害

黄疸（膵炎，肝機能障害）

内出血斑（免疫性血小板減少紫斑病）

図V-6-1　免疫関連有害事象の種類と具体的な症状

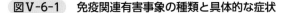

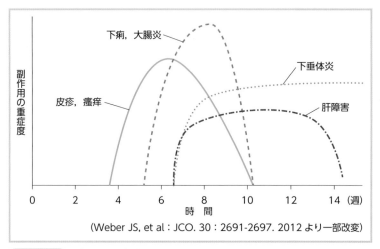

図Ⅴ-6-2　免疫関連有害事象の発現時期

[佐藤隆美：副作用管理において押さえておくべきポイント. 免疫チェックのポイント阻害薬の治療・副作用管理（佐藤隆美編）, p.170, 南山堂, 2016より引用]

B. 免疫療法中の援助

1● アセスメント

　免疫チェックポイント阻害薬による免疫関連有害事象は多岐にわたり，さらに発現時期の予測が困難である．また，急激に重篤な症状が出現することもあれば，軽微な症状の持続により重症化につながることもある．看護師は患者から具体的に症状の問診を行い，持続している症状とその症状の悪化の有無に注意し，なかでも日常生活への影響を認めた場合は，重症化することが予測されることを理解しておくことが必要となる．また，患者においては，軽い疲労感など不定愁訴のような症状であっても，これまでに感じたことのなかった症状について患者自身で気づき，日々の体調の変化の有無を評価し，医療者に報告できるようにベースラインの体調をモニタリングできているかアセスメントする．

2● 看護目標

- 患者がセルフモニタリングを継続し，ベースラインの体調と治療後の体調変化の有無について評価できる
- 免疫関連有害事象が発現した時に速やかに受診できる
- 免疫関連有害事象の治療を管理しながら普段どおりの日常生活が継続できる

3● 看護活動

a. セルフモニタリング力の強化と継続支援

　外来受診時，治療中に看護師は，体調の変化について具体的に全身症状の問診（**図Ⅴ-6-3**）と局所症状の問診（**図Ⅴ-6-4**）を患者に繰り返し行い，体調の評価ができるよう

有害事象の種類	症状体験
全身症状 インフュージョン・リアクション	寒気，咽頭違和感，くしゃみがでる，息苦しさ，動悸がする，吐き気がする，腹痛・下痢，蕁麻疹，かゆみ，意識が遠のく
内分泌障害	イライラする，人にあたってしまう，眠れない，体がだるい，とにかくしんどい，ずっと寝ていたい感じ，無気力，体が寒い
高血糖	異常に喉が渇く，尿がたくさんでる，疲れやすい，ぼーっとする
肝機能障害，腎機能障害	疲れやすい，食欲不振，悪心，白眼や皮膚が黄色くなる（黄疸），むくみ，尿量の減少
重度の皮膚障害	全身に赤い斑点がでる，眼の充血，口内炎，口唇の腫脹，発熱

問診の方法

[治療中]
・寒気，喉の締めつけられる感じ，イガイガした感じ，息苦しい感じ，ドキドキした感じ，お腹がゴロゴロ動く感じやお腹の痛み，皮膚のかゆみはありませんか？

[治療後]
・発熱や寒い感じはどうですか？　いつもと比べてだるさはどうですか？　眠れていますか？
・気持ちは安定していますか？
・喉の渇きや尿の回数に変化はないですか？　尿量が減ったり，むくみはありませんか？
・食欲は変わりませんか？
・皮膚にブツブツしたものがでていませんか？　口内炎はないですか？

図Ⅴ-6-3　全身症状の問診

有害事象の種類	症状体験
局所症状 脳炎，髄膜炎	気持ちが悪い，嘔吐，頭が痛い，首の後ろが痛い，集中力が落ちた，意識が朦朧とする，ピクピクする（けいれん）
ぶどう膜炎，眼の症状	見えにくい，字を見るのが疲れる，テレビを見る気がしない，視力が落ちた感じ，視野が欠ける
心筋炎	動悸がする，めまいがする，胸が痛い感じ，息切れがする
間質性肺炎	空咳が止まらない，いつもより息が上がる感じ，息切れが続く，じっとしていても臥床していても息が苦しい，発熱
大腸炎	お腹が痛い，便の色が違う（血性，茶緑色など），水様性の便，ふらつきがある（脱水症状）
重症筋無力症，横紋筋融解症	・瞼が垂れ下がる，ろれつが回らない，手足に力が入らない ・筋肉痛がある，発熱

問診の方法

・集中力が落ちた感じや，ぼーっとする感じ，頭痛はありませんか？
・視力が落ちた感じはありませんか？
・普段の動作で動悸やめまい，息切れはありませんか？
・咳が増えた感じや，普段の動作で息切れが強く感じることはありませんか？
・息切れの持続する場合：安静にしていても，呼吸が苦しい感じがありますか？
・お腹の痛みとともに水のような便がでましたか？　色はいつもと違っていませんか？　下痢が7回以上ありますか？　フラフラしませんか？
・体の痛みや手足が動かしにくい感じはありませんか？

図Ⅴ-6-4　局所症状の問診

に教育的にかかわる．また，安全に治療が継続できていることを共有し，セルフモニタリングに対するモチベーションを支援する．

b. 免疫関連有害事象の理解と緊急連絡・受診への支援

　図Ⅴ-6-1に示したように，有害事象は多岐にわたるため，患者と家族にとってとくに注意すべき症状が理解しやすいように説明用資材の工夫を行い，医療者への緊急連絡や受診のタイミングが遅れないように教育的支援を行う．通院方法，とくに夜間の受診方法や通院サポートについて確認しておくことは重要である．なお，医学的に重大で入院が必要となるような重篤な免疫関連有害事象の発現頻度は0.5〜8％である．

c. 免疫関連有害事象の治療管理

　免疫関連有害事象は免疫の過剰反応によるものであるため，免疫反応を抑制させるために速やかにステロイド療法が開始となる．症状が改善し，ステロイドを減量したところで症状の再燃を認めることがあるため，1ヵ月以上かけて漸減することがある．長期にステロイドを使用することで日和見感染を併発することがあるため，抗菌薬の予防的投与が行われることもある．感染予防のセルフケアが適切に実施できるように支援する．免疫関連有害事象の程度と改善の状況によって，治療の再開が検討される．今後の治療に影響するため，身体面だけではなく患者の精神的ケアを実施する．

C. 免疫療法後の援助

1 ● アセスメント

　免疫チェックポイント阻害薬は，有害事象の発現や治療効果がなくなり治療が中止になってから6ヵ月以降においても重篤な有害事象（間質性肺疾患，副腎不全など）が発生することがあることから，治療後最低でも6ヵ月程度は患者がセルフモニタリングを継続し，体調の変化の有無を評価できているかアセスメントする．

2 ● 看護目標

- 患者が治療後も長期にわたりセルフモニタリングを継続できる

3 ● 看護活動

a. 免疫関連有害事象への援助

　免疫チェックポイント阻害薬の治療後も有害事象発現の可能性があるため，引き続き体調の変化をモニタリングすることを説明する．場合によっては，転院先に免疫チェックポイント阻害薬の使用時期の診療情報を提供し，万が一の発現時にステロイド療法が適切に開始できるようにすることが重要である．

▐ 引用文献 ▐

1)　佐藤隆美：免疫チェックポイント阻害薬の副作用管理．免疫チェックポイント阻害薬の治療・副作用管理（佐藤隆美編），p.169，南山堂，2016

第Ⅴ章の学習課題

1. 手術療法，薬物療法，放射線療法，造血幹細胞移植，免疫療法を受ける患者に対する看護について，以下の項目を説明してみよう
    ・治療前の看護：アセスメントの目的と方法，看護目標と看護援助
    ・治療中の看護：アセスメントの目的と方法，看護目標と看護援助
    ・治療後の看護：アセスメントの目的と方法，看護目標と看護援助

緩和ケア

学習目標

1. 緩和ケアの定義を理解する
2. 症状マネジメントの概念とモデルを理解する
3. がん患者が呈する各症状の概念と特徴，発症のメカニズム，治療法，援助について理解する

1 緩和ケアとは

A. 緩和ケアの定義

　　WHO（世界保健機関）は，**緩和ケアの定義**を2002年に改訂した．改訂では，緩和ケアの適応時期を病の早い時期からと明言し，さらに，患者と死別後の家族，すなわち**遺族のケア**について言及した．日本において，WHOの緩和ケアの定義はさまざまに翻訳されて用いられていたため，緩和ケアに対するとらえ方もさまざまであった．そこで，日本緩和医療学会が中心となって緩和ケアに関係する複数の団体と協議を重ね，緩和ケアの定義の定訳を作成した（**表Ⅵ-1-1**）[1]．定訳が普及することにより，緩和ケアに関係する人々の共通した理解が促進するものと考えられている．

B. 専門性からみた緩和ケアの分類

　　緩和ケアの専門性の分類には，基本的緩和ケア，専門的緩和ケアがある．基本的緩和ケアは，がんを診療するすべての医療者が患者と家族の苦痛を和らげるために提供すべきものとされている．緩和ケアは病気の早い時期から治療と並行して行われるものであり，診断時から痛みなどの症状がある場合には，鎮痛薬などを積極的に使用して鎮痛を図り，病名告知による衝撃には心理的な支援を行う．

　　専門的緩和ケアとは，基本的緩和ケアを用いて通常の治療・ケアを行っても患者の苦痛

表Ⅵ-1-1　WHO（世界保健機関）による緩和ケアの定義（2002年）定訳

緩和ケアとは，生命を脅かす病に関連する問題に直面している患者とその家族のQOLを，痛みやその他の身体的・心理社会的・スピリチュアルな問題を早期に見出し的確に評価を行い対応することで，苦痛を予防し和らげることを通して向上させるアプローチである．
緩和ケアは
- 痛みやその他のつらい症状を和らげる
- 生命を肯定し，死にゆくことを自然な過程ととらえる
- 死を早めようとしたり遅らせようとしたりするものではない
- 心理的およびスピリチュアルなケアを含む
- 患者が最期までできる限り能動的に生きられるように支援する体制を提供する
- 患者の病の間も死別後も，家族が対処していけるように支援する体制を提供する
- 患者と家族のニーズに応えるためにチームアプローチを活用し，必要に応じて死別後のカウンセリングも行う
- QOLを高める．さらに，病の経過にもよい影響を及ぼす可能性がある
- 病の早い時期から化学療法や放射線療法などの生存期間の延長を意図して行われる治療と組み合わせて適応でき，つらい合併症をよりよく理解し対処するための精査も含む

［日本緩和医療学会：「WHO（世界保健機関）による緩和ケアの定義（2002）」定訳，〔http://www.jspm.ne.jp/proposal/proposal.html〕（最終確認：2020年8月27日）より引用〕

を緩和することが困難である場合に，緩和ケアの専門家が対応して提供する緩和ケアのことをいう．患者の苦痛を理解する際には，スクリーニングなどの手段を用いて早期に苦痛があることを理解し，苦痛が取りきれない場合には，専門的緩和ケアを活用することが重要である．

C. 緩和ケアを受ける対象の全人的な理解

　緩和ケアを受ける対象を理解する際に，**全人的苦痛（トータルペイン）** という概念が用いられる．終末期にある患者の苦痛には，**身体的な苦痛**という側面だけでなく，**精神的な苦痛，社会的な苦痛，スピリチュアルな苦痛（スピリチュアルペイン）** があり，これらは密接に互いに影響し合って患者の苦痛を形成しているといわれている[2]．身体的な痛みがあり，日常生活が制限されると，それまで行っていた家庭内での役割が担えなくなり，家族に迷惑をかけているという気持ちも生じ，自分の生きている意味は何なのか，といったような問いとなることもある．緩和ケアにおける対象理解にトータルペインの考え方は不可欠である（**図Ⅵ-1-1**）．

　トータルペインの中でも，スピリチュアルな苦痛はその把握とケアがむずかしい．終末期になるにつれて，患者は「**私の死**」との対峙を余儀なくされ，「**死**」は，この世界における通常の困難や苦しみとは異なる苦しみ，人生の意味，苦しみの意味などのスピリチュアルな苦痛を生み出すといわれている[2]．スピリチュアルな苦痛への援助については，まず看護師がその存在に気づくことから始まるといわれている．そのためには，患者と看護師の信頼関係を構築し，日常生活の援助を通して，患者の語る言葉に耳を傾けること，そして，看護師自身が患者のスピリチュアルな苦痛に関心を寄せることが重要である．

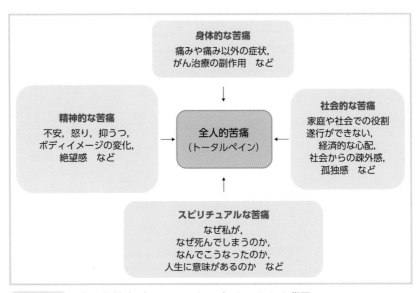

図Ⅵ-1-1　全人的苦痛（トータルペイン）をもたらす背景

D. 緩和ケアにおけるチームアプローチ

　　緩和ケアにおいては，病気の早い時期からエンド・オブ・ライフの時期（終末期）まで，患者と家族のつらさを和らげ，その人らしい生活が送れるように支援していくことが必要である．患者がもつ全人的苦痛を和らげるためには，専門的な知識と技術が必要である．そのために，さまざまな領域の専門家が集まり，それぞれの専門性を活かしてチームをつくり，患者と家族を中心に据えて，緩和ケアを行う．多職種間でチームアプローチを行う場合には，情報を共有し，連携を図っていくことが重要となる．看護師は，生活を支援する役割から患者の身近にいて情報を収集することができるため，看護の視点から得た情報をチームメンバーと共有する．また，チームメンバーから得た情報を活用してケアを実行する．さらに，看護師は多職種で構成されたチーム内の調整役も担うことができる．

　　緩和ケアでは，さまざまな喪失に直面する患者・家族と常に向き合うことを余儀なくされる．倫理的問題にも直面するなど，医療者自身もストレスフルな体験をする．このような状況において，チームで協働することには多職種のチームメンバーがお互いににサポートし合えるという利点もある．

▌引用文献▐

1）　日本緩和医療学会：「WHO（世界保健機関）による緩和ケアの定義（2002）」定訳，〔http://www.jspm.ne.jp/proposal/proposal.html〕（最終確認：2020年8月27日）
2）　村田久行：スピリチュアルペイン・スピリチュアルケアとは．看護に活かすスピリチュアルケアの手引き，第2版（田村恵子，河　正子，森田達也編），p.2，青海社，2017

2 症状マネジメントとは

A. 症状マネジメントの概念

1 ● 症状と症状マネジメントモデル

　がん患者にとっての症状は，がん自体によるものや治療に伴うものなどがある．症状は治療の継続を困難にし，患者の生活に影響を及ぼすため，適切なマネジメントをすることが重要である．

　症状は20世紀の半ばまで，病態・生理学的な変化が原因で現れ，観察できるものとして理解されてきた．そのため，客観性を重視した科学のとらえ方で症状を追求し，マネジメントがなされてきた．しかし，1990年代になり，症状を体験している人の主観性を重要視した考え方が症状のマネジメントに取り入れられるようになった．それは，医学的な問題にかかわらず，"症状をもつ人が，症状があるという時には，症状は存在する"という考え方である．

　米国の症状マネジメントの研究者であるドッド（Dodd）博士は，症状は個人の身体，心理社会的影響の相互作用を受けて，機能や知覚の変化をどのようにとらえるかという主観的な体験であると述べている[1]．このような考え方を看護モデルとして表現したものが症状マネジメントモデルである（**図VI-2-1**）．モデルは患者の主観的な「症状の体験」，症状に対する患者や周りの人の取り組み「症状への対処」，その結果である「症状の結果」という3つの概念で構成されている．「症状への対処」と「症状の結果」は患者の症状への取り組みであるアドヒアランスを用いて表現されており，対処がうまくいくと結果がよくなることを表している．また，3つの概念を取り巻くように"人の要素"，"環境の要素"，"健康・病気の要素"が配置されている．これらは患者の症状に影響を与える要因となる．

2 ● 症状の体験から患者個別の症状を理解する

　症状は体験している人の主観であり，個別性が強く，患者の症状のとらえ方は多様である．患者が症状をどのようにとらえるかについては，個人のそれまでの体験や考え方，文化，習慣などが強く影響を及ぼすといわれている．たとえば，入院をしていた際に同室でがん疼痛に苦しむ人を見ていたら，がん疼痛は怖いもの，取りきれないものという体験となり，がん疼痛に対する恐怖心が増す．反対に，がん疼痛を上手にマネジメントして仕事や旅行をしている人に出会えば，がん疼痛は緩和できるものとしてとらえることができる．症状を理解する際には，症状をもつ人個人の理解が基本となり，どのような体験をしているか，どうしてそう思うようになったのかなどを丁寧に聴いて理解することが重要となる．

　また，症状に伴う体験は，その人が，症状をどのように解釈するかによって異なるとも

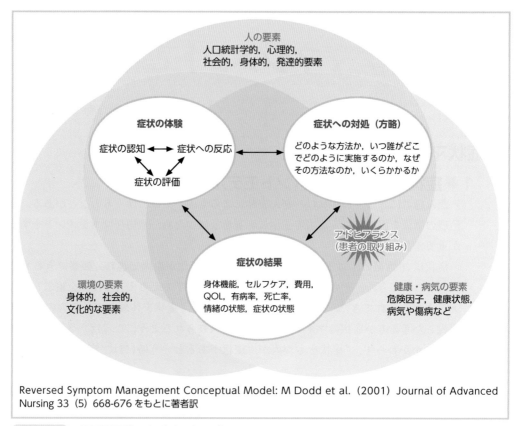

Reversed Symptom Management Conceptual Model: M Dodd et al.（2001）Journal of Advanced Nursing 33（5）668-676 をもとに著者訳

図Ⅵ-2-1　修正版症状マネジメントモデル
［がん患者の症状緩和技術の開発に関する研究班（代表：内布敦子）：The Integrated Approach to Symptom Management 看護活動ガイドブック, 改訂版 Ver.11（未出版）, p.2, 2017 年 3 月改訂,〔http://sm-support.net/program/data/iasm_guidebook.pdf〕（最終確認：2020 年 8 月 27 日）より引用］

いわれている．たとえば，悪心・嘔吐を体験している人は，食事が思うように食べられず体重は減少し，嘔吐でさらに体力を喪失する体験から，嘔吐はがんが治癒するために必要な体力を奪うものとしてとらえていることがある．このような患者の嘔吐体験の意味がわかれば，ケアの方向性が明らかになる．看護師は，処方された制吐薬を渡すだけではなく，患者のがんを治したいという思いを聴き，患者の体力を維持する方法について一緒に考えることもできる．患者が真に目標としていることを看護師と共有し，対処方法を一緒に考えていくことができれば，患者と看護師の間には，強い信頼関係が生まれる．

　症状を患者の主観的な体験としてとらえるためには，患者の話を聴くことが不可欠である．その場合に重要なのは，時間がないから話が聴けないと考えるのではなく，症状を非常に個別性が高いものとして理解し，まず，目の前にいる患者はどのような体験をしているのだろうかと，患者の体験に関心をもつことが基本である．

3 ● 症状マネジメントとは

　症状マネジメントとは，患者が体験している症状の苦痛を緩和または軽減させるために，意識的・意図的に症状の発生を防ぐ行動をすることであるといわれており，症状マネジメ

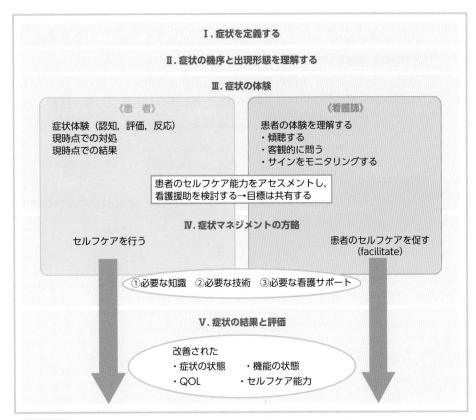

図Ⅵ-2-2　症状マネジメントのための統合的アプローチ（IASM）

［がん患者の症状緩和技術の開発に関する研究班（代表：内布敦子）：The Integrated Approach to Symptom Management 看護活動ガイドブック，改訂版 Ver.11（未出版），p.4, 2017年3月改訂，〔http://sm-support.net/program/data/iasm_guidebook.pdf〕（最終確認：2020年8月27日）より引用］

ントの主体は患者である．患者は，「自分は素人なので，病気や症状のことはわからないから，先生や看護師さんにお任せします」と言うことがある．しかし，症状マネジメントは，症状を主観で体験している患者自身が，自分が症状をマネジメントする主役なのだと理解して，「症状の緩和に取り組むぞ」という動機をもつことが出発点となる．

　また，症状マネジメントにおいては，患者は自分の症状と対話をしているといわれている．まだ出現していない症状を予防的にマネジメントする場合においては，患者がこれから出現する症状がどのようなものかをイメージして，出現する症状と対話ができるように支援していくことが必要となる．

4 ● 症状マネジメントにおける看護

　前述のように，症状は主観であり，体験している患者を主役として症状マネジメントを考えることが基本である．症状の主観性を強調してきたが，症状マネジメントを行う看護師は，どのようにケアを行えばよいのだろうか．

　看護師の行う看護活動を表したものに，症状マネジメントの統合的アプローチがある（**図Ⅵ-2-2**）．このアプローチでは，看護師は，専門家としてがん患者のもつ症状の特徴，

　症状のメカニズムや出現形態を理解することが表現されている．これらの看護活動は，どうして症状が出現しているのか，どのように出現するのかといった看護師の臨床的な推論につながり，効果的なケアを導き出すことにつながる．

　また，このアプローチは患者と看護師の関係を土台にして進められる．看護師は患者のセルフケア能力に応じて症状を緩和するために患者に必要な知識，技術と看護支援を提供する．患者は知識と技術を習得することによって，症状をセルフケアできるようになる．

▌引用文献▌

1) Dodd M, Janson S, Facione N, et al：Advancing the science of symptom management. Journal of Advanced Nursing 33（5）：668-676, 2001

各症状のマネジメント

A. がん疼痛

1 ● 概　念

a. 痛み（疼痛）の定義

　国際疼痛学会は「**痛み**とは，実質的・潜在的な組織損傷に結び付く，あるいはそのような損傷を表す言葉を使って述べられる不快な感覚体験および感情体験であり，常に主観的なものである」[1]と定義している．そして，マキャフェリー（McCaffery）は，「痛みを体験している人が"痛みがある"というときはいつでも存在している」[2]と述べている．つまり，患者の体験であることと，主観的であることが重要なのである．がん疼痛緩和に取り組むには，このことを十分理解しておく必要がある．

b. がん疼痛とは

　がん疼痛（cancer pain）には，①がんそのものによる痛み（内臓の腫瘍や骨に転移していることから起こる痛みなど），②がん治療による痛み（手術や抗がん治療などによって起こる痛みなど），③がん・がん治療と直接関係のない痛み（がんにより動けず筋肉痛を引き起こす痛みなど）が含まれる．現在，日本では，疼痛緩和のための薬物療法の指標として日本緩和医療学会が「がん疼痛の薬物療法に関するガイドライン」を作成している．そのガイドラインでは「がんそのものによる痛み」のみをがん疼痛の対象としている．

2 ● 症状の特徴

　がん疼痛は，神経学的分類として**侵害受容性疼痛**と**神経障害性疼痛**に分けられる．侵害受容性疼痛は，さらに**体性痛**と**内臓痛**に分類される．これらの疼痛の特徴についてを**表Ⅵ-3-1**に示す．また，身体的苦痛だけでなく，心理的・社会的・スピリチュアルな面にも影響を及ぼす．そのため，患者の抱えている問題や気がかりについて確認し，全人的にとらえることが大切である．

3 ● 発症のメカニズム

a. 侵害受容性疼痛のメカニズム

　図Ⅵ-3-1に示すように，「切る」「つねる」などの機械的刺激が起こると侵害刺激となる．侵害受容器（痛みの受容体）が侵害刺激を感知し，痛覚線維を興奮させ痛みを生じる．また，組織の虚血や炎症が起こると発痛物質が産生され，侵害受容器を介して痛みが引き起こされる．これらの刺激は，主に太さと伝達速度が違う2つの痛覚線維，Aδ線維とC線維によって伝達される．Aδ線維は，太くて伝達速度が速い．一方，C線維は，細くて伝達速度が遅い．Aδ線維は鋭い針で刺すような局在の明瞭な痛みを，C線維は局在の不明

表Ⅵ-3-1　痛みの病態による分類

分　類	侵害受容性疼痛		神経障害性疼痛
	体性痛	内臓痛	
障害部位	皮膚，骨，関節，筋肉，結合組織などの体性組織	食道，小腸，大腸などの管腔臓器，肝臓，腎臓などの被膜をもつ固形臓器	末梢神経，脊髄神経，視床，大脳（痛みの伝達路）
侵害刺激	切る，刺す，叩くなどの機械的刺激	管腔臓器の内圧上昇，臓器被膜の急激な伸展，臓器局所および周囲の炎症	神経の圧迫，断裂
例	骨転移に伴う骨破裂，体性組織の創傷，筋膜や筋骨格の炎症	がん浸潤による食道，大腸などの通過障害，肝臓の腫瘍破裂など急激な被膜伸展	がんの神経根や神経叢といった末梢神経浸潤，脊椎転移の硬膜外浸潤，脊髄圧迫，化学療法・放射線治療による神経障害
痛みの特徴	うずくような，鋭い，拍動するような痛み，局在が明瞭な持続痛が体動に伴って悪化する	深く絞られるような，押されるような痛み，局在が不明瞭	障害神経支配領域のしびれ感を伴う痛み，電気が走るような痛み
鎮痛薬の効果	非オピオイド鎮痛薬，オピオイドが有効，廃用による痛みへの効果は限定的	非オピオイド鎮痛薬，オピオイドが有効だが，消化管の通過障害による痛みへの効果は限定的	鎮痛薬の効果が乏しい時には，鎮痛補助薬の併用が効果的な場合がある

［日本緩和医療学会緩和医療ガイドライン統括委員会(編)：がん疼痛の薬物療法に関するガイドライン2020年版, p.23, 金原出版, 2020より許諾を得て転載］

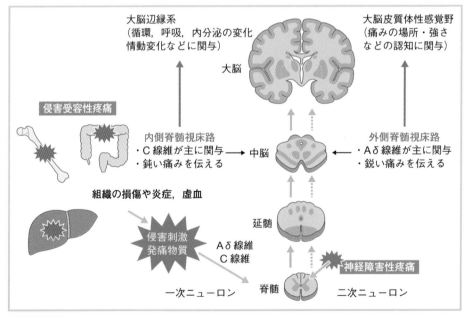

図Ⅵ-3-1　痛みのメカニズム
脊髄に到達したAδ線維とC線維の2つの線維は，種類の違う神経伝達物質を放出する．放出された神経伝達物質は，脊髄後角の二次ニューロンを興奮させ2つの経路（内側脊髄視床路と外側脊髄視床路）によって大脳の大脳辺縁系と大脳皮質体性感覚野に伝達される．

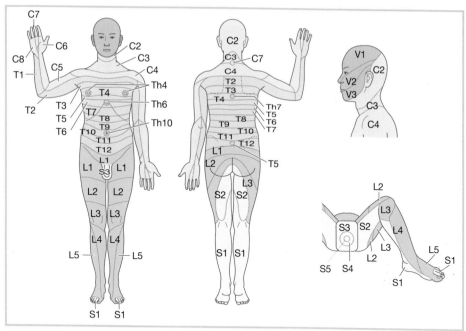

図Ⅵ-3-2　神経支配領域

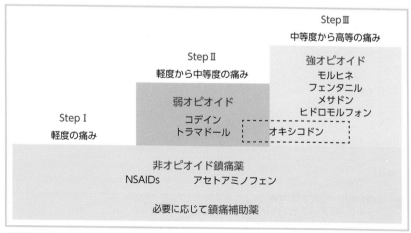

図Ⅵ-3-3　WHO 3 段階除痛ラダー

瞭な鈍い痛みを伝達する.

b. 神経障害性疼痛のメカニズム

　神経線維に炎症が起こったり切断・障害されたりすると電気伝達に変化が生じ，神経が異常に興奮して痛みを生じる.

c. 神経障害性疼痛の特徴

　障害された神経の支配領域（**図Ⅵ-3-2**）に痛みを生じ，痛覚過敏や感覚過敏などの感覚異常を起こす. 患者からは，「電気が走るような」「ビリビリする」「しびれる」という

表Ⅵ-3-2 鎮痛薬の特徴

	薬剤名	特 徴
非オピオイド鎮痛薬	非ステロイド抗炎症薬NSAIDs (non-steroidal anti-inflammatory drugs)	・抗炎症，鎮痛，解熱作用がある ・発痛物質であるブラジキニンを産生するプロスタグランジンに作用して疼痛緩和を図る ・骨転移の痛みに有用である
	アセトアミノフェン	・抗炎症作用が弱い薬剤である ・消化器，腎機能，血小板機能に対する影響は少なく，副作用が懸念されNSAIDsが使用しにくい場合に鎮痛効果が期待できる
弱オピオイド	コデイン	・体内で吸収され1/6〜1/10が脱メチル化されてモルヒネとなる ・鎮痛目的には30 mg以上を4〜6時間ごとに服用しなければならない ・有効限界がある
	トラマドール	・μ受容体に弱い親和性をもつ ・セロトニンとノルアドレナリン再取り込み阻害作用があるため，抗うつ作用や下行性抑制作用がある ・モルヒネと同等の鎮痛効果を得るには5倍量が必要である
強オピオイド	オキシコドン	・少量使用であれば，弱オピオイドとしても使うことができる ・代謝産物の蓄積がみられないとされるため，腎機能障害のある患者にも使用しやすい ・神経障害性疼痛にも効果がみられる
	モルヒネ	・代謝産物の蓄積がみられるため，腎機能低下患者の使用は慎重に行う ・鎮咳作用や呼吸困難緩和作用がある ・剤形が多く，胃管や腸管からの投与もしやすい
	フェンタニル	・注射薬と貼付剤，レスキュー・ドーズとして経粘膜製剤がある ・貼付剤は長時間作用であるため，調節性に欠ける ・代謝産物には薬理活性がないとされており，腎機能障害の患者にも安全に使用できる
	メサドン	・オピオイドとしての作用とNMDA受容体拮抗薬の作用があるため，強オピオイドのみでマネジメントできない場合に切り替える ・副作用としてQT延長に注意が必要である ・内服薬のみであるため，飲めなくなった場合に他の強オピオイドに変更しなければならない
	ヒドロモルフォン	・構造的にモルヒネに類似している．モルヒネより最小投与量が少ない ・肝臓代謝であり，腎機能低下患者にも使用できる
鎮痛補助薬	抗うつ薬，抗けいれん薬，抗不整脈薬，NMDA受容体拮抗薬，中枢性筋弛緩薬，コルチコステロイド，ベンゾジアゼピン系抗不安薬，ビスホスホネートなどの薬剤	・それぞれの薬剤の主たる薬理作用として鎮痛作用はない ・鎮痛薬と併用することにより鎮痛効果を高め，特定の状況下で鎮痛効果を示す

ような痛みの性質で表現される．また，通常であれば痛み刺激とならない刺激でも強度の痛みを感じることがあるアロディニアという状態が起こることがある．

4 ● 治療法

a. 薬物療法による疼痛治療

　1986年にWHO（世界保健機関）は標準治療について発表し（**図Ⅵ-3-3**），70〜80％の患者で除痛が図れたと報告している．この治療法は，単にどのような薬剤を選択するかと

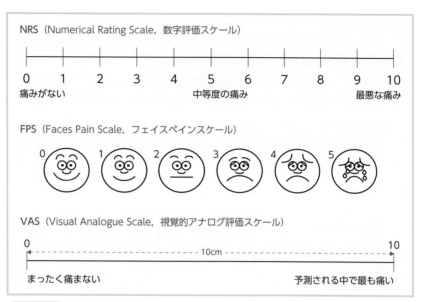

図Ⅵ-3-4　主なペインスケール
NRSは，0～10まで11ポイントの中で痛みの点数を問う．FPSは，痛みに最も合う表情を選んでもらう．VASは，10cmの直線上に，痛みの強さを示すところに印をしてもらい，0からの長さを測定する．

いうことを示しているのではなく，使用するにあたっての5原則など，患者個々に合わせた疼痛治療の必要性についても説いている．各鎮痛薬の特徴を**表Ⅵ-3-2**に示す．

b. 薬物療法以外の疼痛治療

放射線療法や抗がん薬により腫瘍の圧迫が原因で起こっていた疼痛を腫瘍縮小により緩和する．痛みを起こしている部位の神経に薬剤を注入し神経の伝達機能を遮断する神経ブロック，また，弱くなった椎体骨に骨セメントを注入する経皮的椎体形成術や外科的な固定術，消化管閉塞の部位を切除するなどの外科手術などがある．

5 ●アセスメント

がん疼痛は，主観的な体験である．そのため，アセスメントするための大前提として，まずは患者の訴える痛みを信じることが重要である．

①痛みの部位

痛みのある部位について聴く場合に重要なのは，「聴く」だけでなく「触れる」「看る」ということである．「右胸が痛い」と言われた際にどの部位を思い浮かべるだろうか．本当に患者が感じている痛みの部位であるか，しっかり患者に示してもらう．それが困難な場合には，看護師から触れて確認をする．また，その部位の皮膚の色調や状態を観察することも痛みの原因を特定する手がかりになる．

神経障害性疼痛の場合は，神経支配領域に一致した部位であるのかどうか，感覚異常なども観察が必要である．

②痛みの強さ

　主観的な痛みを緩和するためには，患者と医療者が共有できるものさしがあるとよい．痛みの強さを確認するツールを**図Ⅵ-3-4**に示す．これらのペインスケールは，患者が表現しやすいものを用いる．電子カルテの普及に伴い，NRS（Numerical Rating Scale）を用いている施設が増えているが，あくまでも主体は患者であることを忘れてはならない．

③痛みの性質

　どのような痛みかについて聴く．患者が表現することがむずかしい場合には，医療者から「キリキリする」「重苦しい」など，患者の表現を助けるよう伝えてみると表現しやすくなる．

④痛みの発症時期

　急激に起こっているのか，何週間前から徐々に起こっているのかなど，「いつから痛いのか」という発症時期について聴くことで，痛みの部位や程度と共に痛みの原因を考える手がかりとなる．

⑤1日の変化，パターン

　1日のうち1日中持続的に痛む持続痛なのか，一過性に痛む突出痛が起こっているのか，その頻度を知ることによって，治療方法について考える手がかりとなる．

⑥増悪因子と緩和因子

　どんな時に痛みが起こるのか，またはどんな時に痛みが和らぐのかについて聴く．これらも痛みの原因について考える手がかりとなる．ケア計画では，増悪因子となることは避けるよう計画する．たとえば，「急に起き上がると痛い．お風呂に入っている時は痛みを忘れている」といった情報があれば，急激に動くことを避け，ゆっくり起き上がる，そして，入浴や患部を温めるといったケアを積極的に取り入れる．

⑦日常生活への影響

　日常生活において患者が痛みによって制限されていることを知ることは非常に重要である．障害されている日常生活ができるようになることがケアの目標になる．日常生活について聴いていく中で，患者が体験している痛みについて理解を深めることができる．

⑧現在行われている治療の効果

　現在処方されている薬物や緩和的放射線治療，緩和的化学療法の効果について聴く．効果があるのかどうかを知ることによって，今後の治療に役立てることができる．

⑨鎮痛薬使用への思い

　鎮痛薬を使用することに抵抗感をもつ患者は多い．副作用を懸念するのはもちろんであるが，医療用麻薬に対する誤解から使用を拒否する患者もいる．何が患者の心配や不安につながっているのか思いを確認しておくことで，今後の鎮痛薬の選択にも役立てることができる．

　上記の①～⑨だけでなく，画像データや検査データをもとに総合的にアセスメントする．

6 ● 援　助

a. がん疼痛緩和における看護師の役割

　がん疼痛は持続的であり，患者は複数の部位の痛みに苦しんでいることがある．自分の

ものさしで推し量るのではなく，患者の体験している痛みを理解しようとする姿勢でかかわることが大切である．その姿勢は患者の**疼痛閾値**＊を上げる援助（後述）にもつながる．

　がん疼痛の薬物療法において，看護師の果たす役割は大きく，まず患者の抱えている疼痛を正しく把握することが重要である．処方された薬物の投与経路や投与時間が患者の状態に合っているか適切に判断する．たとえば，常に吐き気のある患者に内服薬が処方されていた場合には，医師に相談して投与経路を変更する．夜は早く寝たいという患者であれば，薬物の作用時間を考慮して投与時間を早めに設定する．副作用に対する早期対処も大切である．副作用は，新たな苦痛となるばかりでなく，今後の治療継続が困難となる場合もあるため，起こりうる副作用には予測的に対処を行う．がん疼痛を緩和するには，看護師だけでなく患者を取り巻く多職種で連携していく必要がある．そのため，多職種との調整も重要な役割である．そして，患者や家族が疼痛緩和において正しい知識をもち，納得して治療を受けるために患者・家族教育を行う．

b. がん疼痛を緩和する具体的なケア

①**マッサージ**：マッサージは，筋肉の緊張を和らげ，安心感を得ることにつながり，痛みを和らげる．炎症のある皮膚や神経障害性疼痛のある患者の場合には，かえって痛みの増強につながる場合もあるため病態に合わせて取り入れる．

②**体位や寝具の工夫**：患者の訴えを聴きながら，クッションなどを用いて痛みを起こさないような体位を工夫する．脊椎に骨転移がある患者などは，体位変換の場合に体幹をねじらないよう支えながら行う．体圧分散寝具は，褥瘡の発生リスクだけにとどまらず，痛みにより制限されている行動にも目を向けて選択する．

③**温罨法・冷罨法**：温罨法は，温めることによって局所の血行を促進し，発痛物質の排泄を促す．炎症のある場合には悪化する可能性もあるため注意する．冷罨法は血管を収縮させることで透過性を変化させ，発痛物質の産生を減少させる．しかし，エビデンスは乏しい．患者の心地よさに合わせて取り入れるとよい．

④**閾値を上げるケア**：痛みは全人的なものであり，不安や人とのかかわりなどさまざまな因子の影響を受ける．患者の疼痛閾値を上げることによって，痛みが軽減することにつながる．また，リラクセーションや患者の好きな音楽，アロマセラピーを取り入れることもよい．

引用文献

1)　American Pain Society：Principles of Analgesic Use in the Treatment of Acute Pain and Cancer Pain, 3rd ed, p.2-3, National Hedquarters of the American Pain Society, 1992
2)　McCaffery M, Beebe A：痛みの看護マニュアル（季羽倭文子監訳），p.10，メヂカルフレンド社，1995

＊閾値：その値を超えるとある反応が引き起こされる限界の値のこと．痛みを感じる閾値を上げるとは，痛みを感じにくくすることである．

B. 倦怠感

1● 概　念

　全米総合がん情報ネットワーク（National Comprehensive Cancer Network：NCCN）では，がんに伴う**倦怠感**（fatigue）は，「がんやがん治療に関連した身体的，情緒的，あるいは認知的な疲労または疲れ果てたという主観的な感覚で，最近の労作に比例せず，日常生活を妨げるような苦痛を伴う持続性の症状」[1]と定義されており，健康な人が感じる疲労とは区別されている．

2● 症状の特徴

　倦怠感は，進行期にあるがん患者の約75〜80％にみられ，死期が近づくにつれてほとんどの患者が体験する，解消しがたい症状である[1,2]．倦怠感は一般的に“だるさ”と表現されるが，地域によっては，“けだるい”“えらい”“こわい”などさまざまに表される．また倦怠感は，疲れやすさやからだのだるさなどの身体的倦怠感，ものごとへの興味の乏しさや活気のなさなどの精神的倦怠感，注意力の低下や忘れやすさなどの認知的倦怠感からなる多次元的な症状であり[3]，症状の感じ方は個人により異なる．

　倦怠感のあるがん患者は，からだを思うように動かせないことや意欲の減退のために身の回りのことや家事，仕事を思うように行えず，自分に失望したり気持ちが落ち込んだり，誰にも会いたくないと引きこもり，家族や親しい人々との関係が悪化したりする[4]．このように倦怠感は，生活のすべてに影響しQOLを低下させる全人的な苦痛である．

3● 発症のメカニズム

　倦怠感のメカニズムは十分に明らかにされていない．仮説では，倦怠感の主な病態は，がんによる炎症性サイトカインの産生過多と，それに伴う食欲や睡眠，記憶，体温調節などの機能に関与する神経伝達物質であるセロトニンの調節障害，概日リズムの乱れ，骨格筋のエネルギー源であるアデノシン三リン酸（ATP）の代謝障害などであり，この病態に貧血や食欲不振，悪液質，悪心，発熱，感染，抑うつ，痛み，睡眠障害などの複数の要因がかかわって倦怠感が発症するといわれている[2]．

4● 治療法

a. 治療可能な要因の除去

　前述の倦怠感をもたらす要因が改善されるよう，要因に対する治療を行う．

b. 薬物療法

　進行がん患者の倦怠感に対して副腎皮質ステロイドの有効性が報告されている．ステロイドは，免疫反応を抑制することによりサイトカインの産生を抑えると考えられているが，副作用の出現が懸念されるため，効果を週単位で評価しながら慎重に投与される．

5● アセスメント

　倦怠感のあるがん患者は，「がんだから，だるいのは当たり前」「治療のしようがない」

表Ⅵ-3-3　倦怠感の観察項目

倦怠感の知覚	・倦怠感の感じ方：疲れやすさやからだのだるさなどの身体面，興味の乏しさ，活気のなさなどの精神面，注意散漫，忘れやすさなどの認知面での感じ方 ・出現時期とその後の経過 ・1日の中での変化のパターン
倦怠感の受け止め	・倦怠感の理解の内容，要因についてのとらえ方 ・倦怠感による生活への支障のとらえ方 ・倦怠感のマネジメントの目標
倦怠感の対処方法	・医師・看護師への相談の仕方 ・倦怠感を和らげるための工夫

表Ⅵ-3-4　エネルギーの温存と活動のマネジメント

マネジメント方法	具体例
環境を整備する	・取りやすいところによく使うものを置く ・立つよりも座る：調理の時，食器洗いの時，アイロンがけの時など ・可能な時には調理済みの食品を使う
前もって計画する	・料理を作り置きして冷凍しておく ・活動に十分な時間を見積もる：急ぐことでもっとエネルギーを消耗する ・よりだるくなる時間帯や特定の日課を知るために，数週間，日々の活動日記をつける
優先順位をつける	・自分にとって重要ではない家事や仕事を行わない，または減らす ・援助を申し出てくれる友人や家族員に家事や仕事を任せる
活動と休憩を交互に行う	・疲れ果てる前に休み，疲労するような長時間の活動や一気に活動を行うことを避ける ・ヘルスケアチームの許可のもとで，ウォーキングやサイクリングなどの身体活動のプログラムを開始する：1日2回，5分または10分から始め，毎日1分ずつ増やす

[Mitshell SA：Cancer-Related Fatigue. Cancer Nursing, 8th ed（Yarbro CH, et al ed），p.894, Jones & Bartlett Learning, 2017より筆者が翻訳して引用]

「人に言っても仕方がない」などの理由から，医師に倦怠感を伝えない傾向にある[1, 2]．患者の症状体験を理解したいと，心を寄せてアセスメントすることがマネジメントの第一歩になる．

　倦怠感は発生頻度の高さと生活への影響の大きさから，呼吸，体温，脈拍，血圧，疼痛に次ぐ第6のバイタルサインとしてとらえてアセスメントする．

　倦怠感の程度は尺度を用いて評価する．倦怠感尺度には，倦怠感を1つの側面から評価するためのVASやNRS（p.209参照），日本語版BFI（Brief Fatigue Inventory）[5]，倦怠感を多側面から評価するためのCFS（Cancer Fatigue Scale）[6]，日本語版PFS（Piper Fatigue Scale）[7]がある．

　また，倦怠感は主観的で多次元的な症状であるため，倦怠感の程度だけではなく，患者自身の倦怠感の知覚，受け止め，対処方法を注意深く尋ねたり観察したりする（表Ⅵ-3-3）．

6●援　助

　がん患者の倦怠感を完全に解消することはむずかしいため，マネジメントでは倦怠感ができるだけ和らぐこと，生活しやすくなることを目指して患者や家族と共に取り組む．

（1）倦怠感と生活の仕方を話し合う：目標設定

　倦怠感のつらさや生活への影響について率直に話し合い，どの程度まで倦怠感が和らぐとよいか，どのように生活を送りたいのか，マネジメントの目標を共有する．

（2）活動と休息のバランスを整える：エネルギーの温存と活動のマネジメント

　限られたエネルギーをがん患者が優先したい活動に注げるように，1日のエネルギーの変化に応じた活動の仕方を検討する必要がある．エネルギーを温存するための活動のマネジメント方法を，患者が生活の仕方に合わせて取り入れられるように支援する（**表Ⅵ-3-4**）．

（3）気分転換を図る：リラクセーション

　がん患者が倦怠感を意識しすぎて倦怠感が強まることを防ぎ，また快刺激により倦怠感の閾値を上げるために，患者の好みに応じてリラクセーションを兼ねた気分転換活動を取り入れる．音楽を聴く，ラベンダーオイルを用いた足浴などの方法がよく活用される．

（4）からだを動かす：エクササイズ

　エクササイズは，倦怠感に効果的なマネジメント方法として報告されている[1]．患者が受け入れ，からだを動かすことが可能であれば，主治医や理学療法士と相談のうえで短時間の散歩やストレッチといったエクササイズを活用する．

■引用文献■

1) National Comprehensive Cancer Network：NCCN Clinical Practice Guidelines in Oncology（NCCN Guidelines®）Cancer-Rerated Fatigue, Version 2. 2018,（February 20, 2018），〔https://www.nccn.org/professionals/physician_gls/pdf/fatigue.pdf〕（最終確認：2018年9月16日）
2) 日本緩和医療学会（編）：専門家をめざす人のための緩和医療学，p.54-55，87-96，南江堂，2014
3) 奥山　徹，明智龍男，杉原百合衣，ほか：我が国で開発されたがん患者の倦怠感アセスメントスケールCancer Fatigue Scale．Expert Nurse 15（10）：54-56，1999
4) Wu HS, McSweeney M：Cancer-related fatigue："It's so much more than just being tired". European Journal of Oncology Nursing 11（2）：117-125, 2007
5) 国立がん研究センター：日本語版 Brief Fatigue Inventory（簡易倦怠感尺度），〔https://www.ncc.go.jp/jp/epoc/division/psycho_oncology/kashiwa/020/030/BFI.pdf〕（最終確認：2020年8月28日）
6) 国立がんセンター研究所：がん患者の倦怠感及び呼吸困難の評価に関する研究，〔https://www.ncc.go.jp/jp/epoc/division/psycho_oncology/kashiwa/020/030/CDS_CFS_info.pdf〕〔最終確認：2020年8月28日〕
7) 神里みどり：がん患者の倦怠感のアセスメント（焦点 がん患者の倦怠感と緩和ケア）．看護技術 51（7）：585-591，2005

C. 悪液質

1●概　念

　悪液質（cachexia）とは，脂肪量の減少の有無にかかわらず，食欲不振，炎症およびインスリン抵抗性に関連する筋肉の喪失を称している[1]．がんだけでなく，腎不全，肝不全，心疾患，閉塞性肺疾患，感染症などの慢性疾患でも発症する．がん悪液質は，European Palliative Care Research Collaborative（EPCRC）の悪液質ガイドライン[2]おいて，従来の栄養サポートでは改善せず進行性の機能障害をもたらす，脂肪量の有無にかかわらない骨格筋量*の減少で，多くの因子が関与する症候群として定義された．食物摂取量の減少，代謝

----

*骨格筋量：上腕周囲径と皮下脂肪厚を身体計測して上腕筋肉周囲径を算出，または断層画像を用いて計測される．

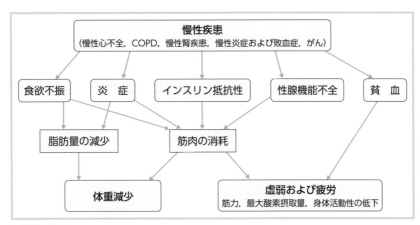

図Ⅵ-3-5　悪液質の定義の概念図

[Evans WJ, et al：Cachexia：A new definition. Clinical Nutrition 27：793-799, 2008 より筆者が翻訳して診断基準を除き引用]

異常などが関与してがん患者の50〜80％に発症し，体重減少によって日常の活動が低下していくことによる悪影響で，がんで死亡する原因の20％に及ぶと推定されている[3]．悪液質は食べられないことによる栄養失調（飢餓）とは異なるが，がんの症状や治療の副作用による食物摂取量の減少が，悪液質を呈している患者の体重減少に関与していることは否定できない．

2● 症状の特徴

　がん悪液質の症状の特徴は[2]，栄養サポートによって完全に改善しない体重減少である．その他の症状として，食欲不振，疲労感，筋力低下，睡眠パターンの変化などがみられる．

3● 発症のメカニズム

　がんをはじめとする慢性疾患では，食欲不振，炎症，インスリン抵抗性，性腺機能不全，貧血などによって，脂肪量の減少，筋肉の消耗から，体重減少，虚弱および疲労につながる（**図Ⅵ-3-5**）．とくにがん悪液質は，**炎症性サイトカイン***がタンパク質分解酵素の産生を促進し，アルブミン（ALB）生成が抑制され，脂肪組織の減少や筋肉の消耗を生じる．加えて宿主である身体で全身性炎症反応が活性化し，腫瘍と宿主の双方の要因が絡み合い悪液質を生じる[4]．

4● 治療法

　悪液質の治療目標は，体重および骨格筋量の減少の逆転であり，最小限の目標として体重を維持し，さらなる体重減少を防止する必要がある[2]．がん悪液質は，体重減少の程度，**ボディマス指数**（BMI，体格指数），**サルコペニア**（sarcopenia，加齢による骨格筋量の低下），全身状態の指標となる行動スコアなどで，**前悪液質**（precachexia），悪液質（cachex-

---

*炎症性サイトカイン：がん細胞がサイトカイン（免疫システムを強化する情報の伝達物質）を過剰に産出・分泌，炎症を起こすことで産出される悪液質の促進因子．

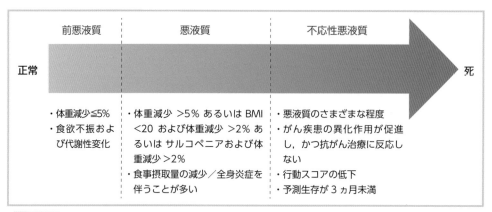

正常	前悪液質	悪液質	不応性悪液質	死
	・体重減少≦5% ・食欲不振および代謝性変化	・体重減少 >5% あるいは BMI <20 および体重減少 >2% あるいは サルコペニアおよび体重減少 >2% ・食事摂取量の減少／全身炎症を伴うことが多い	・悪液質のさまざまな程度 ・がん疾患の異化作用が促進し，かつ抗がん治療に反応しない ・行動スコアの低下 ・予測生存が 3 ヵ月未満	

図Ⅵ-3-6　がん悪液質のステージ

[Radbruch L, et al：Clinical practice guidelines on Cancer Cachexia in advanced cancer patients. Department of Palliative Medicinen ／ European Palliative Care Research Collaborative ; 2010. 〔http://www.cancercachexia.com/literature-watch/43_clinical-practice-guidelines-on-cancer-cachexia-in-advanced-cancer〕（最終確認：2020 年 8 月 7 日）／ Fearon K, et al：Definition and classification of cancer cachexia：an international consensus. Lancet Oncology 12（5）：489-495, 2011 より筆者が翻訳して引用]

ia），**不応性悪液質**（refractory cachexia）の 3 段階に病期分類される（**図Ⅵ-3-6**）．前悪液質の段階では，がんの積極的治療を継続するためにも，モニタリングしながら予防することが重要である．悪液質の段階では，その程度に応じて多様な管理がされ，不応性悪液質の段階に入ると症状緩和や社会的支援などへ移行する[5]．また，悪液質の代謝制御・栄養管理の実際[6]としては，非ステロイド抗炎症薬，コルチコステロイド，抗サイトカイン療法などの薬剤投与[*1]，および栄養サポート，運動療法，心理・社会的支援など，集学的アプローチが求められる．

5●アセスメント

悪液質の程度に応じた多様な管理を行うために，①食欲不振の程度，経口摂取量，②**異化亢進**[*2]の程度，③骨格筋量，筋力，④身体機能や心理・社会的変化などを的確に評価する[5]．栄養改善を目指すサポートにおいて，すぐにはBMIの改善にはいたらないが，生化学データにおいて炎症反応（C反応性タンパク，CRP）が低下し，ALBの値が正常化すると栄養状態が改善したとし，その推移をみてアセスメントしていく．治療経過においてCRPが高く，ALBが低く栄養状態が改善しない場合，不応性悪液質へと移行して予後予測の指標となる．

6●援　助

栄養サポートの第一選択は経口摂取で，嚥下機能の改善が見込まれる場合は，嚥下サ

[*1] これらの薬剤のほかに，食欲不振の阻害作用を有するグレリン（内因性ホルモン）の薬剤開発がされていたが，2021年1月にがん悪液質治療薬として初めて，エドルミズ®錠（一般名：アナモレリン塩酸塩）が承認された（対象疾患：非小細胞肺がん，胃がん，膵がん，大腸がん）．

[*2] 異化亢進：糖質だけでエネルギー消費量を補うことができない時に，タンパク質からアミノ酸への分解が亢進すること（脂肪を分解してタンパク質を温存する「飢餓」のエネルギー代謝抑制とは異なる）．その結果，骨格筋量やアルブミンなどの減少，免疫機能の障害が起こる．

ポートチームと協働して摂食機能療法に取り組む必要がある．また，経口摂取を促すために食環境を整え，口腔を清潔にし，誤嚥をしないように体位や食物の形態を整える．第二選択の経腸栄養は，ベッドアップで投与して嘔吐による誤嚥性肺炎に注意する．第三選択の静脈栄養の際は，患者の日常生活行動に合わせて間欠的または持続的な投与を行う．ただし，不応性悪液質に陥った場合は，栄養管理の再考を行って緩和医療が推奨されるので，輸液減量における倫理的検討を行う．また，家族団欒の象徴として「食」がある場合など，「食べられなくなること」への患者・家族の心理・社会的な苦痛には個別性があるので，看護師はそれぞれが感じているつらさを理解するとともに，死への過程における自然な流れだということを受け止めることができるようにかかわる必要がある[7]．

▌引用文献▌

1) Evans WJ, Morley JE, Argilés J, et al：Cachexia：A new definition. Clinical Nutrition **27**：793-799, 2008
2) Radbruch L, Elsner F, Trottenberg P, et al：Clinical practice guidelines on Cancer Cachexia in advanced cancer patients. Department of Palliative Medicinen/ European Palliative Care Research Collaborative; 2010,〔http://www.cancercachexia.com/literature-watch/43_clinical-practice-guidelines-on-cancer-cachexia-in-advanced-cancer〕（最終確認：2020年8月7日）
3) Argilés JM, Busquets S, Stemmler B, et al：Cancer cachexia: understanding the molecular basis. Nature Reviews Cancer **14**（11）：754-762, 2014
4) Donohoe CL, Ryan AM, Reynolds JV, et al: Cancer cachexia: mechanisms and clinical implications. Gastroenterology Research and Practice 2011, doi：10.1155/2011/601434
5) Fearon K, Strasser F, Anker SD, et al：Definition and classification of cancer cachexia：an international consensus. Lancet Oncology **12**（5）：489-495, 2011
6) 日本緩和医療学会：終末期がん患者に対する輸液治療のガイドライン，p.46-51，金原出版，2013
7) 前掲6），p.106-145

D. 呼吸困難

1● 概　念

　呼吸困難（dyspnea）は，呼吸時の不快な感覚[1]と定義され，"息が苦しい"や"息が詰まる感じ"など，さまざまな表現で表される主観的な症状である．

2● 症状の特徴

　呼吸困難は，がんの進行に伴って徐々に症状が増強することもあれば，腫瘍が気管支を閉塞したり，抗がん薬治療による間質性肺炎の増悪によって急激に症状が現れることもある．また，患者が呼吸困難を訴えていても，低酸素血症（動脈血酸素分圧［Pao_2］が60 Torr以下の状態）を伴っていないことがあり，必ずしも患者の訴えと検査値が一致するわけではない．さらに，呼吸困難は痛みや心理的苦痛の影響を受ける[2]ため，症状の現れ方や強さの程度は個別性が大きい．

3● 発症のメカニズム

　呼吸困難の発症メカニズムは十分解明されてはいない．呼吸調節は通常，延髄にある呼

表Ⅵ-3-5　がん患者における呼吸困難の原因

	局所における原因	全身状態による原因
がんに直接関連 した原因	・肺実質への浸潤：肺がん，肺転移 ・胸壁への浸潤：胸壁の腫瘍，中皮腫，悪性胸水 ・心嚢：悪性心嚢水 ・主要気道閉塞（MAO）：気管の圧迫，上気道（咽頭，喉頭，鼻腔）での圧迫 ・血管性：上大静脈症候群，腫瘍塞栓 ・リンパ管性：がん性リンパ管症 ・気胸 ・肺炎：閉塞性肺炎，気管食道瘻による肺炎，日和見感染	・全身衰弱に伴う呼吸筋疲労：がん悪液質症候群，腫瘍随伴症候群 ・血液：貧血，過粘稠症候群 ・横隔膜の挙上：横隔膜麻痺，大量腹水，肝腫大 ・発熱
がん治療に関連 した原因	・外科療法：片肺切除，肺葉切除 ・化学療法：薬剤性肺障害，心毒性 ・放射線治療：放射線肺臓炎，放射線性心膜炎	・貧血 ・ステロイドミオパチー（筋症）
がんとは直接関 連しない原因	・基礎肺疾患：慢性閉塞性肺疾患（COPD），気管支喘息，間質性肺炎 ・心疾患：うっ血性心不全，不整脈，肺塞栓	・不安，抑うつ，精神的ストレス ・パニック発作 ・神経筋疾患

［茅根義和，松田能宣：呼吸困難の原因．がん患者の呼吸器症状の緩和に関するガイドライン 2016年度版（日本緩和医療学会 緩和医療ガイドライン作成委員会編），p.23-24，金原出版，2016より許諾を得て転載］

吸中枢で不随意に行われる．呼吸中枢は，Pao_2や動脈血二酸化炭素分圧（$Paco_2$），Phを感知する中枢および末梢の化学受容器と，呼吸運動を感知する機械受容器から情報を受け取り，呼吸の状態を認識して，脊髄を介して呼吸筋に情報を伝えて呼吸運動が引き起こされる．呼吸困難は，呼吸中枢から呼吸筋への運動指令と，受容器から呼吸中枢に入ってくる情報との間に解離がある場合に発症する[1]と考えられている．

　がん患者が呼吸困難を生じる原因は，①がんに直接関連した原因，②がん治療に関連した原因，③がんとは直接関連しない原因の3つに大別される（**表Ⅵ-3-5**）[3]．がんに直接関連した原因の主なものには，肺がんや転移による肺実質への浸潤，胸水・心嚢水の貯留，気道の狭窄，がん性リンパ管症などがあげられる．

4 ● 治療法

a. 呼吸困難を生じる原因に対する治療

　気道を狭窄しているなど，腫瘍を縮小することによって症状の改善が期待できる場合は，抗がん薬治療や放射線治療を行う．胸水貯留に対しては，胸腔穿刺ドレナージを行った後に，再貯留を防ぐ目的で胸膜癒着術が行われる．

b. 酸素療法

　低酸素血症がある場合は酸素療法を行う．高二酸化炭素血症を伴っている場合には，CO_2ナルコーシスを生じることもあるため注意が必要である．一方，低酸素血症がない場合は，酸素療法は推奨されてはいない．しかし，酸素療法を行うことで症状が和らぐこともあるため，他の方法で呼吸困難が緩和されない場合は，酸素投与に伴う拘束感や鼻腔乾燥等のデメリットと患者の希望を考慮して選択される．

c. 薬物療法

　呼吸困難が十分に緩和されない場合は，モルヒネの全身投与（経口，皮下注射，静脈内

注射）を行う．モルヒネは，呼吸困難の軽減のほかに鎮咳作用もある．主な副作用として
は，便秘，悪心・嘔吐，眠気がある．とくに便秘は，腹部膨満感や排泄時の努責によって
呼吸困難を増強することがあるので，あらかじめ緩下薬を用いて排便コントロールを行う．
また，不安が強い時は呼吸困難を増強させるため，抗不安薬であるベンゾジアゼピン系薬
をモルヒネと併用して症状の緩和を図る．さらに，上大静脈症候群やがん性リンパ管症に
対しては，腫瘍周囲の浮腫の改善による効果を期待してステロイドが用いられる．

5 ● アセスメント

　呼吸困難は，患者の主観的な感覚であり，検査値と必ずしも相関しないことから患者の
評価がとても重要となる．どのくらい息苦しいかという量的評価と，どのように息苦しい
かという質的評価，日常生活にどのように影響しているかについてアセスメントする．

　がん患者に用いられる量的評価のツールにはNRSやVASがある（p.209参照）．NRSは，
0（息苦しくない）〜10（最悪の息苦しさ）の11段階で息苦しさの程度を表し，簡便であ
るため患者にとって負担が少ない．

　また，どのように息苦しいかという患者の質的評価は，“息が詰まる感じ”のように患
者がたとえる表現のことである．これらの表現は，呼吸困難の原因とある程度一致するこ
とが知られているため，症状を緩和するための方法を考える際に役立つ．さらに，呼吸困
難が発生・増強する状況についても，患者に直接尋ねたり，観察したりして情報を得る．

　日常生活に及ぼす影響は，睡眠や活動，食事などが呼吸困難によってどの程度障害され
ているかを評価する．

　呼吸状態は，呼吸数，呼吸の深さ，呼吸リズム，呼吸補助筋の収縮の程度，チアノーゼ
の有無，胸部聴診による呼吸音の聴取範囲や副雑音を確認する．また，呼吸不全の有無は，
動脈血ガス分析や経皮的酸素飽和度（Spo_2）を確認する．

6 ● 援　助

a. 体位の工夫

　一般的に，上体を起こすと横隔膜が下降し，呼吸面積が拡大することによって呼吸が楽
に感じられやすい．起坐位を保持する時は，オーバーテーブルや枕を用いて安楽に過ごせ
るようにする．また，胸水が貯留している場合には，患者は側臥位になるなど自然と呼吸
が楽な体位をとっている．同一姿勢が長くなる時には，荷重のかかる部位の皮膚状態も観
察し，褥瘡を予防するために適宜体位変換を行う．

b. 活動の調整

　体動によって呼吸困難が増強する場合には，労作による酸素消費量が少なくなるように
手段や方法を工夫する．たとえば，入浴をやめてシャワーのみにする，排泄時はトイレま
での移動を車椅子にする，食事は1回量を減らし数回に分けて食べる，必要なものにすぐ
手が届くように物の配置を整えるなどである．

c. 環境の調整

　部屋の室温は寒くない程度に低めとし，静かな環境を保つ．また，顔への冷風刺激が呼
吸困難を改善するという報告[4]もあるため，扇風機を用いて送風したり，窓を開けて新鮮

な空気の流れをつくる.

d. 不安の軽減

　呼吸が苦しくなると，死を意識するなど不安が高まりやすい．不安の高まりは呼吸困難をさらに助長することにもなる．したがって，患者の訴えをよく聴き，温かな声かけと落ち着いた態度で患者に接する．表情や睡眠状態を確認し，面会後や夜間に呼吸困難の訴えがある時には，タッチングやマッサージを行いながらしばらくそばに付き添う．また，呼吸困難の増強時は，口すぼめ呼吸や腹式呼吸を一緒に行い，呼吸を合わせやすいように背中でリズムを取りながら呼吸を整える．

e. 家族への支援

　患者が苦しむ姿をそばで見ている家族は，とてもつらいものである．家族には，そばにいることが患者の安心感につながっていることを伝え，家族の苦悩に理解を示す．また，患者のために何かできることはないかと悩んでいる場合には，タッチングやうちわで送風するなど，家族にできることを一緒に考え，取り組めるように支援する．

引用文献

1) 小林　剛，山口　崇：呼吸困難のメカニズム．がん患者の呼吸器症状の緩和に関するガイドライン　2016年度版（日本緩和医療学会 緩和医療ガイドライン作成委員会編），p.14-17，金原出版，2016
2) Tanaka K, Akechi T, Okuyama T, et al：Factors correlated with dyspnea in advanced lung cancer patients：Organic causes and what else?. Journal of pain and symptom management 23（6）：490-500，2002
3) 茅根義和，松田能宣：呼吸困難の原因，前掲1），p.23-24
4) 角甲　純，關本翌子，小川朝生，ほか：終末期がん患者の呼吸困難に対する送風の有効性についてのケースシリーズ研究．Palliative Care Research 10（1）：147-152，2015

E. 消化器症状①——悪心・嘔吐

1 ● 概　念

　悪心（nausea）は，嘔気ともよばれ，消化管の内容物を口から吐き出したいという切迫した不快な感覚である．必ずしも嘔吐にはいたらない．主観的な感覚である．

　嘔吐（vomiting）は，消化管の内容物が口から強制的に排出されることである[1]．

2 ● 症状の特徴

　悪心・嘔吐は，発汗，頻脈，顔面蒼白，めまい，徐脈，頻脈，血圧低下などの自律神経症状を伴う．がん患者では40～70％の頻度で起こる症状である．悪心の場合は，胃・下部食道の括約筋，幽門の弛緩に関連し，上部消化管内容物の逆行性の排出が促進される[2]．嘔吐時の吐き出す力は，呼吸筋および呼吸補助筋，腹筋が関連する．

3 ● 発症のメカニズム

　悪心・嘔吐は，嘔吐中枢が刺激を受け，迷走神経，交感神経，体性運動神経を介して誘発される．嘔吐中枢への刺激は，大脳皮質からの入力，化学受容器引金帯（chemoreceptor

表Ⅵ-3-6　　がん患者にみられる悪心・嘔吐の要因

種　類		要　因
治療に関連した要因	薬物に関連した要因	がんの治療で使用する薬物：オピオイド，抗がん薬*，抗うつ薬，抗てんかん薬，抗菌薬，抗真菌薬
		がんの治療以外でも用いる薬物：ジゴキシン，アスピリン，鉄剤，去痰薬
	放射線治療に関連した要因	消化管への放射線治療
疾患に関連した要因	代謝異常に関連した要因	腎不全，肝不全，高カルシウム血症，低ナトリウム血症，ケトアシドーシス
	中枢神経系に関連した要因　頭蓋内圧亢進	脳腫瘍，脳浮腫，脳梗塞，脳出血
	中枢神経系	がん性髄膜炎，脳への放射線治療，細菌性髄膜炎，脳幹の疾患
	前庭系の関与	頭蓋底への転移，聴神経腫瘍，メニエール症候群
	消化器系に関連した要因	消化管運動の亢進や低下，下痢，便秘，消化管狭窄・閉塞
		逆流性食道炎，消化性潰瘍
心理・社会的要因		不安，恐怖，抑うつ，孤独感，過去の治療経験
環境要因		不快なにおい（排泄物の臭気，薬品，食物，植物，化粧品など），視覚刺激
その他		原因不明

*抗がん薬に伴う悪心については，第Ⅳ章「2. 薬物療法」を参照．

trigger zone：CTZ）からの入力，前庭器からの入力，末梢からの入力がある．

　悪心・嘔吐の要因には，治療に関連した要因と疾患に関連した要因，さらに心理・社会的要因および環境要因に分けられる（**表Ⅵ-3-6**）．複数の要因が同時に存在することや原因が不明な場合もある．

4 ● 治療法

　悪心・嘔吐に対しては，原因に応じた対処方法や薬物治療が必要となる．

a. 原因に応じた治療

　脳圧亢進によって生じた悪心や嘔吐の場合には，コルチコステロイド，ᴅ-マンニトールを使用し，電解質異常を認めた場合には補正を行う．便秘による悪心が考えられる場合には，便秘の原因が消化管閉塞ではないことを確認し，宿便を認める時には経直腸的処置（摘便，坐薬，浣腸）を行い，適切な下剤を使用する．使用薬剤が原因となる悪心や嘔吐を認める場合には，薬剤の中止や変更を行う．がん薬物療法に伴って生じた悪心や嘔吐は，使用した薬剤と症状の出現時期をアセスメントし，適した制吐薬を使用する．

b. 薬物療法

　病態に応じた制吐薬を選択し，投与する．下記の2種類の薬剤は，悪心や食欲不振の原因が化学療法や放射線治療ではない場合に推奨されている．

　①コルチコステロイド：生命予後が数週間以下で全身状態が不良な場合には，効果が期待しにくくなり，せん妄を誘発する危険が高くなる可能性がある．

　②メトクロプラミド：がんに関連する悪心，早期満腹感，嘔吐のある時に用いる．消化管が完全に閉塞している場合には使用を避ける．長期間使用する場合には，アカシジ

アや遅発性ジスキネジアなどの副作用に注意する.

c. 消化管閉塞時の嘔吐に対する治療

　消化管の播種病変の部位や進展状況に対し,緩和手術としてバイパス術や人工肛門造設術を行うこともある.しかし緩和手術により症状の改善がみられない時や緩和手術による死亡のリスクが高い時には,経鼻胃管やイレウス管による減圧を用いることがある.嘔吐に対する症状は緩和されるが,留置に伴う苦痛を伴う.

5●アセスメント

　悪心と嘔吐は,独立した症状としてケアや治療を評価する.悪心は,痛みや全身倦怠感などと同じように主観的な症状であることを念頭に,患者の訴えを十分に聴くことが大切である.

①**現在の病状・治療・使用薬剤**:悪心や嘔吐の原因となる疾患や治療,薬剤を使用していないか確認する

②**フィジカルアセスメント**:腹部膨満の有無(腹水・波動の有無),腸蠕動音(減弱・亢進・消失)・圧痛の有無,脾腫大,肝腫大,打診・排便の有無と性状(硬い・普通・軟便・水様),口腔内の状況(口腔内の乾燥.口内炎.カンジダなど)

③**検査や画像検査**:電解質,血糖値,腎機能,肝機能,炎症の所見,腹部単純X線,腹部超音波検査,CT検査

④**症状の程度や発生状況**:症状の程度と苦痛の度合い,嘔吐の量(少量・大量),性状(食物残渣,血液,黄緑色,便汁・便臭),姿勢(体動)

⑤**合併する症状と生活への影響**:食欲不振,痛み(腹痛),めまい,全身倦怠感,不安,不眠

⑥**発生時期や食事の影響**:いつ,発生状況,食前,食直後など

⑦**心理的要因・環境要因**:軽快因子や増悪因子の有無

6●援　助

　原因を探索し可能な限り除去すると同時に,症状を誘発しないように環境を整えることが大切である.

a. 治療薬剤の適切な使用の支援

　薬剤の適切で確実な投与を行い,使用後の効果・副作用を評価する.

b. 体　位

　嘔吐がみられる時には,誤嚥をしないように側臥位がとれるよう援助する.

c. 環境調整

　臭気は悪心と嘔吐を引き起こす刺激となる.嘔吐物のにおいは症状を悪化させるため,ただちに片づける.寝具や衣類が汚染した場合には,速やかに交換し,室内の換気を行う.誘発因子となる食物,薬物,化粧品,柔軟剤,芳香剤,香りの強い花などを避ける.ガーグルベースン,ティッシュ,飲料水,ごみ箱などを手の届きやすい場所に用意し,身体の締めつけがないゆったりとした衣類を選択する.光刺激や音刺激が増強因子となる場合があるため,リラックスできる環境を整え,症状の誘発や増強因子を除去する.

d. 口腔ケア

嘔吐物が口腔内に残ることで不快感や嘔吐を誘発するため，少量の冷水やレモン水などで数回に分けてうがいを行うよう勧める．

e. 排便管理

身体状況に合わせて水分摂取や下剤の調整，浣腸，摘便を行う．便秘の際には，腹部マッサージや腰部の温罨法により腸蠕動の促進を促す．身体状況に合わせ，できる限りトイレで排泄できるよう援助する．

f. 食事の工夫

食事回数にこだわらず，調子のよい時に小分けにして食べることを提案し，消化がよく，口あたりのよい食品やメニューを紹介する．においが気になる時は，火を使う調理を控え，料理を冷まし，レモンやゆずなど柑橘系のさわやかな香りを加えることもある．嘔吐がある時は，スポーツドリンクやお茶，スープなどで水分補給を行い，固形物の摂取は控える．

g. 症状に伴う不安や苦痛に対する情緒的支援

患者が不快にならない程度に背中をさすり，ゆっくりと声をかける．

h. 安全対策

制吐薬の使用後は眠くなる場合もあるため，かかとのある滑りにくい履物を準備し，照明を調整し，移動時に転倒しないよう環境を整える．

引用文献

1）　日本緩和医療学会ガイドライン統括委員会：がん患者の消化器症状の緩和に関するガイドライン，p.11，金原出版，2017
2）　武田文和：トワイクロス先生のがん患者の症状マネジメント，p.105-106，医学書院，2010

F. 消化器症状②——食欲不振

1● 概　念

食欲不振（anorexia）とは，食欲が低下している，あるいは食物に対する興味・欲望が喪失している状態[1]であり，主観的な感覚である．

2● 症状の特徴

病状の進行がもたらす場合には，嗅覚や味覚の低下，早期の満腹感*を伴う．がん患者の6～74％にみられ，進行がん患者では80％に達し，終末期になるとほぼ全例に認められる症状である[2]．食欲不振は悪液質の主な症状の1つである．食べることは，生きることや健康のバロメーターとして考える人も多く，患者の身体的な影響（栄養不良）のみならず，家族も含めて精神面や社会面に多大な影響を及ぼす．

---

*早期の満腹感：少量の食べ物でも満腹になる状態を指す．

表Ⅵ-3-7　がん患者の食欲不振の要因

種　類	要　因
がんの病状に関連した要因	悪心，嘔吐，胃内容停滞，胸やけ，便秘，腹水，消化管狭窄・閉塞，痛み，呼吸困難，嚥下困難，口内炎，味覚・臭覚の異常，全身倦怠感，電解質異常（高カルシウム血症，低ナトリウム血症）
がんの治療に関連した要因	抗がん薬，オピオイド，放射線治療，高カロリー輸液
環境要因	口腔内の乾燥，食事のにおい，病室の状況（排泄物の臭気，プライバシーが保たれない　など）
心理・社会的要因	不安，抑うつ，孤独感など

3● 発症のメカニズム

　食欲は，生理的，消化管，代謝，栄養面といった多面的な要素で調整されており，視床下部の活動の機能不全や脳内のトリプトファンの増加，炎症性サイトカイン産生などの異常が影響していることもある．がん患者の食欲不振も複数の要因が同時に存在することがある（表Ⅵ-3-7）．

4● 治療法

　食欲不振の要因はさまざまであるが，要因が除去できるか，食欲不振の原因となっている症状の緩和を合わせて行うことが重要となる．

5● アセスメント

　悪心・嘔吐に対するアセスメントに加え，食欲不振についてどのように感じているか，苦痛や不安，要望などを尋ねながら，食欲不振の要因をアセスメントする（表Ⅵ-3-7）．

6● 援　助

　前項で述べた悪心・嘔吐に対する援助項目に加えて，以下について援助する．

a. 家族に対するケア

　「食べたくても食べられない」状況にある患者と，「生きるために食べてほしい」と願う家族との間で食べることに対する葛藤がみられ，互いにつらい思いをすることがある．家族の不安な気持ちを受け止めたうえで，患者の身体の状況と食べることが身体的・心理的にも苦痛となる場合があることを，わかりやすく伝えることが必要である．

b. 食事の工夫 [3]

　無理に食べようとせず，食べられる時に食べればよいことを伝え，食べたいタイミングを逃さずに食べるための工夫を共に考える．たとえば，すぐに口に入れられるような小さなおにぎりやサンドイッチ，喉ごしのよい冷たいデザートなどを準備しておく．視覚からの楽しみや食べきる達成感が得られるように，盛り付けは彩りよく，量は控えめにする．

　倦怠感などにより食事摂取行動が困難な場合には，食事の形態の工夫や摂取を介助することも検討する．悪液質に対する項目（p.214）も参照のこと．

引用文献

1) 濱 卓至, 中村喜美子, 今井堅吾, ほか：食欲不振・悪液質症候群. 専門家をめざす人のための緩和医療学（日本緩和医療学会編）, p.97-98, 南江堂, 2014
2) Dy SM, Lorenz KA, Naeim A, et al：Evidence-based recommendations for cancer fatigue, anorexia, depression, and dyspnea. Journal of Clinical Oncology **26**（23）：3886-3895, 2008
3) 大江裕一郎, 落合由美, 松丸 礼：がん患者さんのための国がん東病院レシピ, p.24-57, 法研, 2016

G. 消化器症状③——腹水

1● 概　念

　人の腹部にある臓器は腹膜に覆われている. 腹腔は, 腹部臓器間の摩擦を軽減する役割を果たしており, 人は通常, 腹腔内に20〜50 mLの生理的な体液を有している. **腹水**（ascites）とは, その生理的な量を超えて腹腔内に体液が貯留した状態をいう.

　腹膜播種や腫瘍の浸潤など, がん, 悪性腫瘍が原因となって腹腔内に体液が貯留した状態を**悪性腹水**としている. がん患者の15〜50％に腹水貯留がみられる. 悪性腹水は, 卵巣がん, 子宮体がん, 乳がん, 大腸がん, 胃がん, 膵臓がんなどに合併することが多い.

2● 症状の特徴

　1,000〜1,500 mL程度の腹水貯留が出現すると, 体重増加, **腹部膨満感**, 尿量減少などといった身体所見がみられ, 診察の際は触診や打診により異常所見がみられる. また100 mLほどの少量の腹水が貯留した場合でも, 腹部超音波検査や腹部CTによって診断できる. 腹水が生じることにより, 腹部膨満感や体重増加, 尿量減少, また**浮腫**や呼吸困難といった症状も出現してくる.

3● 発症のメカニズム

　一般には, 肝硬変などの肝障害などにより血中アルブミンが低下し, 血管外に漏れ出た水分を血管内に引き込むことができないこと, もしくは, 門脈圧が亢進することで毛細管圧が上昇し肝表面などから水分が漏出することで腹水貯留が起きるが, がん患者では血管から血液成分や水分が漏出し腹水貯留をきたす.

4● 治療法

a. 塩分・水分摂取

　腹水の状態や患者の症状にもよるが, 5〜7 g/日の塩分制限や, 1 L/日以下の水分摂取制限を行うこともある.

b. 輸液の調整

　1日あたり1 L以上となる輸液は, 予後1ヵ月未満の場合には腹水や浮腫を増悪させることにつながるため, 患者の状態を観察し輸液量を医療者で検討し調整していく. またアルブミンを補填するため, アルブミン製剤を点滴投与することもある.

c. 利尿薬

　水分を体外へ排出する目的のため利尿薬を使用する. その際, アルブミン製剤を投与し,

血管外漏出している水分を血管内へ引き込んだ後，利尿薬を静脈内注射により投与することで，より効果を引き出すこともある．

d. 腹腔穿刺

腹腔穿刺による排液．通常1回1L程度から開始し，腎機能，血清電解質濃度を確認したうえで2〜3Lまで増量する場合がある．

e. 腹腔静脈シャント（PVシャント）

難治性腹水に対して行われる対処法の1つである．頻回に及ぶ腹腔穿刺によるタンパク質や水分の喪失，および苦痛によるQOL低下を回避する目的として行う．逆流防止弁を用いて腹腔から頸静脈へと一方向に誘導する．

5 ●アセスメント

患者の状態を把握する際には，腹水のみに焦点を当てるのではなく，他の随伴的な症状を加味するかたちで情報収集していくことが必要である．また，その症状の出現時期や増強傾向にあるのかを把握し，経過を追っていくことも大切である．

a. がんの進行状況の把握

腹水が出現すると平均的な予後は4ヵ月未満といわれており，患者や家族の意向などを確認し，医療者がその情報を共有し，同じ目標へアプローチしていくことが必要である．

b. 腹部膨満感の有無と程度

腹部の状況を把握するとともに，患者本人へ"症状を感じるようになった時期"や"どういった時に感じるのか"，また"腹部膨満感は増強しているか"，それにより"困っていることはないか"といったことを聴取する．

c. 随伴症状の有無

腹部膨満感に付随して，ほかに浮腫や消化器症状（食欲不振，悪心，嘔吐など），呼吸困難，便秘などは出現していないか聴取する．

d. 体重増加

血管内へ水分が流入し，体内の水分が増加することにより体重増加が起きる．腹水に伴い浮腫も随伴症状として出現することが多くみられる．

e. 尿量減少の有無と程度

アルブミンの減少により体内の水分が血管外へ漏出することや，腎機能低下により尿量は減少する．

6 ●援　助

a. 食事の工夫

大量に食事摂取を行うことで腹部膨満感を助長する可能性がある．腹部膨満感などの症状を確認し，患者と相談のうえ，患者が食べやすいものを少量ずつ摂取するようにする．

b. 体位の工夫

腹部膨満感がある場合には，腹部の緊張を緩和するセミファーラー位などの体位を工夫する．その際，適宜ヘッドアップやクッションなどを使用すると適切な体位をとりやすくなる．また腹水貯留がみられる場合には，下肢浮腫を伴うことも多く，下肢挙上やエア

マッサージ器などを利用して下肢の血流の改善に努め，褥瘡予防も兼ねてエアマットなどを利用する．

c. 寝具の工夫

腹部膨満感が強い場合，ウエスト部分を締めつけないゆったりとした寝衣を着用したり，掛け物も重い布団ではなく，軽い羽毛布団やタオルケットなどで覆うなど工夫する．

d. 排便コントロール

便秘となることでより腹部膨満感を増強させるため，排便コントロールは重要である．患者の排便状況を観察し，緩下薬を使用したり，適宜浣腸や摘便を実施する．緩下薬を使用する場合には，下痢に陥ることのないように十分な観察を行う．また，血行や腸蠕動を促進させるために腹部温罨法や腹部マッサージ，足浴といった対処を行うと効果的である．

e. 環境の工夫

腹水により立位や歩行時のバランスを崩しやすい傾向にあるため，患者が転倒しないようにベッド回りなどの環境を整備する．また，適宜歩行状態などをアセスメントし，移乗時に介助することにも留意する必要がある．

f. 精神面の援助

腹水貯留により患者の外観が変化するため，患者本人は自身の病状が深刻であると認識し，不安に陥ることがある．患者の思いや不安について傾聴し，サポートしていくことが重要である．

H. リンパ浮腫

1 ● 概　念

リンパ浮腫（lymphedema）は，「リンパ管の輸送障害により，リンパ液の運搬能力が低下して間質内の血漿由来のタンパクや免疫細胞が移動せず貯留すること」（国際リンパ学会，International Society of Lymphology：ISL）と定義されている．一度発症すると完治はむずかしく，生涯にわたってセルフケアをし続けなければならない．リンパ浮腫の実態は，何らかの理由でリンパ管内に回収されなかったアルブミンなどのタンパク質を高濃度に含んだ体液が間質に貯留したものである．したがって，さまざまな理由で生じるいわゆる浮腫（水分の貯留）とは異なる病態である[1]．

リンパ浮腫と診断された場合，さらに大きく原発性（一次性）と続発性（二次）成，過けられる．原発性（一次性）リンパ浮腫は，リンパ管の先天的な異常（閉まり，一般形成）や，リンパ管の異常（リンパ節の線維化や無発育）などからく 発性（二次に小児科領域の疾病であるため，日常臨床ではまれなケースであ によるものや，性）リンパ浮腫は，がん治療（リンパ節郭清，放射線治療後， によるリンパ管がんの進行（リンパ節転移や腫瘍によるリンパ節閉塞），損傷，重度の慢性静脈機能不全によるものがあげられる

表Ⅵ-3-8　上肢・下肢それぞれの症状の特徴

上肢の症状の特徴	下肢の症状の特徴
・腕が重だるい ・血管が見えにくい ・皮膚表面に違和感がある ・衣服の袖ぐりが患肢側だけきつい ・袖口のゴムの痕が残る ・腕時計，ブレスレットの痕が残る ・腕や腋の下が腫れぽったい ・腋の下に物が挟まった感じがする ・チリチリとした感覚がある ・左右でしわの寄り方が違う	・足が重だるい ・歩行後，足が疲れやすい ・下腹部・恥骨・外性器が腫れぽったい ・着衣のウエストや殿部がきつく感じる ・膝が曲げにくい ・靴下の痕がつきやすい ・靴がきつく感じる ・正座がしにくい

表Ⅵ-3-9　リンパ浮腫の病期分類（国際リンパ学会）

病　期	病態・症状
0期	リンパ液輸送が障害されているが，浮腫が明らかでない潜在性または無症候性の病態
Ⅰ期	比較的タンパク成分が多い組織間液が貯留しているが，まだ初期であり，四肢をあげることにより治まる．圧痕がみられることもある
Ⅱ期	四肢の挙上だけではほとんど組織の腫脹が改善しなくなり，圧痕がはっきりする．組織の線維化がみられ，圧痕がみられなくなる
Ⅲ期	圧痕がみられないリンパ液うっ滞性象皮症のほか，アカントーシス（表皮肥厚），脂肪沈着などの皮膚変化がみられる

2 ● 症状の特徴（表Ⅵ-3-8）

　リンパ浮腫の特徴としては，次第に組織間液が皮下に貯留してくることから，初期徴候として四肢の重だるさや疲労感などを訴えることが多い．がんによってリンパ浮腫が発症する場合は，リンパ節郭清術を行った患側の四肢に現れる場合が多いことから局所的に症状を訴えることが多い．次第に進行すると，術側の腕が太くなり，服の着脱時に袖が通りにくい，下肢の場合だと靴がきつく感じるなど，生活動作の中で困難を感じてくる．

3 ● 発症のメカニズム

　リンパ浮腫の病期分類として，国際リンパ学会は表Ⅵ-3-9のように分類している．

4 ● 治療法

　リンパ浮腫の治療法としては，下記にあげている複合的治療（スキンケア，用手的リンパドレナージ，圧迫療法，運動療法，日常生活指導）が第一選択となる[2]．

スキンケア

　スキンケアは最も早期から行われるべき必要不可欠で基本的なケアである．スキンケアは，最も重要なバリア機能をもつ表皮をいかに維持するかである．保湿に十分なケアが必要である[3]．

b. 用手的リンパドレナージ（manual lymph drainage：MLD）

　組織間隙に貯留している高タンパク性の体液を起始リンパ管に取り込

ませてリンパ液とし，さらにそのリンパ液を標的リンパ節へ向けて排液することである[4]. 皮膚浅層に分布する毛細リンパ管を標的としているので，潤滑剤をつけない手掌を患肢の皮膚面に密着させて，皮下にある毛細リンパ管を刺激するように施術するのが原則となる.

c. 圧迫療法

リンパ浮腫の病期分類でⅡ期以降の場合は，ストッキングなどの弾性着衣が適用となる. 着圧は原則として30 mmHg圧以上必要となるが，高齢者や患肢の状態に合わせて適用は選択される.

d. 運動療法

運動療法は，リンパ管の筋肉ポンプの活性化・循環の促進のために重要である. 腹式呼吸など，横隔膜を使う呼吸運動を組み合わせることで，乳び槽から胸管のリンパの輸送能が活発になり，深部の腸腰リンパ本管の流れが促進される. 筋肉の拡張と収縮をさせる軽い関節屈曲運動などを日常の行動の中に取り入れる程度でよいとされている[5].

5 ● アセスメント

医学的なアセスメントとして，浮腫を生じるすべての疾患から鑑別してがん治療に関連してリンパ浮腫の確定診断を得る.

a. 問　診

がん治療の既往歴（手術内容，放射線や抗がん薬の有無），炎症の既往の有無や頻度，発症までの時間的経過，発症や進行の様子（徐々にか，急激か），発症のきっかけとなるエピソード，浮腫の部位，痛みを伴うかどうか，浮腫に対するとらえ方，社会背景（仕事の有無や家庭での役割について）[6].

b. 視　診

浮腫の左右差（両側でも左右差があるか），浮腫の局在，静脈の視診，皮膚表面の所見（皮下静脈の見え方に左右差があるか），皮膚の状態（色調変化・リンパ漏形成の有無・乾燥の程度・硬化）[6].

c. 触　診

浮腫の硬さ，圧迫痕の有無，皮膚の乾燥や硬化，皮膚温，脈管の状態（浮腫周囲の血管の脈拍を触知するか），周囲径の測定.

6 ● 援　助

複合的治療について，患者への教育的役割を担うことが最も重要な援助である. とくに，患者がセルフケアを行っていくために生活上の注意事項などを説明する.

a. 日常生活動作の状況を確認する

1日の過ごし方について，仕事の状況（立ち仕事の程度）や家屋の構造（エレベーターがない，2階建てなど），趣味の状況（正座をする姿勢の頻度や野外などでの活動），衣類や嗜好品などの習慣（締めつけがきついボディスーツや下着，指輪やブレスレットなど）などを確認する.

b. 治療に伴う副作用でとくに注意が必要なもの，およびその対応

悪寒，38℃程度の全身の発熱，リンパ浮腫側の患肢の腫脹と発赤がみられた場合は，蜂

窩織炎（かしきえん）を疑う．その場合は抗菌薬による対処を行う．安静にして，患部を冷却し，圧迫療法や用手的リンパドレナージ，運動療法は中止する．

c. 日常生活動作の注意事項

　熱傷，切り傷，日焼け，スポーツによるけが，虫刺され，動物の引っかき傷などの外傷に注意する．また，正座や立ちっぱなしなど，同じ姿勢を続けることは控える．ゴムの痕が付くような靴下，下着，きついガードル，サイズが合っていない靴などの部分的な圧迫を避ける．急激に温度が上昇するようなサウナや長時間の海水浴を避ける．

■ 引用文献

1) 日本リンパ浮腫研究会（編）：リンパ浮腫診療ガイドライン2018年版，p.12，金原出版，2018
2) 小川佳宏：リンパ浮腫の診断と評価．リンパ浮腫診療実践ガイド（「リンパ浮腫診療実践ガイド」編集委員会編），p.3-15，医学書院，2011
3) 高橋真紀：下肢リンパ浮腫のスキンケア．がん患者の創傷管理：症状緩和ケアの実践（松原康美，蘆野吉和編），p.108-115，照林社，2007
4) Williams AF, Vadgama A, Franks PJ, et al：A randomized controlled crossover study of manual lymphatic drainage therapy in women with breast cancer-related lymphedema. European Journal of Cancer Care 11 (4)：254-261, 2002
5) 井沢知子：緩和ケア特集　まずはここから！症状別がん看護 ポイントさくさくリスト リンパ浮腫．プロフェッショナルがんナーシング 5 (3)：282-283, 2015
6) 井沢知子：リンパ浮腫予防指導．病棟・外来から始めるリンパ浮腫予防指導（増島麻里子編），p.97-104，医学書院，2012

I. 不安・抑うつ（希死念慮）

1● 概　念

　不安（anxiety）とは，緊張を伴う不快感であり，原因もはっきりしないまま楽になれず心的エネルギーを消耗し続ける状態[1]と定義され，未知のものや新しい経験に先立って起こる．もともとは自己防衛機能の1つであり，安定に対する脅威から身を守る，警報としての役割をもつ．抑うつ（depression）とは，正常範囲を超えた悲しみが続く状態を指し，喪失体験の後に起こりやすい．緩和ケアを受けるがん患者の多くは，病状の進行や生活の不確かさに伴う不安，がん罹患後の喪失経験に関連した抑うつを経験している．これらの症状は，QOLの低下，治療コンプライアンスの低下，家族の精神的負担，自殺リスクなどにも影響を及ぼすため，早期発見，対応，継続的な支援が必要となる．

2● 症状の特徴

a. 不安の特徴

　不安は4つのレベルに分けて考えられる（**表Ⅵ-3-10**）．軽度の不安は，注意を高め学習や変化を促し適応的な行動につなげることが可能であるが，中等度になると緊張でエネルギーの消耗が激しくなり，重度以上では生理機能の低下や現実認識のゆがみが生じて，非効果的な対処や行動を招く．また，不安の量（脅威の程度に対して著しく強い不安），持続性（時間経過で解消されない），質（場面にそぐわず反復，非現実的な認知を伴う）

表Ⅵ-3-10　不安のレベルとその特徴，看護

レベル	生理機能	知覚領域	反応	看護
軽度	亢進	見聞き，理解が鋭くなる	注意，判断，集中力は保持，動機づけにより成長促進．抑うつや落ち着きのなさなどの情緒反応を自覚，言語化できる	・明らかにされた自分の問題に積極的に対処できるよう，励まし，勇気づける
中等度	亢進	理解は低下．意識的に注意は可能	口数変化，話題が変わりやすく，行動変化が目立つ．当面の不安に焦点化し，他に無関心になる	・集中・思考力の回復に合わせ，環境・身体的介入から，言語的介入にシフト（感情表出促進） ・不安の引き金，ストレスと対処について対話 ・状況により，リラクセーションや呼吸法の導入
強度	低下（頻脈，過呼吸，不眠など身体症状の出現）	著明に低下．細部に集中しがち	1つのこと，部分的にしか集中できず，些細なことで混乱しやすい．すべての行動は安心を得るのが目的	・刺激の少ない安心できる環境を調整 ・積極的に傾聴するが，無理に説明を求めない ・患者の対処を尊重．要求は控え，簡潔な指示 ・適宜薬物の使用を検討
パニック	長引くと機能停止	ゆがみ，効果的に機能できない	非現実的，集中できない．抑制力喪失，従命不可	・同上

［アニタ W. オトゥール, シェイラ R. ウェルト（編）, 池田明子, 小口　徹, 川口優子, ほか（訳）：ペプロウ看護論, p.239-252, 医学書院, 1996 を参考に作成］

のいずれかに異常があり，生活に支障をきたしている場合は「**病的な不安**」ととらえ専門的介入を要する[2]．呼吸困難，胸部圧迫感，動悸，口渇，悪心，めまい，不眠などの自律神経症状，身体症状を伴うことがある．

b. 抑うつの特徴

「気分の落ち込み」「意欲・興味の低下」を主症状に，焦燥感（イライラ，じっとしていられない），思考力・判断力低下（仕事や家事ができない），無価値感や罪責感（生きていても仕方ない，周囲の迷惑になっている）などがみられる．また，**希死念慮**が生じることもある．疲労感，食欲不振，不眠（または過眠），便秘などの身体症状も生じやすい．

3● 発症のメカニズム

がん患者のストレス因子は「5つのD」（①Distance：距離，人間関係の変化，②Dependence：依存への葛藤，③Disability：能力の喪失，目標達成の途絶，④Disfigurement：容姿の変化，⑤Death：死）[3] で表現される．このような，将来への不確かさや，自分らしさを脅かされるような喪失の経験が，不安や抑うつにつながることが多い．通常，人はストレスに対処し現実適応している．しかし，ストレス過多になると普段の対処では対応しきれず，対処能力も相対的に低下する[4] ため，本来のその人らしさが失われ，不安や抑うつなどの心理反応が現れると考えられる．

4● 治療法

支持的精神療法などを通した，患者の不安や孤独感を受容し支えるかかわりは，治療に

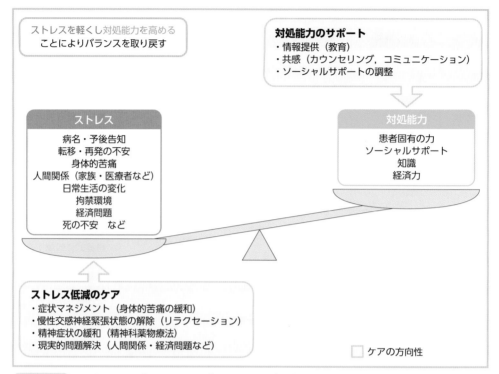

図Ⅵ-3-7　ストレス・バランス・モデルを用いたがん患者のストレス状態と看護

[川名典子：がん患者のメンタルケア, p.31-34, 南江堂, 2014 より許諾を得て改変し転載]

必須とされている.

　病的な不安や抑うつ状態に対しては，抗不安薬や抗うつ薬，睡眠導入薬などの薬物療法が検討される．抗うつ薬の効果発現には早くても1〜2週間を要するため，患者に説明のうえ，薬効モニタリングを継続する．抑うつ気分の変化や副作用を自覚できないこともあり，表情や言動，睡眠，食欲などの客観的情報もふまえた評価が必要となる.

5 ● アセスメント

a. 不安のアセスメント

　不安のレベル（**表Ⅵ-3-10**）と「病的な不安」をアセスメントする.

b. 抑うつのアセスメント

　前述の症状についてアセスメントする．がん患者の抑うつ状態は見落とされやすい．医療者が落ち込みを通常反応と誤解したり，患者は心理的支援を求めることへの抵抗が生じる[5]傾向があるため，意図的に気分を尋ねる．また，疲労感，食欲低下，不眠などは身体症状とみなされ，抑うつが過小評価されやすいので注意する.

　不安や抑うつ症状は，正常と異常の明確な境界がなく変動しやすいため経時的に評価する．食事，排泄，睡眠，清潔行動，対人関係などセルフケアへの影響からもアセスメントし，ケアにつなげる．意識レベルの低下がみられる場合は，低活動型せん妄（p.234参照）の可能性も考慮する.

6 ● 援　助

a. ストレス・バランス・モデルとは

　不安や抑うつに影響したと思われるストレスを低減し，対処能力を高めることで，本来のその人らしさを取り戻せるように支援するためのモデルである（図Ⅵ-3-7）．

b. ストレス・バランス・モデルを用いたケア

(1) ストレス低減のケア

・**身体的苦痛の緩和**：疼痛や不眠などの苦痛症状緩和，食事・排泄など日常生活の調整，快刺激などによる交感神経緊張の緩和を提供する．

・**精神症状の緩和**：不安や抑うつに対し，専門家への相談や薬物療法の導入を検討する．

・**現実的問題解決**：ストレス源となっている対人関係，生活の変化，経済問題などへの対応を行う（情報提供による正しい理解の促進，セルフコントロール感覚の回復，社会資源の導入など）．

・**家族へのケア**：患者の変化に戸惑い，かかわりに悩む家族も多い．家族の感情も受け止めながら，過度な励ましが患者の負担となる懸念も伝え，安心できる環境調整を家族と共に行う．

(2) 対処能力のサポート

・**知識・情報提供による対処能力の向上**：症状緩和方法，医療との付き合い方，社会資源活用，心理的問題などへの具体的な対応について検討する．抑うつ状態における留意点（休養や規則正しい生活でエネルギーの消耗を抑える必要性など）を伝える．

・**共感，支持的かかわり**：患者との丁寧なコミュニケーションを通して，ストレス因子を共に確認していく[6]．患者の感情そのものに焦点を当てる過程で，患者が自身の考えや価値観に気づき，不安や抑うつの背景を知ることができる．また，共感（わかってもらえた感覚）は孤独感の緩和や自尊感情の回復をもたらし，対処能力を取り戻すことにつながる．ただし，不安のレベルに合わせた介入を行う．また言語化に不慣れな患者には侵襲的にならないよう，身体的な快感覚を優先し，段階的に介入していく．

c. 希死念慮に対するケア

　がん患者の自殺の背景には抑うつがある[7]といわれており，抑うつ状態の患者には希死念慮の有無を尋ねる必要がある．返答には批判や説得をせず，感情をありのまま受け止め，対話を続けることが援助の原則となる．言語化できたことで安心する患者も多く，医療者側がタブー視し話題を回避すると，患者は孤独を募らせることになる．切迫した希死念慮の場合は，早急に専門的介入と安全対策を講じる．

▌引用文献▌

1) 日本がん看護学会 教育・研究活動委員会コアカリキュラムワーキンググループ（編）：がん看護コアカリキュラム日本版，p.366，医学書院，2017
2) 間島竹彦：不安を表す患者への対応．がん看護19（5）：447-450，2014
3) Holland JC, Rowland JH（編）：サイコオンコロジー第1巻（河野博臣ほか監訳），p.24，メディサイエンス社，1993
4) 川名典子：がん患者のメンタルケア．p.31，南江堂，2014
5) 日本サイコオンコロジー学会教育委員会（監）：緩和ケアチームのための精神腫瘍学入門，p.222，医薬ジャーナル社，2010

6)　前掲4)，p.35
7)　前掲5)，p.286

J. せん妄

1● 概　念

　せん妄（delirium）とは，身体的異常や薬物の使用を原因として急性に発症する意識障害のうえに，失見当識などの認知機能障害や幻覚妄想，気分変動などのさまざまな精神症状を呈する病態である[1]．症状自体の苦痛だけでなく，合併症や危険行動，事故などのリスク，意思決定能力の障害，家族の精神的苦痛，医療者の疲弊などにもつながる．

2● 症状の特徴（がん終末期せん妄）

　せん妄状態では，意識（注意），認知（記銘力，見当識），知覚の障害が短時間で出現し，日内変動する．せん妄は，**過活動型**（不穏や幻覚，気分の不安定性が生じやすい），**低活動型**（傾眠で無気力，自発性や反応が低下し抑うつと間違われやすい），**混合型**（過活動型と低活動型の両方の病像が日内変動）の3タイプに分類される．

　がん患者のせん妄発症頻度は，終末期になるほど高くなり，緩和ケア病棟入院中の患者で42％，死亡直前で88％[2]との報告もある．がん終末期せん妄の特徴として，経過とともに身体面の脆弱性が増し，症状緩和目的のオピオイドなどの多剤使用も避けられず，これらがせん妄の直接因子（後述）となりやすいことがあげられる．脱水や感染など回復の可能性が残る要因もあるが，脳・肝転移など臓器不全に伴うせん妄は回復困難な場合も多く，その場合は患者の苦痛軽減を最優先に安楽に過ごせるよう目標設定を変更する[3]．

3● 発症のメカニズム

　せん妄の病態生理はすべて解明されていないが，脳内神経伝達物質の変化により認知行動面に複雑な変化が生じる[4]ためと考えられている．せん妄の要因は，発症しやすくする**準備因子**（高齢，認知機能障害，高血圧・糖尿病・肝・腎障害などの身体疾患，せん妄の既往，アルコール多飲など），発症を促進・遷延させる**促進因子**（疼痛・便秘・脱水・拘束感・感覚遮断などの身体的要因，不安や抑うつなどの精神的要因，環境変化，睡眠障害など），発症の引き金になる**直接因子**（感染・電解質異常・低酸素・貧血などの身体的要因，オピオイドやステロイドなどの薬剤，手術など）の3つに分類され，各因子が複合的に作用し，せん妄を発症する．

4● 治療法

　米国精神医学会のせん妄ガイドライン[5]では，治療指針として，①環境的な配慮，②早期発見と予防，③安全の確保（自傷他害の防止），④観察と身体管理，⑤身体検索と原因除去，⑥薬物療法，⑦家族への対応をあげている．ハイリスク状態を明らかにし，促進因子への介入を中心とした予防・早期発見が重要である．前述したように終末期せん妄は⑤原因除去が困難な場合が多い．原因となりうる薬剤も症状緩和とのバランスを考えた適切

表Ⅵ-3-11　せん妄の予防的ケア

関連する要因	介入内容
低酸素	低酸素を評価，適切な酸素投与
感染	感染徴候の検索と治療，不要なカテーテルの抜去，感染対策を行う
認知機能障害，見当識障害	適切な説明，わかりやすい標識（カレンダー，時計など） 会話の中に日時，場所，役割などを取り入れる 認知機能を刺激する活動を導入する 家族や友人の定期的な面会を促す
脱水	飲水励行，適切な飲水量の維持
便秘	排便状況の把握とコントロール
不動化	不必要な安静の解除，早期離床・歩行を促す，自発的な関節可動域（ROM）促進
疼痛	疼痛の評価，非言語的な疼痛症状も評価する，適切な疼痛マネジメント
感覚障害	メガネ，補聴器などの使用
睡眠障害	騒音，光刺激などの環境調整 睡眠時間中のケア，処置，投薬スケジュールの調整
多剤併用	薬剤の見直し
低栄養	適切な栄養管理，義歯装着

〔NICE：Delirium: prevention, diagnosis and management, 2010，〔https://www.nice.org.uk/guidance/cg103/chapter/1-Guidance#interventions-to-prevent-delirium〕（最終確認：2020年8月28日）より筆者が翻訳して引用〕

な使用が望まれる．活動型せん妄に対して薬物療法（抗精神病薬：クエチアピン，リスペリドンなど）も実施されるが，あくまで対症療法であることを認識しておく．

5 ● アセスメント

a. 予防のためのアセスメント

準備因子，促進因子からせん妄のリスク状態を明らかにする．

b. 早期発見のためのアセスメント

せん妄症状の評価を行う．①数日から数時間の急激な変化か，②睡眠覚醒リズム（数日の睡眠状況，昼夜逆転の有無），③意識状態（傾眠か，過覚醒か），④注意力（注意がすぐにそれる，会話にまとまりがない，視線が泳ぐ），⑤見当識（時間，場所，人物の認識が可能か），⑥記憶力（直前の会話や出来事を思い出せるか），⑦知覚（とくに幻視）の7点をアセスメントする[6]．スクリーニングツールの活用も推奨されており，「意識，覚醒，環境認識のレベル」「認知の変化」「症状の変動」の側面から短時間で評価できるDST（Delirium Screening Tool）などのツールがある．

また，低活動型せん妄はうつ病との鑑別が必要だが，うつ病では意識が清明で，発症が亜急性であること，認知障害出現頻度が低いこと，直接因子が必ずしもないことなどから見分けることが可能である．

6 ● 援　助

a. 予防的ケア

　促進因子へ介入し，基本的ニーズの充足，生活リズムや環境の調整，現実見当識を保つための働きかけを行う．これらのケアは，せん妄発症の有無にかかわらず継続的して行う（**表Ⅵ-3-11**）．

b. 発症時のケア

(1) 基本的ニーズの充足

　せん妄を発症すると，疼痛，呼吸困難，倦怠感，便秘，不安など，終末期特有の心身の苦痛があってもそれを認識したり，対処を求めて表出することが困難となる．症状が見落とされ苦痛が継続すると，せん妄の増悪を招く．表情などの非言語的情報や，つじつまが合わないと感じる言動の背景にある患者の訴えに気づき，症状緩和，基本的ニーズの充足に努めることが必要である．

(2) 見当識を保つためのケア：生活リズムと環境の調整

　視覚，聴覚への適度な刺激によって，感覚遮断や拘束感の緩和を図ることが有効である．時計やカレンダー，家族の写真をよく見える位置に掲示したり，愛用の日用品の使用もよい刺激となる．また，照明や騒音などへの配慮や，活動と休息のバランスを取ることで昼夜のメリハリをつけ，睡眠覚醒リズムが保たれるようにする．意識変動があっても，比較的清明な時に可能な範囲で日常生活のセルフケアを促すことで，セルフコントロール感や現実認知が高められる．

(3) コミュニケーションの工夫

　せん妄状態では，失見当識による不安や混乱が怒りや恐怖，猜疑心，興奮などのかたちで表出されることもある．自分の置かれた状況を理解できない不安を受け止め，コミュニケーションを通して安心感を得られるようにする．混乱がみられる時は無理に訂正せず，注意をそらしたりしながら会話し，静かな声のトーンや雰囲気も大切にする．また，リアリティオリエンテーションの際には，さりげなく行うことで自尊心に配慮する．

(4) 安全の確保

　意識障害により自身の安全を保つことが困難になっており，環境整備や体内への挿入物（カテーテル類）の最小化を図り，転倒転落や挿入物の自己抜去を防ぐ必要がある．激しい興奮で自他の安全が保たれない場合，身体拘束が行われることもある．身体拘束は患者にとって苦痛なだけでなく，せん妄の促進因子でもあることから，必要性を多職種で十分に検討し，実施する場合にも最小限にとどめなくてはならない．せん妄の初期症状である焦燥感や気分変動，イライラ，身の置きどころのない感じを把握し，興奮にいたる前に対応することで，せん妄の軽症化につながる．

(5) 家族のケア

　患者の変化に動揺する家族も多い．せん妄は病状進行に伴う意識障害であり人格変化ではないことを初期症状の段階で説明しておくことは，家族の衝撃を緩和し理解・協力を得やすくする．しかし，多くが不可逆性であることから，家族の苦悩に継続して寄り添い，支持的に対応することが強く求められる．コミュニケーションの工夫や家族ができるケアを行うことが，患者・家族双方の安心感につながることもある．家族へのねぎらいととも

に，苦悩の表出や休息ができる環境を提供することも重要なケアとなる．

▌引用文献▌

1) 日本サイコオンコロジー学会，日本がんサポーティブケア学会（編）：がん患者におけるせん妄ガイドライン，p.3，金原出版，2019
2) Lawlor PG, Fainsinger RL, Bruera ED：Delirium at the end of life：critical issues in clinical practice and research. JAMA **284**：2427-2429, 2000
3) 前掲1），p.11
4) Maldonado JR：Neuropathogenetis of delirium. The American Journal of Geriatric Psychiatry **21**：1190-1222, 2013
5) American Psychiatric Association：Practice Guideline for the Treatment of Patients With Delirium, 2010. 〔https://psychiatryonline.org/pb/assets/raw/sitewide/practice_guidelines/guidelines/delirium.pdf〕（最終確認：2020年8月28日）
6) 小川朝生，内富庸介（編）：緩和ケアチームのための精神腫瘍学入門，p.129-130，医薬ジャーナル社，2009

第Ⅵ章の学習課題

1．緩和ケアの定義と緩和ケアにおけるチームアプローチについて説明してみよう
2．症状マネジメントの概念と症状マネジメントモデルについて説明してみよう
3．がん患者が呈する苦痛症状を3つあげ，概念，発症のメカニズム，アセスメント，治療法と看護について説明してみよう

がん患者の療養の場における看護

1. 外来，在宅，緩和ケア／ホスピス病棟のそれぞれの場における看護の実際を理解する
2. がん患者の療養の場の移行とは何かを理解する
3. がん患者の療養の場の移行支援について理解する

外来における看護

A. 近年のがん患者の療養の特徴

　　近年，がん患者の療養は，診断期，治療期，終末期のいずれの局面でも，入院から外来に大きくシフトチェンジしてきた．要因は，がん化学療法や放射線治療の進歩，入院期間の短縮の施策によるところが大きい．また，病院の機能分化により，複数の医療機関のサービスを組み合わせて療養することが多くなったことも特徴である．

B. 外来看護の構造

　　外来において看護を提供する組織のあり方は病院により異なるが，診察室，内視鏡検査やCTなどを行う検査室，外来化学療法室として業務を分担していることが多い．また，リンパ浮腫療法士などが担当する「リンパ浮腫外来」や，皮膚創傷ケア認定看護師が担当する「スキンケア外来」（皮膚創傷ケア・ストーマケアを支援），がん看護領域の認定看護師や専門看護師が担当する「がん看護相談外来」（がん患者の不安や意思決定支援に対応）など，**看護師による専門外来**を設置する病院が増えている．

C. 外来看護の役割・機能

　　外来では，診断期から終末期にいたるすべての療養の支援を行う．

　　外来看護は，患者の治療過程を支える検査，処置，与薬などの診療の補助に加えて，患者・家族をエンパワメント*し，多職種，多機関の連携・協働を推進することを役割とし，このことを通じて，患者のQOLの維持・向上と，がんサバイバーとしてその人らしく生き抜くことを支える．

　　連携や協働する職種や部署，機関は多種多様である．たとえば，院内の関連部署として診療科，化学療法室や放射線治療室，がん看護相談外来，栄養相談，リハビリテーション室があり，院外の関連機関として行政（高齢者福祉課，生活援護課など）や地域医療機関（診療所，病院，在宅支援診療所，訪問看護ステーションなど），地域福祉機関・施設（居宅介護支援事業所，地域包括支援センター，介護老人保健施設，介護老人福祉施設，有料老人ホームなど）がある．実際に連携・協働する人々は，ケースによってバリエーションが異なるが，必要な連携・協働先を的確に判断して，情報共有や役割分担していくことが必要になる．

---

*エンパワメント：患者とその家族が現在もちうる力を高め，必要な時に，必要な資料や支援を提供すること．

D. 外来で提供している看護の実際

　外来では，患者や家族とかかわる時間が少ないため，短時間のかかわりの中で観察力や情報を統合する力を活用して看護を展開する.

事例 ①

　Aさんは70歳代前半の独居の女性である．2年前に直腸がんの手術（ストーマ造設）と術後の補助化学療法を受けた．その後の経過は順調であったが，半年前から腰痛が出現していた.
　今日は経過観察の検査の結果を聞く予定の日である．Aさんは息子夫婦の子どもが小さいことを気づかい，これまでも一人で受診し，自身が息子夫婦に病状や治療を伝えていた．今回の病状説明もAさん一人で聞きたいとのことだった.
　主治医から骨盤骨と腰椎に多発転移が生じていることを聞くと，Aさんは蒼白になって体をこわばらせた．それを見たB看護師はAさんの肩にそっと触れた．医師は続けて治療の選択肢や，鎮痛薬を処方することを説明した．Aさんが治療をすぐに決めかねる様子であったので，B看護師は医師に「次回の外来まで時間を置くことは可能ですか？」とAさんの考えを代弁した．医師の「次回で大丈夫ですよ」という回答にAさんはホッとした表情を浮かべた．B看護師は，疼痛マネジメントの介入が必要と考えたが，治療の意思決定のこともあり，総合的に専門的な介入が有効と考え，がん看護相談外来が活用できることをAさんに情報提供した．希望を確認すると，すぐに医師と調整し，がん看護相談外来の担当者に連絡して，Aさんの状況を伝え橋渡しした.

　外来における看護の実際は，このようにケアリング*を発揮し，患者と関係者とのコミュニケーションを促進し，交渉が必要であれば後押しし，情報支援を行って，患者をエンパワメントする．また，心理的・社会的・身体的苦痛をアセスメントし，専門的な介入が必要であれば，主治医と調整しつつ，専門家へ橋渡しして協働する.
　診療の場面やその前後のかかわりで，必要に応じて症状マネジメントや治療に伴うセルフケア行動の獲得への支援を行う．とくに外来治療では，症状の観察や対処を患者自身が行う必要があり，電話相談を受けて，患者のセルフケア能力を高め，症状の重症化を予防する必要がある．また，がんの経過の特徴として，病状が進行すると終末期に向かって苦痛症状が出現し，ADLが低下する．患者へ地域医療機関，福祉機関について情報提供をしつつ，療養の場や暮らし方，サービスの活用に関する意思決定を支え，その人らしく過ごしていけるよう地域連携部門と協働しながら，あらかじめの医療連携調整を行う（図Ⅶ-1-1）.
　また，患者・家族は，体験者との交流によって支えられることがある．診断期から終末期すべての局面でそのニーズは生じることがあるので，がん患者会やがん患者サロンなどのピアサポートの場について患者・家族へ情報支援していくことも求められる.

---

*ケアリング：人が自分の存在の価値を感じること，存在の意味を見出すこと，自分らしさを感じそれを保つこと，こういったことに関心を寄せ，注意を払い，配慮し，あるいは心を砕くこと.

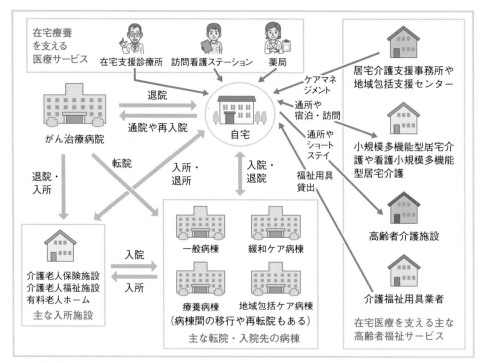

図Ⅶ-1-1　在宅療養患者の療養を支える機関と療養の場の選択
病状などによって，または地域の資源によって実際の選択肢は異なってくる．

　以上のように，意思決定支援，症状マネジメント，セルフケア行動獲得への支援などそれぞれの場面で，患者・家族をエンパワメントしたり，多職種・多機関と連携・協働したりすることで，患者のQOLを維持・向上させ，がんサバイバーとしてその人らしく生き抜くことを支える．

在宅における看護

A. 訪問看護の役割・機能

1 ● 訪問看護とは

　訪問看護は，居宅等に看護師が出向き，看護を提供するサービスである．医師からの「訪問看護指示書」をもとに，利用者および家族と契約後，サービスを開始する．訪問看護のサービス給付には，医療保険による給付と介護保険による給付がある．

2 ● 訪問看護の対象者

　医療保険では，疾患に関係なく週3回までは訪問看護が提供できる．厚生労働省の指定する特定疾患や特別な管理が必要な場合は，医療保険で1日3回まで保険適用となる．たとえば，終末期がん患者は，毎日，1日3回の訪問が医療保険上可能である．ただし，65歳以上の場合は介護保険による訪問看護が優先され，**介護支援専門員**（ケアマネジャー）のケアプランに基づく訪問看護となる．

　在宅では患者だけでなく家族もケアの対象である．終末期がん患者の家族はいずれ遺族になる．日々の看護実践は患者および家族のためのケアであり，遺族ケアにつながっている．

B. 地域包括ケア／地域連携クリティカルパス

1 ● 地域包括ケアとは

　地域の特性に応じて，地域住民の自主性・主体性をもとに，住まい・医療・介護・予防・生活支援を一体として提供されるケアを**地域包括ケア**という．本来は，高齢者の尊厳の保持，自立した生活の支援をすることで，可能な限り住み慣れた地域で，自分らしい暮らしを，人生の最期まで続けることができることを目的としている．しかし，地域包括ケアの実践には地域格差があり，その是正には地域における支援ネットワークの構築などが必要であるが，人的・経済的にも課題が多い．

2 ● 地域連携クリティカルパスとは

　地域連携クリティカルパスとは，がん患者が安心して質の高い治療を受けることができるように，がん対策基本法をもとに，都道府県単位で，5大がん（胃・肺・大腸・前立腺・乳腺）について，診断，治療，その後の療養のあり方の一連の支援をツールにしたものである．

3●がん患者を地域社会で支えるために必要なことは

　患者自身が主体的に地域で生きることができるような仕組みの中で，患者と家族ががんと共にどのように生きていきたいのか，その考えを支えようとする姿勢が，関係する医療者すべてに求められる．多岐にわたる人的資源と連携，および長期的・俯瞰的な視点が不可欠である．

C. 訪問看護の実際

　訪問看護は，患者や患者を取り巻く支援者の潜在的な能力を最大限に引き出すための方略を練りながら，価値観に寄り添い，患者の自己決定を支える役割がある．

1●患者アセスメント

a. 全人的に看ること

(1) 身体面

　患者が希望する身体状況の有り様，求める医療，日常生活の過ごし方を確認し，患者が最も優先したい問題から解決策を検討する．

　「年・月・週・日・時間」単位での心身の変化や生活歴および病歴などから，今後に予測される身体変化を読み取る．

(2) 精神面

　医療者が常時存在する環境ではないため，家族が不安に陥り，その不安が患者に伝わり，在宅療養の継続が困難になることがある．そのため家族の不安もアセスメントする．

　また，抑うつ，せん妄，認知症，パーキンソニズムなどの脳神経内科症状との鑑別が必須である．睡眠・休息の質は疾患の進行に伴い影響を受けやすく，価値観や生活習慣も関係していることを考慮する．

(3) 社会面

　患者の生きてきた時代背景を理解し，生活歴に照らし合わせて情報を整理し，社会的な役割を理解する．

(4) スピリチュアルな側面

　スピリチュアルな痛みは，療養場所がどこであっても起こりうるつらさである．そのため，在宅療養の中で，何が患者の自律・自立を妨げる要因になっているのかを理解する．

b. 患者を取り巻く環境の問題

　在宅での療養にあたっては，療養環境のアセスメントも不可欠である．以下，そのポイントをあげる．

(1) 家族（重要他者）との関係

・家族関係が複雑なケースが増えているため，背景や関係性を確認する．患者にとっての「家族」が民法上の家族ではない場合もある．必ず，患者にとっての家族または家族に準じた存在（重要他者）は誰かを確認する．
・会話の内容や呼称から，家族間の関係性を確認する．表情・態度から虐待や暴力の被害・加害がないかを意識して話を聴く．

(2) 医療者との関係

・患者が医療者（とくに医師）とどのような関係を求めているかを知り，患者の価値観
にふれながら，治療や生活についての優先順位を確認する．

(3) 介護・福祉の選択

患者および家族が在宅でどのような生活やケアを希望しているかを確認する．

2● その人らしく生活するための支援

ここでは，終末期にあるがん患者とその家族への在宅看護の実際について述べる．

a. 症状マネジメント

在宅療養にかかわる医療者の滞在時間は1時間程度である．つまり，残りの23時間は患者と周辺の人々の力で乗り越える必要がある．在宅での症状マネジメントでは，医師・看護師は患者・家族・介護職が実践して効果が得られるような方略を考え提示することが求められる．簡単な方法で，医療者が不在な時（緊急時・災害時を含む）も安心して行動がとれることを考慮してマネジメントする．

(1) 痛　み

患者の痛みを「ゼロ」にすることが目的ではない．患者がどの程度の緩和を希望しているのか必ず確認する．患者の生活スタイルや価値によって薬剤の質・量の選択は異なる．鎮痛薬開始後2週間は，効果よりも副作用に注意する．とくに，便秘・吐き気などの副作用の対処が遅いと，患者の信頼を失いやすく，その後の薬物療法の継続が困難となる．

(2) 呼吸困難

在宅であっても呼吸困難の緩和は原因の除去が最優先される．医療者側の予測している事態を丁寧に説明する．呼吸困難は不安の増悪につながるため，丁寧な介入により不安を軽減させることができる．呼吸困難は在宅継続が困難になる要因の1つになりやすい．そのため，療養の早期から，アセスメントと同時に，緩和につながるケア技術を積極的に提供する．ケアの技術は，簡易的なものから専門的なものまで組み合わせて（室温調整，三叉神経への快刺激，副交感神経への刺激，薬物療法の実施など）展開する．

b. 排泄困難への対処

排泄困難の要因は，薬剤性，疾患の進行，活動量・食事摂取量の低下，罹患以前からの習慣，トイレへの移動動作に課題があるなど，多岐にわたる．排泄行動が自立できるための移動動線（立ち上がりの高さ，手すり，移動手段，段差解消など）の視点からも排尿困難の要因を検討する．

c. 食への対処

発症前から現在にいたるまでの食内容や行動の変化から身体状況を予測する．また，形態や調理方法，誰が準備するのかなど食に関する行動を確認する．

d. 移動，動けないことへの対処

在宅療養中のがん患者で運動制限がある場合を除いて，おおむね死亡2週間前まではADLが自立している．痛みが適切にマネジメントされ，点滴をされていなければ，亡くなる数時間前まで話したり，食事を楽しんだり，自力で排泄することができる．提供される医療が原因で動きを制限している可能性もあるため，環境調整を含めて作業療法士等と

共に検討する.

e. 眠れないことへの対処

不眠はせん妄のきっかけともなるので，これまでの生活習慣を確認し，睡眠のための環境調整，薬物療法を検討する. 在宅では，日中に支援者の出入りがあるため安心して眠り，静かな夜への不安が強く，覚醒するために昼夜逆転する場合が多い. また，終末期では薬物療法での睡眠コントロールには限界がある. これらの状況を周囲がどの程度理解しているかについてもアセスメントが必要である.

f. 精神面（スピリチュアル）へのケア

おのおのの不安が募り，在宅生活が困難になる場合がある. また，現状を受け止めきれない患者および家族や脆弱な家族関係の場合は，不安や抑うつ症状がより悪化することがある. さらに，不安やストレスの一因が家族にある可能性も想定して，コミュニケーションを図り，とくに，在宅は限られた空間であるため，意図的に吐露できる場を確保しながら，思いを語る場を設定し，見守り，待つこともケアであることを理解した姿勢で臨む.

その様子から価値観や人生観，死生観，病の意味などを理解する. 患者が誰と語り，関係を強固にしたいのか，誰と生活を共にしたいのかなどを確認する.

g. 家族へのケア

患者と同じかそれ以上に，家族は不安や緊張を抱えている. また，家族間の関係性が希薄であったり，家族に複数の健康障害者がいる（認知症，精神疾患，介護者もがんを患っているなど）こともある. 家族は介護者ではなく，家族には家族にしかできないケアがあることを十分に考慮して，医療者はアセスメントおよび介入する必要がある.

一方で，災害時および緊急時は家族が主軸にならざるを得ないこともあり，家族は患者が苦しむ場面で何もできない「自分」に苦しむことがある. できるだけ，家族にでもできる対処方法を日頃から説明しておく.

家族はいずれ遺族になる. 日々のかかわりがケアであり，家族が「できる限りのことはがんばった」と肯定できるような介入が不可欠である.

h. 独居・高齢世帯へのケア

近年では，独居・高齢世帯（老々夫婦，老々親子，老々シェアハウス生活など）の有り様が多岐にわたる. また，過疎地域に限らず，都市部でも高度成長期からバブル期までに建設された団地や集合住宅での限界集落化が進み，病院で状態が改善しても，在宅では療養生活がままならないケースが増えている. 家族背景だけでなく，地域での生活支援者との関係，後見人などについても確認しながら，その人の生活を支える支援をつなぐ必要がある.

3● 多職種連携

患者の希望と病状の経過から，患者が誰と，どこで，どのように療養したいか，そのための費用，必要とされるADL・IADL（手段的日常生活動作），予測される事態，病院と在宅の役割分担，対応可能な在宅の医療・介護・福祉チーム編成などを，多職種で確認・検討する.

4 ● 社会資源の調整

a. 介護保険制度

　40歳以上の介護保険制度の特定疾患（終末期がんを含む），65歳以上は介護保険の対象である．介護保険は認知症状と運動機能障害で判定されるため，がん患者の場合，必要な要介護認定が得られないことが多い．申請取り消しや再申請には手続きと時間がかかるため，在宅で何が必要なのかを明確にしてから申請をする．

b. 障害福祉サービス

　障害を受け状態が安定してから6ヵ月以上が経過した場合に，身体障害者手帳が取得できる．人工肛門（ストーマ）など不可逆的な障害の場合は，手術直後から膀胱・直腸障害で4級が取得できる．また，複数の障害を合算して身体障害者3級相当を取得でき，3級相当以上の場合は，重度医療受給などの医療費支援がある．てんかんやうつ病などの場合は精神障害者手帳が取得でき，自立支援医療を受けることができる．

　手帳を取得すると障害福祉サービスが受給できる．障害福祉サービスも認定調査があるが，病気の重篤さではなく，生活のしにくさを焦点化して認定結果を出すため，生活に即したサービスを組み立てることができる．

　しかし，注意すべき点が2点あり，①申請に必要な書類を作成できる医師が限定されていること，②介護保険を申請した場合，介護保険が最優先されるため障害福祉サービスが利用できなくなることがある．

　いずれにしても，申請する前に，どのような支援を選択することが有益なのかを十分に熟考する必要がある．

5 ● 看取り

　多死社会を迎えているが，**看取り**の経験が少ない医療・福祉・介護者，そして一般市民は多い．そのため，看護師には看取りにいたるさまざまな経過に沿ったケアの提供が期待されている．たとえば，以下のものがあげられる．

- 月単位から週単位，日単位，時間単位の身体状況の変化に合わせたケア
- 時間経過の中で患者および家族が体験する予期悲嘆や喪失に対するケア
- 看取り直後の対応（たとえば，自宅での看取りでは，救急車をよばないように在宅医療者への連絡先を伝えておく）
- 看取り後のご遺体のケア（一緒に最期のからだをきれいにする，服を選ぶなど）
- 通夜〜葬儀の手順や，それに伴うからだの変化とその対処（時間経過とともに乾燥によって顔色が変化するため油分を含ませるなど）

6 ● 遺族ケア

　遺族ケアは海外では一部保険適用であるが，日本では保険適用外である．遺族訪問を行う際には，現在の遺族の健康状態や気がかりを確認する．複雑性悲嘆（悲嘆が長引き，精神症状や生活に支障を生じる状態となった悲嘆）の場合は，早めに専門家へつなぐなどの配慮を行う．

③ 緩和ケア病棟／ホスピス病棟における看護

A. 緩和ケア病棟の役割

　緩和ケアとは苦痛を緩和するケアであるが，「緩和ケア病棟入院料の施設基準」によれば，緩和ケア病棟の入院対象者は，主として苦痛の緩和を必要とする悪性腫瘍および後天性免疫不全症候群の患者と心不全患者とされている．

　緩和ケア病棟は，1990年に厚生労働省が「緩和ケア病棟入院料」「緩和ケア病棟施設基準」を新設し，診療報酬が算定できるようになり，2021年6月現在452施設[1]となっている．2008年診療報酬改定から，緩和ケア対象者が末期患者に限定されなくなり，看取りのほかに，地域と連携しながら在宅緩和ケアの提供が求められるようになっている．2016年診療報酬改定では「緩和ケア病棟緊急入院初期加算」が算定され，在宅療養支援診療所や在宅療養支援病院で在宅緩和ケアを受けている患者の病状が急変した時の緊急入院の受け入れ先の役割も担う[2]ようになった．2018年診療報酬改定では，緩和ケア病棟の入院待機期間や入院期間により，緩和ケア病棟入院料1と2に区分[2]され，早期に症状緩和をしながら，在宅への円滑な退院支援や，緩和ケア病棟から在宅療養に移行した患者の緊急時の受け入れ，介護者である家族の身体的・精神的疲労を軽減することを目的とした短期（レスパイト）入院の受け入れ[3]など，緩和ケア病棟の役割は年々変化し拡大している．

B. 緩和ケア病棟の機能

　緩和ケア病棟は，患者・家族主体の生活を大切に過ごせるように，一般病棟より比較的自由に外出や外泊ができ，面会時間を24時間可能としている施設も多く，患者が大切にしているペットとの面会を許可している施設もある．患者と家族がくつろげるラウンジがあり，病室は一般的な居室に近いことが多い（図Ⅶ-3-1）．

　可能な限り患者や家族の希望に合わせながら，起床・消灯時間の調整，入浴（ユニットバス，特浴，シャワー浴）の援助，食事の内容や時間帯の調整，患者や家族が料理をつくれるようにミニキッチンを設置するなど，その人らしい生活ができるような環境に配慮をしている．

C. 緩和ケアの実際

1 ● 患者アセスメント

　緩和ケア病棟では，患者・家族との出会いから看取りまでの期間が短いことも少なくな

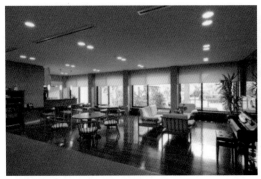 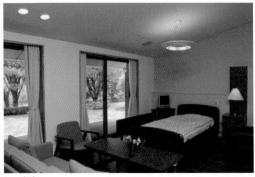

a. ラウンジ　　　　　　　　　　　　　　　　　　　　b. 病室

図Ⅶ-3-1　緩和ケア病棟の内観

ゆったりと患者と家族がくつろげる空間を大切にしている．ラウンジでは，季節の行事や音楽会，お茶会などを開催している．病室は，自宅での生活に近づけるように，絵画や思い出の写真，使い慣れたものを持参して，自由に部屋を装飾できる．

い．医療者が患者・家族を早期に知ることが，緩和ケア病棟で過ごす時間を有意義にするために重要である．患者・家族の抱えるさまざまな苦痛を早期に解決し，個々のニーズや目標に合わせたケアを提供できるよう，患者・家族が生きてきた物語や思い出，その人が大切にしている価値観，患者の全人的な苦痛（身体的・精神的・社会的・スピリチュアル）が患者・家族の生活にどのように影響しているのか，病気についてどのように理解しているのか，どのような療養をイメージしているのか，今後の見通しなどについてアセスメントする．

2● 症状マネジメント

　緩和ケア病棟に入院する患者は，疼痛，呼吸困難，消化器症状（悪心，便秘，下痢），倦怠感，せん妄など，複数の症状を抱えていることが多い．患者が感じている痛みや苦痛症状をできるだけ早期かつ短期間に緩和することが，その後のQOL（生活の質）に大きく影響するため，入院時だけでなく定期的に全人的苦痛の包括的評価によって状況を把握し，速やかに症状マネジメントを行うことが必要である．

3● スピリチュアルケア

　がんの進行に伴い思うように動けなくなる時期の患者は，家族や医療者に対する罪責感や申し訳なさでつらい思いをしていることがある．また，自己の自由や自立が失われたように感じ，死を身近に感じて，「生きていても意味がない」「早く死にたい」と人生の意味を見出せず，孤独感や疎外感を感じてスピリチュアルペインを抱えていることが少なくない．

　スピリチュアルケアは，スピリチュアルペインを取り除くことが目的ではない．何気ない日常を共に喜び，苦悩の中にいる時は苦悩を共にし，その思いに共感的姿勢で傾聴して，どんな時もその人を肯定しながら，傍らにいつもいることが大切である．その人らしくいられる心の拠りどころをつくり，孤独感や無力感を和らげるようなケアが求められる．そ

のために，医療者だけでなく心理職，宗教家（チャプレン），音楽療法士，傾聴ボランティアなどからなる多職種チームで，患者にスピリチュアルペインがどのように影響しているか，患者のスピリチュアリティをどのように支えるかなどについて話し合うスピリチュアルケアカンファレンスを行っている施設もある．

　時に，終末期の身体症状のつらさがスピリチュアルペインに強く影響していることもあるため，早期に身体的苦痛の緩和に努めることも必要である．

　スピリチュアルケアのアプローチとして，人生を回顧する**ライフレビュー**がある．患者の過去についての話や考え方を援助者が引き出し，共感を示しながら支持的に傾聴する方法である[4]．患者が自分の人生を回顧しやすいように，基本的なコミュニケーション技術を使いながら進めていく．患者の回顧を促すのに，患者の思い出の写真を利用することも有効である．

　ライフレビューは，スピリチュアルペインを抱えている患者に対して，患者の関心を現在から人生に十分な意味と価値を与えてくれるような過去の体験へと向けさせる．これにより人生の意味や価値を再発見したり，重要な体験を見出したりすることになる．これまで生きていた人生や"今ここにある自己"の存在の意味づけになり，自尊感情を高め，アイデンティティを維持することにつながる．

　しかし，ライフレビューがすべての患者に効果があるとは限らず，身体的・精神的苦痛が強い場合は，回想がより孤独感や孤立感，不安，怒り，罪責感を強める可能性もあるため，実施する際には患者の反応を注意深く見ながら進める．

4 ● 多職種連携

　緩和ケア病棟では，医師，薬剤師，看護師，医療ソーシャルワーカー（MSW），理学療法士，作業療法士，管理栄養士，臨床心理士，宗教家，音楽療法士，ボランティアなど多職種がチームとなり，専門的な役割を生かし，患者・家族の希望や治療，ケア目標を共有しながら，患者・家族の望む療養生活が過ごせるように支援をしている．また，患者の病状が安定すると在宅療養に移行することも多く，在宅支援診療所，訪問看護ステーション，ケアマネジャーなどと連携をしている．

　患者・家族が少しでも苦痛から解放されるように，医療チームやボランティアが庭の散歩や季節の行事（七夕祭り，クリスマスなど），音楽会，お茶会などを開催して，季節の変化を感じたり，娯楽や人との交流を通して，癒やしの時間を過ごせるように支援をしている．

5 ● 家族ケア

　緩和ケア病棟に入院している患者の家族は，介護による身体的・精神的・経済的負担や，予期悲嘆を抱えている場合が多い．これらの負担に配慮しながら，患者と家族の関係性や，家族のニーズや価値観を十分に理解し，患者同様に家族を尊重して支えることが大切である．家族が患者とゆっくり過ごせるように家族室や談話室があり，家族の希望があればいつでも付き添えるように配慮をしている．

6 ● 看取り

　患者の**看取り**の時期が近づくと，さまざまな苦痛症状が出現するため，緩和ケア病棟では症状緩和や安楽に過ごせるケアを行いながら，穏やかな最期を迎えられるように支援をしている.

　家族も，苦痛症状を体験している患者を前にして無力感に苛まれ，つらさや不安が強くなることが多い. 家族が看取りまでの経過を理解できるように，現在の治療やケアの説明，今後予測される症状や死へのプロセスについてパンフレットなどを用いて看取り教育をすることで，看取りへの不安が軽減するように努めている. 看取りは，患者と家族が主役であり，看護師は黒子となり，家族が患者と十分に時間をかけてお別れができるように環境を整えることが重要である.

　また，心電図モニターやバイタルサインの継続的なモニタリングを最小限にして，患者と家族が静かに過ごせる環境に配慮をしている. 看取り後は，**エンゼルケア**（ご遺体の外見を整えるなどの死後のケア）を家族と看護師が一緒に行い，患者と家族がゆっくりお別れができるように**グリーフケア**（悲嘆のケア）をしている.

7 ● 遺族ケア

　緩和ケア病棟では，遺族のグリーフケアを目的に，遺族に四十九日〜1年以内に手紙やカードを送付して，その後の様子をうかがっている. そのほかに，年に何回か遺族を招いて**遺族会**を開催している施設も多い. 遺族会では，患者と家族が緩和ケア病棟で過ごした日々を遺族どうしや医療者と共に振り返り，楽しかったことや後悔の念などを聴きながら，大切な人を失ったあとの悲しみや寂しさが和らぐようにねぎらうグリーフケアを行っている. 遺族会は，家族と共に看取りをした医療者にとってもグリーフケアの場となっている.

▍引用文献▍

1) 日本ホスピス緩和ケア協会：緩和ケア病棟入院料届出受理施設一覧,〔https://www.hpcj.org/what/pcu_list.pdf〕（最終確認：2021年12月3日）
2) 保医発0305第2号令和2年3月5日地方厚生（支）局：基本診療科の施設基準等及びその届出に関する手続きの取扱いについて, p.160,〔https://www.mhlw.go.jp/content/12400000/000603890.pdf〕（最終確認：2021年12月3日）
3) 日本ホスピス緩和ケア協会：緩和ケア運営の手引き2018年追補版, 2018年7月14日, p.3-4,〔https://www.hpcj.org/med/tebiki2018.pdf〕（最終確認：2021年12月3日）
4) 恒藤　暁：最新緩和医療学, 第7刷, p.235-236, 最新医学社, 2006

4 がん患者の療養の場の移行支援

A. がん患者の療養の場の移行とは

　療養の場の移行とは，療養生活が大きく変化する，治療や生活の拠点の変更を考える時期のことである．がんの進行によりADLが低下し，一人暮らしに不安を感じて有料老人ホームに入る時，緩和ケア病棟で最期を迎えようとする時など，生活ひいては人生の節目になる．住み慣れた場を離れ，新たな療養の場に移行する場合，その療養の場でスムーズに生活が再開できるよう支援が必要である．

1 ● 療養の場の選択が必要になる患者

　1990年頃，療養の場の選択は，いわゆるターミナル期の患者が対象であった．現在は，内服薬を含めがん治療の選択肢も増え，患者の価値観も多様化する中，慢性疾患を抱えた高齢者が手術や化学療法を受ける時代になった．日常生活がすべて自立していなくとも，家族の援助の下，介護保険サービス等のサポート下で通院する患者や，有料老人ホームに転居し化学療法・放射線治療に介護タクシーで通院する患者もいる．どんな病期であっても，療養の場の選択を考える患者は支援の対象者となる．

2 ● 療養の場の選択肢と特徴

　療養の場の選択肢には，在宅療養を支えるサービスのほか，転院や施設など生活拠点を変更する場合もある．拠点を変える理由が「医療の問題か介護の問題か」で，転院か施設かの選択になることが多い．

a. 転院の場合

　転院先には，リハビリテーションを継続し自宅退院を目標とする回復期機能をもつ病院（回復期リハビリテーション病棟・一部地域包括ケア病棟）と，長期療養を目的とする療養病棟，そして緩和ケア病棟があり，それぞれ適応疾病や状態に要件がある．主治医も転院先に移行するため，治療期の外来通院は中断もしくは終診となるのが一般的である．

　緩和ケア病棟は本人が治すための治療を望まず，緩和ケアを希望している患者が対象になる．「終のすみか」のイメージをもつ患者も多いが，限られた病床数で緩和ケアが必要な多くの患者に対応するために，入院期間を1〜2ヵ月に設定している病院も多く，在宅療養と入院を繰り返す場合や療養病棟に転院する場合もある．

b. 施設の場合

　介護老人保健施設や介護老人福祉施設などの施設の場合，ADL低下など介護度の変化には対応できるが，酸素療法や吸引・経管栄養などの医療処置の対応は限定，もしくは困難なことが多い．病院への通院がむずかしい場合もあり，転院同様に治療方針の見直しが

必要になる.

　有料老人ホームには住宅型・介護付き等があるが, 民営のため患者と運営企業との個人契約下の入居となる. 自立型の有料老人ホームに終のすみかとして入居しても, 重介護になった場合や, 在宅酸素療法などの医療行為の継続が必要になった場合は, 対応できない等の理由で他の機能をもつ有料老人ホームへの転居や転院を余儀なくされることもあるので, 吟味して入居を決める必要がある. 緩和ケアに特化した有料老人ホームや, ホームホスピスなど, 新たな「家」としての取り組みもあり, 選択肢はますます多様化している.

B. がん患者の療養の場の移行の特徴

1 ● 患者の個別性に合わせた情報提供

　前項で述べたように, 療養の場の選択肢は多種多様で複雑化しており, 患者・家族がその中から自身に適切な療養の場を選ぶことはむずかしい. 患者が自分にとって最適な療養方法や療養の場を選択するためには, それぞれの選択肢について, どのようなメリット・デメリットがあるかを知り, それが自分の今後にどういう意味をなすのかを理解する必要がある. いまは通院で輸血をしているが, 病状の進行により通院がむずかしくなった時にその施設は輸血の対応はできるのかなど, 多くの想定される状況に対し, 個別性の高い情報提供が必要になる. 自宅からの距離, 交通手段, 家族の面会のしやすさ, 面会時間, 費用などの現実的な情報も, 療養の場を選択するうえでは重要な情報である.

2 ● 対話による本人の意思決定支援

　療養の場の移行期の患者は, がんにより損なわれる身体機能や生活機能の喪失感や終末期への不安を抱えていることが多く, 終末期であることを受け入れられない状況の患者もいる. 長年, 共に治療に臨んできた主治医や医療チームから離れ, 他の医療チームと新たな信頼関係をつくれるかと不安を抱えているなど, ストレス下で選択しなければならないことも少なくない. 本人が誰とどこでどのような暮らしや人生を望むのか, 大切にしたい価値観や優先したいことは何かなど, 患者の想いの表出を促し, 共感・受容・支持などの心理ケアを実践しながら, 現実的な種々の要件とのすり合わせをし, 患者が納得のいく選択ができるよう根気よく対話を重ねる. その対話のプロセスの中で, 患者は自分の予後に対する疾病理解を深め, 日常や家族の重要性を再認識し, 家族や取り巻く人々との関係性を再構築する機会にもなる.

　がん患者の療養の場の移行期の支援は, アドバンス・ケア・プランニング (p.66参照) として大切な対話の機会であり, 患者自身が自分やがんのことを見つめ, 人生を振り返り, 価値観を再構築していくエンド・オブ・ライフ・ケアでもある.

C. がん患者の療養の場の移行支援の実際

　がん治療は外来通院が中心であり, 療養の場の移行支援は外来から始まることが多い. 患者本人や家族が生活の不便さを自覚した時や, 医師や看護師, 在宅を支えるケアマネ

ジャーら他者の気づきから支援を開始することもある.

療養の場の選択肢の情報は複雑で流動的なため，病院であればがん相談支援センター等の相談支援部門，地域であれば地域包括支援センターやケアマネジャーらを窓口に，専門の相談員の協力を得て行われる.

外来や病棟の看護師は，患者の自覚しているニーズに加え，潜在的な支援ニーズを病状から予測し，療養の場の検討が必要な患者に気づき，考える必要性を患者と共有し，しかるべき相談窓口につなげることが大切である.

1 ● 入退院支援と退院支援看護師

病院の相談支援部門では社会福祉士と退院支援看護師（入退院支援看護師，退院調整看護師，在宅コーディネーターなど名称が施設によって異なる）が協働して入退院支援を実践している．入退院支援は，入院や病状の変化により患者が生活の場や暮らし方を変える必要に迫られた時，本人が疾病や病状・障害を理解したうえで療養の場を自己決定し，療養生活を自ら再構築するプロセスへの支援であり，その実践者が退院支援看護師である．社会福祉士は，患者の生活基盤の脆弱性を社会福祉の視点からアセスメントしたうえで支援し，退院支援看護師は医療知識を用いて，病と生活をつなげて支援するという特徴がある.

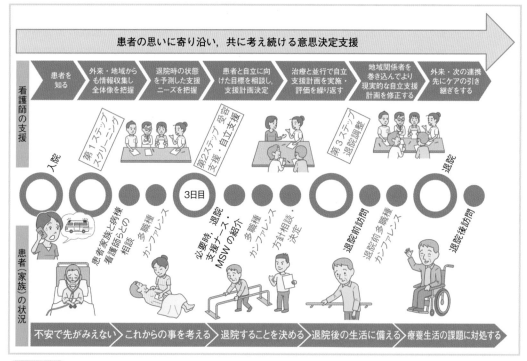

図Ⅶ-4-1　入退院支援のステップ
予定入院患者には，外来で入院説明時に第1ステップ・第2ステップの支援ニーズの把握を実施する.

表Ⅶ-4-1　　入退院支援が必要になる患者

- 悪性腫瘍，認知症または誤嚥性肺炎などの急性呼吸器感染症のいずれかであること
- 緊急入院であること
- 要介護状態であるとの疑いがあるが要介護認定が未申請であること（介護保険法施行令［平成10年政令第412号］第2条各号に規定する特定疾病を有する40歳以上65歳未満の者および65歳以上の者に限る）
- 家族または同居者から虐待を受けている，またはその疑いがあること
- 生活困窮者であること
- 入院前に比べADLが低下し，退院後の生活様式の再編が必要であること（必要と推測されること）
- 排泄に介助を要すること
- 同居者の有無にかかわらず，必要な養育または介護を十分に提供できる状況にないこと
- 退院後に医療処置（胃瘻などの経管栄養法を含む）が必要なこと
- 入退院を繰り返していること
- その他，患者の状況から判断して上記に準ずると認められる場合

［厚生労働省保険局医療課：平成30年度診療報酬改定の概要（医科Ⅰ），平成30年3月5日版，p.62，〔https://www.mhlw.go.jp/file/06-Seisakujouhou-12400000-Hokenkyoku/0000197995.pdf〕（最終確認：2020年8月25日）より作成］

2 ● 入退院支援のステップ（図Ⅶ-4-1）

入退院支援には，意思決定支援を基盤に大きく3つの過程があるといわれている．

①**スクリーニング**：外来通院時・入院時に支援が必要な患者を抽出・把握し（**表Ⅶ-4-1**），支援のニーズを把握する過程

②**疾病受容支援・自立支援**：支援が必要な患者に，治療と並行して自立を目指し，病状の変化など患者自身が疾病を理解し，今後の療養の場や療養方法を自己決定できるよう支援する過程

③**退院調整**：患者の希望する療養先で生活を再開するために必要な地域の社会資源との調整をするマネジメントの過程

病棟看護師は日々のケアを通して疾病受容支援・自立支援を実践し，退院支援看護師は要所要所で患者の個別性に合わせた情報提供を行い，病棟・外来の看護師の支援や実践をサポートする．退院調整の時期にはケアマネジャー，訪問看護師，訪問診療医との連絡・調整等を行う．病状が変化している時期の患者の在宅移行時は，在宅で患者を支える医療・介護・福祉などのチームメンバーが，患者の望む生活や必要となる医療行為，個別性の高い日常生活の援助方法等を共有するため，入院中にカンファレンスを行うことも多い．

また，予定入院患者には外来通院時から退院支援看護師が面談を開始し，入院によって起こりうる支援ニーズを予測して調整を開始する，入退院支援センターをもつ病院も増えている．

3 ● 移行期の支援における注意点

移行期の支援において注意すべきは，あくまでも患者自身の自己決定を支援するという目的を見失わないことである．最期の場をどこにするのかを決める必要があると医療者が感じていても，正解のない決断がなかなかできない患者もいる．それもまた患者の個別性ととらえ，患者が悩み，考えているプロセスを専門職として共に考え，悩み，寄り添い，支えていくことが療養の場の移行期支援に重要である．

第Ⅶ章の学習課題

1．がん患者に対する外来看護の役割・機能を説明してみよう
2．在宅（訪問看護）で提供されている看護の特徴を説明してみよう
3．緩和ケア病棟／ホスピス病棟で提供されている看護の特徴を説明してみよう
4．がん患者の療養の場の移行の特徴を説明してみよう

第VIII章

事例で考える
がん看護

1 小児がん患者への看護 —急性白血病の女性

場面① 医師から診断・治療方針について説明を受けた場面

●患者・家族の情報

Aさん，14歳女性（中学2年生）．急性骨髄性白血病（acute myeloid leukemia：AML）．家族構成は父（45歳：会社員），母（44歳：パート職員），妹（10歳：小学5年生），弟（8歳：小学2年生）と同居．父方祖父母は遠方に在住．母方祖父母が自宅から車で30分ほどのところに在住．中学校ではバスケットボール部に所属し，3年生の引退後，副キャプテンとしてがんばっていた．

●入院・診断までの経緯

中学2年生の10月頃から，疲れやすさ，また打撲斑様のあざ，微熱が続き，近医を受診．採血後，検査結果に異常があり小児がん拠点病院である大学病院を紹介された．

大学病院を受診後，採血結果で血液の病気が疑われること，すぐに診断をするために検査が必要であることが医師より説明された．Aさんは「今日入院するの？」と母親へ残念そうな表情を見せたが，なるべく早くに診断をつけ対策をとったほうがよいと担当医から説明され，母親から説得されて緊急入院にいたった．その後病棟で，血が止まりにくい状況があるのですぐに輸血が必要なこと，翌朝，診断をつけるための検査を行うことが説明された．

翌日，骨髄穿刺，腰椎穿刺，全身のMRI撮影の検査が行われた．髄外病変はなかったが，骨髄中に芽球（白血病細胞）が80％認められ，また染色体検査，遺伝子検査により急性骨髄性白血病の診断となった．

●Aさんの病気の受け止めと様子

先に両親に確定診断および治療方針について説明があった後，Aさんへも診断名や治療内容，予測される副作用，また入院期間が説明された．Aさんは医療者の前では黙っていたが，その後部屋で母親に「半年も入院なんて，学校にも行けないし，バスケもできない」「治るんだよね……」「髪の毛が抜けるんでしょう？」と泣きながら話した．

A. 病態・診断・治療

1 ● 病　態

白血病は，造血細胞が骨髄の中で腫瘍の性質をもって増殖して起こる病気であり，その中の**急性骨髄性白血病**（AML）とは，骨髄で血液をつくる過程において，何らかの遺伝子異常が起こり，骨髄球や赤芽球，巨核球，単球などの幼弱な細胞が増殖したさまざまな急性白血病を総称したものである．骨髄中に幼弱細胞が増殖すると，正常な骨髄の機能を果たすことができなくなるため，発熱，貧血，出血傾向をきたすことが多く，それに加えて髄外浸潤の症状として肝脾腫やリンパ節腫大，皮膚結節，歯肉腫瘍，骨関節痛などの症

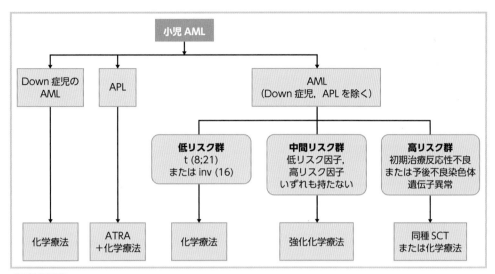

図Ⅷ-1-1　**急性骨髄性白血病の診療アルゴリズム**

APL：acute promyelocytic leukemia，急性前骨髄球性白血病.
ATRA：all-trans retinoic acid，全トランス型レチノイン酸.
SCT：stem cell transplantation，造血細胞移植.
［日本小児血液・がん学会（編）：小児白血病・リンパ腫診療ガイドライン2016年版，p.38, 金原出版, 2016より許諾を得て転載］

状を呈することがある．未熟な造血細胞に遺伝子異常が起こるメカニズムはまだよくわかっていないが，ダウン（Down）症候群やファンコニー（Fanconi）貧血などの先天性疾患と関連して発症率が高いことや，過去の放射線照射やアルキル化薬，トポイソメラーゼⅡ阻害薬の投与を受けたことがあるなどで二次性にAMLを発症することがある．日本国内における小児がんのうちAMLの占める割合は約10％ほどであり，年間180〜200人ほどの発症がみられている．

2●診　断

　臨床症状や血液検査から白血病が疑われる場合，骨髄穿刺による骨髄検査が行われ，骨髄中に芽球が全体の20％以上認められると白血病の診断がなされる．さらに細胞表面マーカー，染色体検査，遺伝子検査などにより，より詳しい病気の型を決定する．従来用いられてきた腫瘍細胞の形態によるFAB分類に加えて，近年，WHOからだされている染色体および融合遺伝子に基づく分類が重要視されるようになった．また，全身の髄外浸潤の有無を確認するうえで，エコー検査やCTなど画像検査が行われる．

3●治　療

　日本では，1991年より小児AMLに対する本格的臨床研究が開始され，2006年からは日本小児白血病リンパ腫研究グループ（Japan Pediatric Leukemia/Lymphoma Study Group：JPLSG）による国内初のAMLナショナルスタディが行われた．診断がなされると，治療のアルゴリズム（**図Ⅷ-1-1**）に基づいて，リスク分類され治療方針が決定される．たとえ

ば2006～2010年には，JPLSGの「AML-05プロトコール」に沿って治療が行われた．治療は抗がん薬による**多剤併用化学療法**がその中心となり，アントラサイクリン系抗がん薬，シタラビン，エトポシドの併用療法を中心とした寛解導入療法を行ったのち，アントラサイクリン系の抗がん薬および大量シタラビンを含んだ強化療法が寛解導入療法と合わせて2～5コース予定されるが，治療反応性により同種造血幹細胞移植を考慮される場合もある．

B.　診断時の看護

図Ⅷ-1-2に，診断を受けた時点でのAさんの状況を整理した情報の関連図を示す．

1 ● 看護問題

> ＃1　疾患および検査に伴う身体的苦痛
> ＃2　今後の不安や不確かさ

2 ● 看護活動

＃1　疾患および検査に伴う身体的苦痛

● 原　因

疾患に伴い，骨髄の正常細胞の働きがなされず，**易感染**，**貧血**，**易出血**が起こる．貧血のため頭痛が出現し，身体的活動にも息切れなどを伴いやすく，倦怠感も伴いやすい状態である．また正常な白血球がほとんどないために感染防御能は低下しており，発熱が生じやすい．確定診断のための骨髄穿刺，採血などにより痛みを中心とした苦痛が生じる可能性がある．

● 看　護

疾患に関連して起こりうる身体的症状について，それぞれ対症療法を行うことが必要である．貧血，血小板減少，発熱などがあるため，できるだけ安静を保ち，体力の消耗を避け，安全で安楽な状態が保たれるよう環境整備を行う．また，この時期には血小板減少や貧血に対して輸血が行われることも多く，安全に輸血を提供できるようにアレルギー反応などに留意して観察することが求められる．身体的苦痛がある中で，確定診断のための侵襲的検査も行われるため，子どもの苦痛ができるだけ軽減するよう，適切な薬剤の使用やプレパレーション等の心理的な支援も考慮し，痛みの緩和に努める必要がある．

● Aさんへの看護の実際と評価

Aさんは，入院時のヘモグロビン値が5.8mg/dL，また血小板が8,000/μLと低値であり，入院後すぐに輸血が行われた．初めての輸血に伴い，アレルギー症状の出現に留意し，バイタルサインの測定・観察を行った．輸血によるアレルギー症状は起こさず，Aさんからは輸血後，頭痛は少し楽になったと聞かれた．しかし，発熱がみられたため，頭痛とあわせて解熱薬や鎮痛薬の内服について相談し，またAさんの苦痛を確認しながら，部屋の明るさや声かけなどにも配慮した．解熱薬の使用後は大量の発汗もみられ，タイミングを見ながら保清や更衣を行った．診断に伴う検査時も身体的苦痛が続くため，Aさんと相談し

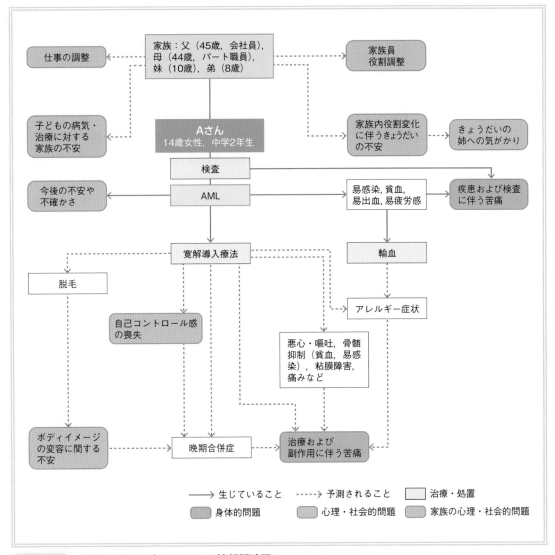

図Ⅷ-1-2　診断を受けた時のAさんの情報関連図

ながら鎮痛薬や鎮静薬を使用し，また移動時には車椅子を使用するなど身体的負担に留意することで，Aさんも自分ができそうなことなどを自ら伝えることができていた．

#2　今後の不安や不確かさ

●原　因

　疾患に伴う身体的症状が出現している状況に加えて，受診の結果，異常があることや大きな病院での検査の必要性を話され，自分に何か重大なことが起こっているのではないかと不安や恐怖の気持ちを抱くことが予測される．突然の出来事に，これまでに体験したことのない入院や検査，処置などが必要となっている状況を理解することは容易ではない．症状から血液の病気であると疑われ，次々に施される処置や検査に戸惑い，不安を感じる

中，白血病であること，小児がんという種類の病気であることが伝えられ，さまざまな感情を抱くことが予測される．

●看　護

身体的苦痛の対症療法を提供しながら，患者の不安や恐怖，不確かな思いに対応する．学童期以降であれば，学校生活はどうなるのか，クラブや部活動もできなくなるのかなど，これまでの生活を喪失してしまうのではないかという恐怖を感じることが予測される．学校や友達との関係性についても気がかりになっているかもしれない．身体的苦痛の状況をみながら，病気や治療について改めて話をする機会を設けたり，それに伴う思いや感情をとらえ，一緒にどのようなことができるかを提案したりすることが重要である．子どもにとっては初めての経験で，どうすればよいのかわからず戸惑っていることも予測される．病気による恐怖，治るのかという不安，また治療に伴う副作用に関連したネガティブなイメージを抱くことも予測されるため，誤解がないように，子どもが知りたいと思う情報を正しく共有するとともに，子どもが何を知りたいと思っているかをとらえることが必要である．

●Aさんへの看護の実際と評価

Aさんは，入院後の処置や検査の説明にはうなずくのみで，指示に従いながら検査や処置を受けていた．輸血後には倦怠感が少し楽になったと話し，食事もとれるようになり，看護師の訪室に対しても挨拶をする様子や尋ねたことに応えるような反応がみられた．診断や治療に関する説明の場面には看護師も同席したが，Aさんは「大丈夫です」と言うのみであった．その夜，母親に「半年も入院なんて嫌だ，みんなに何て言おう」と話していたとの情報があり，翌日Aさんの体調をみながら個室で話をした．昨日の話は驚いたのではないかと思うこと，短い入院や簡単な治療ではないが，痛いことやつらいことはみんなでサポートしていきたいと思っていること，入院中は特別支援学級の授業を受けられることを話すと，「これって治るんですよね？」「髪の毛っていつくらいから抜けるんですか？」との質問があった．また，友達とはSNSで交流があり，みんなが心配していること，またバスケットボールがしたいので早く治して帰りたいと話してくれた．これから治療が始まりきついこともあるかもしれないが，みんなが味方であること，つらい時には話せる誰かに話をして一緒に考えていこうと伝えると，Aさんは「うん」とうなづいていた．

場面② 初回治療開始後の時期

　診断後翌日から，JPLSGのAML-05プロトコールに基づき，治療が開始となった．薬剤師から，治療のスケジュールと使用する薬剤，予測される副作用の説明が行われた．Aさんは脱毛について，「ショックだけど……また生えてくるんでしょ？　きれいな髪の毛が生えてくるって聞いた」と看護師には話した．イダルビシン，シタラビン，エトポシドの投与により，治療中には悪心や嘔吐，気分不快や腹痛も出現していた．制吐薬を使用したが悪心は続き，治療中はほぼ臥床し，DVDやスマートフォンを見ていることが多くなり，看護師からの声かけには応じるが，自ら話すことは減っていた．

　治療後には骨髄抑制（汎血球減少）により発熱，口内炎を生じ，食事もあまりとれず，口が痛いからと歯磨きもあまりできない状況になっていた．学校の授業は，転籍した特別支援学級の教諭がベッドサイドに訪問し，調子のよい時は積極的に授業へ参加するようになっていた．治療後2週間ほど経つと脱毛が始まり，「思っていたよりすごく抜ける」と起床後枕元に散らばる髪の毛を自ら掃除している姿もあった．母親はパートの時間を調整してほぼ毎日面会に来ており，Aさんの体調が回復していないことや，ごはんがあまり食べられずやせてしまったので心配だと受け持ち看護師に話していた．きょうだいもAさんが家にいないので寂しそうな様子であること，また「白血病って治るの？」と尋ねてきたとのことであった．弟は，「おばあちゃんがごはんをつくってくれるけど，お母さんとあまりお話できないので寂しい」と話しているという．きょうだいと父親は週末に面会に来ている．

C. 初回治療開始後の看護

1● 看護問題

　＃1　治療の副作用に伴う身体的苦痛
　＃2　入院・治療生活に伴う自己コントロール感の喪失，およびボディイメージの変容に関する不安
　＃3　子どもの病気・治療に関連した家族の不安

2● 看護活動

　＃1　治療の副作用に伴う身体的苦痛

●原　因

　アントラサイクリン系の薬剤は抗腫瘍効果が高いことが知られているが，同時に投与中から数日後に継続する**悪心・嘔吐**が高い割合で起こりやすく，**骨髄抑制**も強く出現すると考えられる．シタラビンの副作用は，投与中のインフルエンザ様症状や結膜炎のほか，悪心・嘔吐，骨髄抑制，粘膜障害も出現しやすい．エトポシドもまた急性の悪心・嘔吐の副作用が強いほか，アレルギー反応出現のリスクがある．これらの薬剤により強い骨髄抑制が予測され，脱毛をきたす．治療中の気分不快のみならず，治療後もしばらく食欲不振が継続し，また骨髄抑制も強く予測されることから倦怠感や口内炎などが生じやすい．

●看　護

　初回治療で，この治療によりどのようなことが自分に起こるのかをイメージするのは容易ではなく，どのような対処ができるか自発的に考え準備することはむずかしいと予測される．患者の理解を確認しながら，薬剤師など多職種も含めた専門家から情報を提供し，予測される副作用に対してできる支持療法の説明を行う．そのうえで，患者自身でできる対処法を提案したり，話し合ったりしていく．また，出現した副作用について，患者がどのような体験をしているのか共有し，その苦痛を最小限にしながら，薬剤の選択や療養生活の過ごし方など，患者の意思を尊重しながらかかわることが大切である．子どもは発達年齢に合わせた理解力やセルフケア能力を備えており，それらを生かしながらケアを提供することが，小児がん患者の症状マネジメントやセルフケアにつながる．

●Aさんへの看護の実際と評価

　治療後の骨髄抑制期に入ると，好中球減少に伴い発熱や口内炎が出現し，Aさんは「痛みでごはんもあまり食べたくないし，気持ちが悪いのも加わって薬も飲めない」とのことであった．口腔ケアもあまりできていなかったため，まずは痛みの症状を緩和するために薬剤の使用を提案した．5段階のフェイススケールを使って痛みの評価を行い，NSAIDsを使用したところ，投与後30分ほどして痛みが楽になったと話し，痛みの評価も4から1に下がっていた．「本当は少し食べたい気もするが，痛みとまた吐いたら嫌だという思いもあって，なかなか食べられなかった」とも話してくれた．痛みが軽減して食事がとれるよう，また口内炎の炎症を悪化させないためにも口腔ケアを行うことを勧め，痛みの評価をもとに薬剤の投与時間などを相談した．Aさん自ら「6時くらいにごはんだから5時くらいにお薬使ったらいいかも」など聞かれるようになり，「早く口内炎もよくなってほしい」と含嗽薬（がんそう）の選択も自分で行い，食後の口腔ケアも行えるようになってきた．

#2　入院・治療生活に伴う自己コントロール感の喪失，およびボディイメージの変容に
　　関する不安

●原　因

　初めての治療で体験する苦痛により，自分はこの先どうなってしまうのだろうという恐怖や不安を感じたり，自分でコントロールできない症状の出現に自己イメージの変調をきたすことが予測される．また，思春期である患者にとって脱毛に伴う**ボディイメージの変容**を起こすことが予測され，他者との関係や今後の生活への懸念を抱くことも考えられる．

●看　護

　治療の副作用によるつらさがあることを十分に理解し，その症状緩和に努めるとともに，#1の症状コントロールで患者本人が治療や症状マネジメントに参加できていることをフィードバックし，共有できるようにする．それにより患者の自己コントロール感の喪失を軽減したり，自分で対処できるという経験につながる．また脱毛については，環境の整備を行うとともに，患者の思いを表出しやすい場の設定や，脱毛への対処の提案などを行い，不安が軽減できるようにする．

●Aさんへの看護の実際と評価

　#1のように，症状を緩和しながら副作用に関する情報を共有するとともに，Aさんが

自らの体験をもって，治療に参加して意見を提案できるように投げかけた．次第にAさん
は，自分の経験をもとに学校の参加や食事の時間など自分の希望を話すようになってきた．
脱毛については前もって説明をし，抜けた髪の毛の量による衝撃が少なくなるように少し
ショートカットにしていたが，実際に脱毛し始めると落ち込む姿もみられた．就寝時に脱
毛用ネットの装着を提案し，その後起床時には外したネットを速やかに片づけ，気分を確
認しながら洗髪をするなどした．洗髪中には，「友達に会う時どうしたらいいんだろう」
と話したため，治療が終了したら必ず生えてくること，ウィッグを作製できること，出来
上がりまで時間がかかるので早めに準備することを提案した．ウィッグを装着するかどう
かは自分で決めてよいが，親友など自分の味方になってくれそうな人にウィッグを装着し
ていることを知ってもらっていたことがよかったという経験者からの話なども提供した．
その後，Aさんよりウィッグ作製の申し出があり，インターネットで自分の好みのニット
帽を買う様子もみられた．

#3　子どもの病気・治療に関連した家族の不安

●原　因

　子どもが病気の診断を受けること，その病名が小児がんの一種である白血病で長期入院
を余儀なくされることは，家族にさまざまな影響をもたらす．入院している子どもの面会
に来ることでこれまでの生活は一変し，さまざまな調整を強いられることになる．それは，
自分の仕事の調整や家族員どうしの生活や役割の調整であるかもしれない．また，小児が
んの治療を子どもが受けることについて，親自身も初めての経験であることから，不確か
な気持ちを抱いたり，代われるものなら代わってあげたいと罪悪感を感じながら，親とし
て何ができるのかと思い悩むかもしれない．また，きょうだいも家族の一員として，入院
している患者のことを心配したり，不安を抱いても親に遠慮して聞けなかったり，自分が
どのように振る舞えばよいのかわからない気持ちを抱くことも予測される．

●看　護

　子どもの入院・治療に伴い，家族内にどのような変化が起こっているのかについて情報
を共有し，その調整を評価したり，また対処法を提案したり，使用できるリソースを紹介
する．とくに入院は長期戦であるため，どのように対処していくことが子どもや家族に
とってよいと思われるかをイメージできるように情報提供を行う．また，きょうだいへの
支援として，きょうだいの気がかりに対応することが大切であること，支援の1つとして，
希望があればきょうだいへの説明内容を医療者が一緒に考えたり，医療者から直接話すこ
とも可能だと伝えておくとよい．家族は，診断時から緊張した状況が続いているので，家
族の治療に参加しようという姿勢を尊重し，評価しながら，心身の疲労が増大しないよう
に体調管理なども含めてねぎらい，家族との信頼関係も深めていく．

●Aさん家族への看護の実際と評価

　連日面会に来ている母親に対しては，面会時に家族の不在時のAさんの様子について，
治療の副作用やボディイメージの変容に対処できていることも含めて共有し，つらいなが
らも治療に参加しがんばっているAさんの様子を共に評価した．母親からは「泣いてばか
りかと思っていましたが，私が思っていたよりAは強くてがんばり屋だったんですね」と

の言葉が聞かれた。Aさんがもっている力を発揮していることを共有し，時にはつらくなったり嫌になることもあるかもしれないが，皆でそれを支えていくことや，母親から気づいたことは遠慮せずに看護師へ伝えてよいことも改めて共有した。母親の仕事の調整や夫婦間での情報共有のあり方などについても話を聞き，疲労などねぎらいながら，両親が状況に対処できていることを評価して伝えた。きょうだいの様子を聞き，妹の年齢から，Aさんの病気を気にしていることについて，誤解がないように話をすることを提案した。また，弟は甘えん坊で母親も気になってはいるが，説明してもむずかしいだろうという発言が聞かれ，弟なりにAさんのことを思い理解していると思うこと，一方で発達年齢的にも母親へのニーズは高いと考えることから，きょうだい向けの情報提供のリーフレットなどを紹介した。その後，両親で相談して妹と弟にAさんのことをきちんと説明する時間をとろうと思っていること，その時にどのように伝えるのがよいか看護師に相談があり，実際に計画的にその時間をとることができたようだった。

場面❸ 治療経過に伴う意思決定が必要となった場面

　寛解導入療法を行ったが，骨髄中の芽球がわずかだが消えず，また治療後の骨髄抑制からの回復にも時間を要し，感染症のリスクも高まってきたため，今後の治療について主治医から両親へ，移植も見据えた治療の提案があった。主治医や受け持ち看護師は両親と話し合い，これまでのAさんの様子から，早い時期にAさんにもそのことを話し，今後の治療について準備をするのがよいだろうとの結論にいたり，Aさんにもそのことが伝えられた。Aさんは「よくなってないの？　きつい治療をしてきたのに，がんばったのに」と落ち込んでいる様子がみられた。医師，看護師，両親とAさんとの話し合いの結果，なるべく早めに造血幹細胞移植をする方針となった。Aさんは「やるしかないんでしょう」と話した。さい帯血バンクに適合した移植ソースがあることから，臍帯血移植をする方針となった。具体的には移植の調整をするまでに1コースの治療を行って寛解を目指し，その後移植治療が行われること，今後の移植治療に伴う合併症に関連して妊孕性温存についてAさんへ説明がなされた。

D. 新たな治療の選択が必要になった時の看護

1 ● 看護問題

#1 今後の治療に関連した患者本人の意思決定に関する困難
#2 子どもの予後に対する家族の不安
#3 子どもの治療方針に関する家族の意思決定に関する困難

2 ● 看護活動

　ここでは，#1および#3について述べる。

#1 今後の治療に関連した患者本人の意思決定に関する困難

●原　因

これまでの治療が思うように奏効せず，また新たな治療が行われるという事実は，患者にとってショックであり，また恐怖であると思われる．そのむずかしい状況に対する治療の選択や，その選択が**妊孕性**という将来的に子どもをもつことに影響があるという事実，そして妊孕性温存についての選択をするという容易でない場面に直面することになる．また，妊孕性温存はタイミングなども大切であることから，今後の治療への不確かさや不安を抱えながら，限られた時間の中でイメージしにくい困難な選択を行うことになるため，心理的ストレスも高いことが予測される．

●看　護

この時期は，患者にとっては診断から治療経験を通してイメージしていたことが崩れ，今後への不確かさや不安の中で周囲の動きだけが多くなっているような感情を抱き，自分だけが取り残されたような気持ちになることもあるだろう．患者の気持ちに寄り添い，患者がどのような感情を抱いているのか，思いを表出できるような場を提供し，その気持ちを受け止めることが大切である．思春期の子どもたちは，病気の状況や最適な治療については主治医や両親がわかっているという信頼感を抱きながらも，治療について必要な情報は知って治療に参加したいという希望も抱いているといわれている．

また妊孕性温存については，具体的なイメージがついていない中で考えるむずかしさがあるが，可能な範囲で将来に向けての準備として，情報提供や共有を行いながら意思決定支援を行っていく．また妊孕性温存が可能な施設などは限られているため，調整がスムーズにいくように多職種と協働することが求められる．

●Aさんへの看護の実際と評価

移植治療については，医療者，両親との話し合いの場で，Aさんはやるしかないという思いを伝えてくれた．医師や看護師からは，これから行う治療もこれまでと同じように，痛みなどが出現しても，その苦痛が大きくならないように，Aさんと相談しながら最もよいと思う対策をとっていきたいことを伝えた．Aさんからは，「また結構口とかも痛くなるんですか？」との質問も聞かれるようになっていた．移植治療について具体的になってきたので，薬剤師らと協働しながら，前処置の治療について予測される痛みの出現などに対してどのような準備ができるかを話し合い，Aさんと痛みのスケールやその対処を一緒に考えるなどして準備を進めていった．

妊孕性の温存については，Aさんはすでに初潮を迎えていたが，骨髄中の芽球が残っているため，次の治療で寛解に入った後に，他院で卵巣凍結保存を受けることが可能になることを伝え，卵巣凍結保存を行うとしたらどのような処置になるのか実際に他院を受診してもらい，その後Aさん本人の思いを確認した．Aさんは「子どもは好きだし，説明では，絶対に将来赤ちゃんを産めるとかの保証ではないと言われたけど，よくわからないし，やらないよりはやっていたほうがいいのかなと思った．それに麻酔が効いて，手術はそんなに痛くないってことだったし」と卵巣凍結保存を受けることを決めた．移植治療に入る前に寛解に入ったことを確認し，他院で卵巣凍結保存のための処置を受けた．その後，さい帯血バンクからの移植を受け，移植後30日で生着を認めた．

＃3　子どもの治療方針に関する家族の意思決定に関する困難

●原　因

　わが子が小児がんの診断を受けた時から，家族は，治療による合併症の重症化や再発への懸念を頭の片隅に抱きながらも，子どもの治癒を信じ順調に予定どおりの治療が行われることを願っている．そのような中で，治療の効果が十分でないという情報を聞くことは大変ショックであり，これからどうなるのかという恐怖の感情を抱くことも予測される．そして，**造血幹細胞移植**治療が提案される時，多くの場合「大変なもの」というイメージを抱き，その後の治療への不安が高まると考えられる．また同時に，造血幹細胞移植も含めた治療の選択を考える時，わが子を救いたい一心で，親である自分，またはきょうだいがドナーになることが頭をよぎることも多い．本事例では，治療成績も考慮したうえで，血縁ドナーではなくてよいという提案に家族も同意したが，その治療に伴って生じる妊孕性温存という新たな選択は，とくにデリケートな課題であることからも迷いが生じることが予測される．

●看　護

　病状から予定の治療が行えず，移植治療を選択しなければならないという事実に直面し，家族はその事実の受け止めに苦慮することが多い．そのような中で，子どもへの説明や，また今後の治療選択について，限られた時間の中で考えなければならない家族は，緊張やストレス状態にあることが予測される．家族が子どもにとってどのようなことを考え，選択するのがよいのか考えていけるように，家族の求める情報を提供し，子どもへの向き合い方を一緒に考える．子どもにとってどうだろうか，という視点をもって向き合っている家族を肯定的に評価しながら，家族の迷いや葛藤などの気持ちに寄り添い，見守る姿勢が大切である．また，移植治療や妊孕性温存など特殊な治療に関しては，経済的な懸念を抱くことも予測されるため，院内の医療ソーシャルワーカーなど適切なリソースにつなぐことも必要である．

●Aさんへの看護の実際と評価

　Aさんのこれまでの治療への向き合い方から，早めにAさんと状況について共有することを提案したところ，母親は「きっとショックを受けていると思いますが，たぶん後から知るのも嫌だと思うので」とすぐに医師からの説明を望んだ．移植治療について多職種と連携しながらケアを行うことを母親へ説明し，また母親自身も移植治療に不安を抱えていると思われることを伝え，移植治療や妊孕性温存に関してわからないことや，知りたいことがあれば，小児がんの相談員や移植コーディネーターに尋ねることができることを伝えた．母親は，「お金のことも気になるので」と相談室へ行き情報を得たとのことであった．妊孕性温存について，母親がとらえているAさんのボディイメージなどを共有し，Aさんへどのように説明していくのがよいかを計画した．

　Aさんが自分なりに意見を述べながら，移植治療を受けること，卵巣凍結保存を受けることについて意思を示したことなど，Aさんの力を母親と共有するとともに，それを支えていた母親の存在を改めて評価して伝えた．移植中には母親の面会時間も長くなっており，きょうだいも含めた家族内の調整について確認し，疲労などをねぎらった．

場面④ 治療終了後，長期フォローアップの時期

　臍帯血移植後30日で生着がみられたのち，皮膚および腸管の移植片対 宿 主 病（へんたいしゅくしゅ）
(GVHD) が出現したものの，ステロイドと免疫抑制薬の調整を行いながら，移植の約3ヵ
月後に退院にいたった．もともと体力には自信があったAさんであったが，退院時には「少
し歩いても疲れちゃうな」と易疲労感があり，早く学校に行きたい気持ちもあるが，なか
なか行けないと焦っている様子もあった．復学は中学3年生の夏休み明けとなり，受験も
あるので勉強も心配とのことであったが，行きたい学校があるからがんばりたいと夏休み
中に塾に通い始めた．2学期に入り，疲労感のため最初は1日3時間ほどの登校であったが，
退院後2ヵ月ほど経過した頃から，学校には他の同級生と変わらないくらいに通えるように
なっていた．勉強もがんばり，行きたい高校に合格することができたということであった．

　その後も原疾患の再発はなく，また移植に伴う皮膚の軽度のGVHDはあるが，「ときど
きかゆいくらい」という程度であった．もともと活発だった発症前ほどではないが，「少し
ずつ体力もついてきたし，人よりは疲れやすいけど，普通にしている分には大丈夫」とい
うほどになった．治療後，月経は再開せず，内分泌科を受診して卵胞ホルモン製剤を内服
している．将来は医療関係の仕事につきたいと，検査技師を目指して大学に入学した．大
学は実家から通えるところを選んだとのことであった．外来でのフォローアップは6ヵ月に
1回ほどになっている．「就職したら，外来はどうするの?」と尋ねてくる．また看護師には，
最近彼氏ができたと報告があり，その際に，「私って子どもは産めるのかな?」と話した．

E. 長期フォローアップの時期の看護

1 ● 看護問題

#1　疾患や受けた治療の晩期合併症に伴う身体的・心理社会的リスクの可能性

2 ● 看護活動

#1　疾患や受けた治療の晩期合併症に伴う身体的・心理社会的リスクの可能性

● 原 因

　AMLの治療として強力な化学療法と移植治療を受けると，**性腺機能障害や甲状腺や脂
質などの内分泌・代謝機能の低下**，および耐糖能異常のリスクがある．また，二次がんの
リスク，易疲労感の出現なども考えられる．その後，就職，結婚，出産を考える時期にな
ると，治療に伴う身体的な影響により，職場やパートナーなど他者との関係性に関連した
ストレスが生じることも予測される．

● 看 護

　退院後には，疾患の再発がないかと懸念する子どもと家族は多くみられるが，造血幹細
胞移植を行った後に再発がなく数年が経過すると，病気の再燃への心配は減り，その後は
病気や治療に伴う影響による**晩期合併症**（p.148参照）の出現が懸念される．また，治療
の影響による生活習慣病や二次がんのリスクがあるため，長期的なフォローアップがなさ
れること，また本人が自分の身体のことを理解し，対処ができるような準備をしておく必

要がある．とくに自分にとって困ると感じることが少ない場合には，望ましい受診行動につながらないこともあるため，健康教育などの支援も必要である．

また，就職の際には職場に病気のことを伝えるかどうかや，今後結婚などを考える時期になると，自分は子どもが産めるのかなど，ますます気がかりとなることが予測される．必要な時に相談できる場所にアクセスできるように，相談場所やその方法などを案内しておくことも必要である．

●Aさんへの看護の実際と評価

性腺機能低下により，Aさんはすでに内分泌科受診による投薬を受けており，それにより月経がみられている状況である．人よりも疲れやすいが，生活では周囲との差を感じにくくなってきており，QOLは悪くないと評価できる．

中学3年生時に治療を受けた時，また退院時にも治療に伴う合併症の説明はしていたが，社会人になるにあたって，Aさん自身が自分の身体のことを自分で管理する大切さから，改めて昔受けた治療について共有し，そこから今後予測される晩期合併症についても医師から話をする機会を設けた．Aさんは真剣に聞いている様子であった．Aさんに関連した合併症出現のリスクについて説明し，今後のフォローアップ体制として，必要な検査を受けることや長期フォローアップ外来の受診，また職場の健康診断を受けるよう案内した．さらに，普段の生活で気になる身体的症状が出現した際には，それを放置せず受診をすることや，迷った時には相談室の利用などができることを案内した．

妊孕性に関しては，治療時に卵巣凍結保存によって温存をしていることから，結婚および出産について具体的に考えていく段階で相談をしながら進めていくこと，また，パートナーにどのように話をするかなども，生殖に関する心理カウンセラー等の専門家も含めて相談できることを案内した．

併せて，これまでも紹介はしていたが，小児がんの経験者の会や情報について案内し，改めて，Aさんが病気になって大変な思いをしたと思うこと，がんばってそれを乗り越えて今があること，それをみんながすごいと思っていることを伝え，これからも困った時には周りの協力を得ながら，迷いがあれば相談しながらよりよく生きていこうと話した．Aさんは「あんな大変な治療をがんばったんだから，これからもがんばらなきゃね」と笑顔で答えてくれた．

2 AYA世代（若年成人）のがん患者への看護—精巣がんの男性

> **場面①** 医師から診断・治療方針の説明を受けた後の看護師面談の場面
>
> ●**患者・家族の情報**
>
> Bさん，26歳男性．精巣がん．建設会社勤務で，現場まわりやデスクワークなどが主な業務である．現在一人暮らしで，家族に両親，妹がおり遠方に住んでいる．関係性は良好の様子．学生の頃から付き合っているパートナーがおり，互いの両親公認の付き合いをしている．
>
> ●**診断までの経緯**
>
> 1年ほど前より右陰嚢内のしこりを自覚していた．その後，次第にしこりが増大してきたため1ヵ月前に医療機関を受診した．全身精査を終えBさんは一人で受診し，精巣腫瘍の疑いと診断され，高位精巣摘除術が予定された．
>
> ●**Bさんの病気の受け止めと様子**
>
> 医師より「これまでの検査の結果から，精巣腫瘍である可能性が高い．精巣腫瘍は分裂速度が速い腫瘍で進行が早く，転移しやすいという特徴がある．治療の方法として，できるだけ早くしこりがある精巣を摘除し病理組織を確定して，結果次第では速やかに抗がん薬治療を行うことが勧められる．抗がん薬の治療となった場合，がん細胞だけでなく正常な細胞にも影響がでるので，脱毛や白血球・赤血球の数が少なくなることがあり，そのほかに精子をつくりだす機能が低下してしまう．治療を行う前に精子を保存する方法もあるので考えておいてください」と説明された．病名を告げられた時，Bさんは驚いた様子だったが，診察の間うなずいて医師の説明を聞き，手術を受けることに同意した．医師の診察後，Bさんに対し看護師より手術オリエンテーションを行うこととなった．

A. 病態・診断・治療

1●病　態

　　精巣は男性の股間の陰嚢内部にある臓器で，男性ホルモンを分泌する役割と精子をつくる役割をもつ．**精巣腫瘍**は，精巣にある細胞から発生する腫瘍であり[1]，精巣腫瘍は20〜34歳の男性において最も多いがんである[2]．胚細胞腫瘍は多分化能を有する原始胚細胞が腫瘍化したものである．胚細胞腫瘍は精巣腫瘍の94％，卵巣悪性腫瘍の8％を占める．主な組織型には**セミノーマ**（精上皮腫），胎児性がん，絨毛がん，卵黄嚢腫瘍，奇形腫がある．セミノーマで構成される場合はセミノーマ，その他の組織型およびセミノーマ，あるいはその他の組織型で構成される場合を**非セミノーマ**として分類される[2]．

2●診　断

　　精巣腫瘍の症状は，精巣の腫瘤触知，陰嚢内容の無痛性腫大が主訴であることが多い．

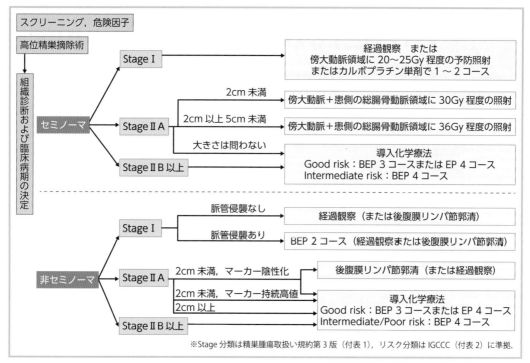

図Ⅷ-2-1　精巣腫瘍診療基本アルゴリズム

［日本泌尿器科学会（編）：精巣腫瘍診療ガイドライン2015年版,第2版,p.5,金原出版,2015より許諾を得て転載］

超音波検査やMRIなどで腫瘍原発巣の診断，がんの転移の検索として胸腹部のCTなどを行う[3]．

3●治　療

　精巣腫瘍の治療方法は，手術療法，術後の治癒を目指した化学療法，放射線療法が標準治療とされており，術後の病理組織検査の結果（セミノーマ・非セミノーマとステージ）によってその後の治療法が選択される（**図Ⅷ-2-1**）．手術は**高位精巣摘除術**が行われ，この手術は鼠径部を切開し精巣腫瘍を摘除する方法で，術後の急性疼痛後の合併症は少ないとされている[3]．

　非セミノーマ精巣腫瘍の65％はステージⅠであるが，そのうち30％は顕微鏡的転移があり，経過観察のみでは再発をきたすため高位精巣摘除後の追加治療として化学療法が推奨されている[4]．

　進行性精巣腫瘍に対してはシスプラチンを中心とした**多剤併用化学療法**が行われる．代表的な化学療法レジメンのBEP療法・EP療法*では，副作用として倦怠感や脱毛，悪心や嘔吐，骨髄抑制などが起こる．また，精巣腫瘍患者においては，診断時に50％以上の症例で**造精機能の低下**がみられるとされており，BEP療法・EP療法の副作用として，一時的に無精子および精子減少が引き起こされる．50％は2年以内に，80％は5年以内に正常に

---

*BEP療法：ブレオマイシン，エトポシド，シスプラチンの3剤．EP療法：エトポシド，シスプラチンの2剤．

戻るとされている[5]が，精子数が戻らない場合や，精子数が戻っても妊孕性は回復しないという報告もみられる[6]．精巣に対する放射線照射の影響は，放射線照射量が0.35〜0.5 Gyまでは可逆的だが，1.2 Gy以上の照射で造精能は低下し，2.5 Gy以上で永続的な低下を引き起こすとされている．そのため，治療の合併症として妊孕性の低下に関するインフォームド・コンセントを行い，精子保存について説明することが推奨されている[4]．

B. 医師による診断，治療方針説明後の面談時の看護

1 ● 看護問題

#1　がんの診断による心理的衝撃，予後への漠然とした不安

2 ● 看護活動

#1　がんの診断による心理的衝撃，予後への漠然とした不安

●原　因

がんは"死"をイメージする病であり，がんの告知を受けることによる心理的衝撃は大きく，ショックも大きい．とくにBさんのような**若年成人**（young adults）は，同世代にがん患者が少ない年代である．

がんに対する通常の心の反応として，衝撃や否認，絶望や怒りなどがあるが，通常，適応段階に入り現実を直視し情報を整理するようになるとされている．しかし，なかには**適応障害やうつ病**を発症する場合がある（p.45参照）．

●看　護

がん告知による心理的・精神的苦痛の緩和と精神的安寧を図り，術前の気持ちの対処を促進する援助を行う．また，若年成人のがん患者の場合，今後，治療の合併症による身体的苦痛のほか，入院や通院による仕事への影響という社会的苦痛を抱える可能性がある．患者がこれからがんと共に生きる中で，治療やそれに関連するさまざまな状況に1つ1つ適応するため，治療の進み方，気持ち，生活状況，家族との関係など，包括的視点をもち支援を始めていく．

最初に，がん告知や治療の説明を受けたことによる患者の気持ちのつらさのアセスメントを行う．若年成人男性のがん患者は，医療者への恥じらいもあり，自分の気持ちをありのままに表出できないと予測される．淡々と医師の話しを聞き，一見よく理解している様子に見える患者でも，がんの確定診断に大きなショックを受けていることが多い．がん告知の場面では患者の言動や表情に気を配り，オープンクエスチョンをしながら気持ちのつらさの程度をアセスメントする．

また，患者がこれからのがん治療の流れを理解し，治療の準備や対処方法のイメージをもつことができるよう，コミュニケーションの仕方（**表VIII-2-1**）を意識しながら手術までの準備や手術の流れ，術後の生活などについてオリエンテーションを行う．患者が，医療者が自身の理解者であると安心でき，気持ちの整理をしながら，今後の治療への不安を軽減できるよう努める．

表Ⅷ-2-1　基本的なコミュニケーション

環境設定	身だしなみを整える 静かで快適な部屋を設定する 座る位置に配慮する 眼や顔を見る 時間を守る 目線は同じ高さを保つ 挨拶をする 名前を確認する 礼儀正しく接する
質問するスキル	患者に話すように促す 病気だけではなく患者自身の関心を示す わかりやすい言葉を用いる
応答するスキル	患者が言いたいことを探索し理解する 相づちをうつ 患者の言うことを自分の言葉で反復する
共感するスキル	患者の気持ちを探索し理解する 沈黙を積極的に使う 患者の気持ちを繰り返す

●Bさんへの看護の実際と評価

　Bさんは，がんの告知の後まもなく，できるだけ早く高位精巣摘除術を受けることを勧められ，気持ちの整理の時間的猶予がないまま，手術を受けることに同意した．さらに医師の説明は，術後の病理組織検査の結果次第で化学療法が追加されるかもしれないという漠然としたものであり，Bさんにとっては，手術後の治療スケジュールの見通しが立たない不安な状況の中，また化学療法になった場合は造精機能への障害があるため，精子保存をするかどうかの意思決定も迫られていた．20歳代のBさんはこれらの説明を一人で聞いており，がんの告知や治療，副作用による影響などの情報に混乱に陥ることも考えられた．

　Bさんに対し，がんの診断・治療を受けるにあたり，身体だけでなく，気持ちや仕事，生活面などの精神・社会面も支援することを説明した．手術を受けるにあたり，Bさんが現在どのような生活をしているか確認した．また，手術を受けることにより，生活や仕事への影響があるかたずねた．

　Bさんの言葉に積極的に耳を傾け，「診察を受けて，どのように理解しているか話してくれますか？」「誰に今日のことを話しますか？　どのように話そうと思っていますか？」などと語りかけ，Bさんの理解を確認しながら，がんの告知や治療を受けるにあたっての気持ちや気がかりとなっていることをつかむようにした．

　オリエンテーションの終わりに，Bさんは呆然とした様子で「まさか自分ががんと言われるなんて，予想もしていなかったです．現実味がないっていうのが正直なところです．手術して抗がん薬っていう話でしたよね．わけがわかりませんが，とりあえず家族には連絡しようと思います」と話した．

　高位精巣摘除術を終え，退院後の診察において，Bさんは両親と共に診察を受けた．手術の結果，非セミノーマ，脈管侵襲あり，ステージI（T2N0M0）と確定診断がなされ，術後化学療法としてBEP療法を行うことが説明された．

　医師より「手術で摘出した腫瘍の病理組織検査の結果から，精巣から静脈やリンパ管側に腫瘍が広がっている脈管侵襲があるという診断でした．脈管侵襲がある場合には，現在明らかな転移のない場合でも再発の危険性が高いため，抗がん薬治療を追加することを勧めます．早速，治療開始の予定を進めていきたいと思いますが，将来，子どもを希望するか考えて，抗がん薬治療の前に精子保存をするかどうか家族やパートナーと話し合って，なるべく早めに結果を教えてください」と説明があった．Bさん，両親共に落ち着いた様子で医師の説明を聞いていた．診察の後，看護師より化学療法のオリエンテーションが行われた．看護師は，治療前だけでなく治療中も心配事や不明なことがあれば医療者に質問や相談をしてもらうよう声をかけた．

＜Bさんに予定されている治療＞
・BEP療法2コース：下の薬剤投与を1クールとして21日サイクル実施する
　ブレオマイシン：1回30 mg，1日1回，点滴静注，第1・8・15日
　エトポシド：1回100 mg/m^2，1日1回，点滴静注，第1〜5日
　シスプラチン：1回20 mg/m^2，1日1回，点滴静注，第1〜5日

C. 高位精巣摘除術後の化学療法オリエンテーション時の看護

　図Ⅷ-2-2に，化学療法オリエンテーション時点でのBさんの状況を整理した情報の関連図を示す．

1 ● 看護問題

　＃1　化学療法の副作用による身体的苦痛
　＃2　妊孕性温存治療の選択の迷い
　＃3　パートナーとの関係性の変化の可能性
　＃4　治療と生活・仕事の両立の困難

2 ● 看護活動

＃1　化学療法の副作用による身体的苦痛

●原　因

　Bさんに術後予定されているBEP療法は，約6週間の長期間を要す化学療法であり，治療の副作用として生じる脱毛，悪心・嘔吐，骨髄抑制，末梢神経障害は身体的苦痛を引き起こす．

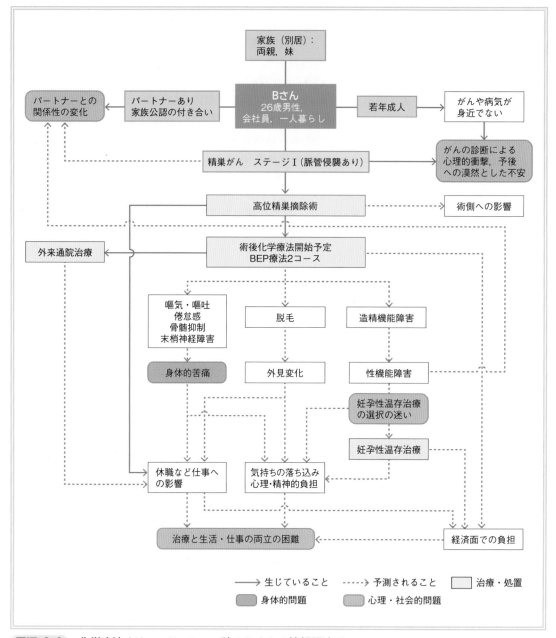

図Ⅷ-2-2　化学療法オリエンテーション時の B さんの情報関連図

●看　護

　化学療法による副作用は多岐にわたり，通院治療を受ける患者自身が治療や副作用について理解し，副作用をモニタリングし対処することが大切である．がん化学療法開始時には，治療によって起こる副作用に患者自身が対処し，副作用による身体面，心理・精神面への影響を減らし，治療と生活の調整を主体的に行うための観察，自己管理に関する教育や支援を行う.

●Bさんへの看護の実際と評価

　オリエンテーションでは，治療開始前には治療の特徴や副作用に関するパンフレットを用い，いつ頃からどのような症状が出るのか，症状への対処方法，緊急時の連絡方法などを伝え，自宅での症状経過について治療日誌などを使用し，自身の体調変化を知ることや，受診の際の医療者との症状の共有および次の症状対処につながることを説明した．Bさんは「治療の副作用のイメージができた．とりあえずがんばろうと思います」と話し，治療に向き合う姿勢ができた様子だった．

#2　妊孕性温存治療の選択の迷い

●原　因

　化学療法の副作用である造精機能障害により，化学療法後に**妊孕性の低下**が起こることがある．臨床医より，治療後に不妊症になる可能性が伝えられ，妊孕能の温存を勧められることで，温存治療を行うかどうか選択に迷いが生じる可能性がある．

●看　護

　男性の若年成人がん患者の場合，化学療法開始前に精子凍結保存を行い，妊孕性を温存し将来の挙児につなぐ方法もある．2013年に提唱された米国臨床腫瘍学会（American Society of Clinical Oncology：ASCO）の妊孕性温存の指針では，精子凍結保存について説明し，患者が希望する場合には化学療法開始前に精子保存を行うよう推奨されている[7]．

　Bさんは若年の成人男性であり，自身の妊孕性温存方法や挙児についてのニーズをうまく言語化することや，医療者と相談しながら妊孕性温存治療を選択することにむずかしさを感じる可能性がある．看護師は，がん治療による妊孕性の低下や妊孕性温存方法の知識をもち，若年成人のがん患者が自身の治療を理解し，治療選択ができるよう支援に努めなくてはならない．治療開始前のオリエンテーションの時に，予定される化学療法スケジュールを示し，治療が開始されることで，若年のがん患者が生活や人生設計にどのような影響を与えるかイメージし，患者ごとの意向にそった妊孕性温存方法が選択できるよう支援する．予定治療の不妊リスクに基づき適切な時期に情報提供を行い，本人の意思を尊重したうえでがん生殖医療実施施設へ迅速に紹介することが重要である．

●Bさんへの看護の実際と評価

　Bさんはがんの診断から手術，そしてまもなく化学療法が開始予定であり，妊孕性温存について十分に周囲と検討されたかどうか，Bさん自身が納得し治療選択ができているか確認した．オリエンテーションでは，妊孕性温存治療を受けることに対しBさん本人の気持ちや思いを尊重しながら，どのような疑問や不安があるのか質問した．Bさんは精子保存について，「いままで仕事中心の生活で，結婚や子どもをもつことは遠い将来のイメージしかなかったけど，どんな方法になるのか詳しく話を聞いてみようと思います」と話した．オリエンテーションの後，生殖医療実施施設を受診することとなり，Bさん自身が現在の状況を整理し，妊孕性保護のための治療選択の準備へとつながった．

#3　パートナーとの関係性の変化の可能性

●原　因

　20歳代などの若い年齢でのがんの発症は，本人はもちろん，周囲の家族やパートナーにとってもなじみのない衝撃となる出来事であり，心理的動揺をもたらすと考えられる．また，がん告知やがん治療の生殖機能への影響がパートナーとの関係性に影響を及ぼす可能性がある．

●看　護

　パートナーとの関係性の変化が治療への取り組む姿勢や，その後の人生への向き合い方に影響する可能性がある．プライバシーに踏み込む大変むずかしい話題ではあるが，医療者が患者のこれからの人生に関心を寄せ，サポートにつなげたいとの意図を伝えながら，配慮しながらコミュニケーションに努める．

●Bさんへの看護の実際と評価

　Bさんの気持ちに配慮しながら「パートナーとのお付き合いで心配や悩みはないですか？」と尋ねた．Bさんは，「とりあえずは自分のことで精一杯なのでどうなるのかわからないけれど……」と心境を打ち明け，それ以上のことを話すことはなかった．今後のサポートに向けて，オリエンテーション中のBさんの様子を含めパートナーとの関係性についてスタッフと情報共有を行った．今後のかかわり方において，普段の生活を聞くなど日常的なコミュニケーションを取ることで，介入するきっかけをつくるよう心がけることとなった．

#4　治療と生活・仕事の両立の困難

●原　因

　治療を受けることによる副作用や通院，治療費などにより，これまでどおりの生活や仕事をすることはむずかしく，時に仕事の継続が困難になることがある．また，職場（上司や同僚）への病気の説明，急な仕事の調整，周囲の過度な配慮や対応などによって，心理的負担が増えることもある．

●看　護

　化学療法オリエンテーションを実施する看護師は，治療や生活状況について詳しく説明する中で，生活状況や家庭環境を確認でき，患者の就労や経済的不安，生活における不安や関心に気づく機会を得る．

　就労については，インターネットで提供されているがん患者のための就労に関する情報提供ツール（図Ⅷ-2-3）や，厚生労働省の「事業場における治療と仕事の両立支援のためのガイドライン」[8]を参考に，医療者ががん患者の就労支援について理解し，実際の支援に役立てることが重要である．

　がん患者が治療と就労を両立させるには，患者の希望や治療状況に配慮した職場環境の調整が必要である．そのためには，職場からの医療機関への治療情報についての申請，医療者からの適切な治療情報の提供など，職場と医療機関の連携が，患者本人の症状や業務内容に応じた支援につながる[8]．

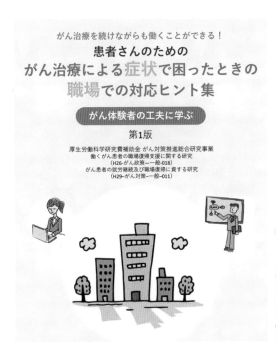

がん治療を続けながらも働くことができる！
患者さんのための
がん治療による症状で困ったときの
職場での対応ヒント集

がん体験者の工夫に学ぶ

第1版

厚生労働科学研究費補助金 がん対策推進総合研究事業
働くがん患者の職場復帰支援に関する研究
（H26-がん政策――一般-018）
がん患者の就労継続及び職場復帰に資する研究
（H29-がん対策――一般-011）

図Ⅷ-2-3　がん治療による症状で困った
ときの職場での対応ヒント集

［国立がん研究センターがん対策情報センター：厚生労働科学研究費補助金 がん対策推進総合研究事業「がん患者の就労継続及び職場復帰に資する研究」：患者さんのためのがん治療による症状で困ったときの職場での対応ヒント集,〔https://www.ncc.go.jp/jp/cis/divisions/05survivor/pdf/kanjamuke_v1.pdf〕（最終確認：2020年8月27日）より許諾を得て転載］

表Ⅷ-2-2　AYA世代が活用できる社会資源一覧（抜粋）

医療費支援	医療保険，高額療養費制度，限度額認定証，がん患者医療用ウィッグ・乳房補正具購入補助金（自治体による），医療費控除
就労支援	労災保険，雇用保険，疾病手当，育児休業，休職・休暇／介護休業・介護休業給付金など

［厚生労働省：厚生労働科学研究費「総合的な思春期・若年成人（AYA）世代のがん対策のあり方に関する研究」，p.45，表1，2018を参考に作成］

　今後の治療に影響する家族との関係性や，家族のサポート体制についてもアセスメントする．家族の心配や気がかりにも耳を傾けながら質問や疑問に答え，患者の療養を支える家族支援の強化を図る．

●Bさんへの看護の実際と評価

　Bさんに対しては，がん告知から手術という慌ただしい中で治療に望もうとしている姿勢をねぎらい，がん治療の副作用だけでなく治療中の就労への悩みを抱えていないか尋ねた．また具体的な方法として，医療ソーシャルワーカーなどを通じ，治療によって生活や就労に制限が生じた場合の経済支援制度や，活用できる制度および年金支給などの詳しい情報提供ができることを話した（**表Ⅷ-2-2**）．オリエンテーションを進める中，Bさんは「がんと言われた時は頭が真っ白になったけど，手術も終えて，現実だからしょうがないと思うようになりました．職場の上司には，入院前にもしかしたら抗がん薬の治療を受けるかもしれないと話をしたら，“しっかり治して帰って来い”って言われました．とりあえずがんばろうと思います」と話した．同席した両親は「私たちもよく話を聞いて，サポートしていこうと思っています」と涙ぐみながら話をしていた．

▌引用文献▌

1) Katanoda K, Shibata A, Matsuda T, et al：Childhood, adolescent and young adult cancer incidence in Japan in 2009-2011. Japanese Journal of Clinical Oncology **47**（8）：762-771, 2017

2) 小室泰司：胚細胞腫瘍．がん診療パーフェクト（佐々木常雄編），p.321，羊土社，2010

3) William K Oh：Overview of the treatment of testicular germ cell tumors. Literature review current through：Aug 2018.｜This topic last updated：Jan 15, 2018

4) 日本泌尿器科学会（編）：精巣腫瘍診療ガイドライン2015 年版，第2版，金原出版，2015〔http://www.jsco-cpg.jp/item/25/index.html〕（最終確認：2020年8月13日）

5) Howell SJ, Shalet SM：Spermatogenesis after cancer treatment: damage and recovery. JNCI Monographs **2005**（34）：12-17, 2005

6) Gandini L, Sgrò P, Lombardo F, et al：Effect of chemo- or radiotherapy on sperm parameters of testicular cancer patients. Human Reproduction **21**（11）：2882-2889, 2006

7) Oktay K, Harvey B, Partridge A, et al：Fertility preservation in patients with cancer：ASCO clinical practice guideline update. Journal of Clinical Oncology **36**（19）：1994-2001, 2018

8) 厚生労働省：事業場における治療と仕事の両立支援のためのガイドライン，平成31年3月改訂版，〔https://www.mhlw.go.jp/content/000492961.pdf〕（最終確認：2020年8月28日）

3 成人（壮年前期）のがん患者への看護―乳がんの女性

場面 ① 診断がついた場面

●患者・家族の情報

　Cさん，38歳女性．乳がん．小学校3年生の娘と二人暮らし．身長162 cm，体重55 kg，乳房はBカップ．3年前に離婚し，現在はシングルマザー．パートナーはいない．化粧品会社で正社員として働いている．両親は健在で近隣に住んでいるが，二人とも働いている．

●診断がつくまでの経緯

　入浴中に左乳房のしこり（腫瘤）に気づき，乳腺専門病院を受診した．乳腺専門医の問診と視触診の後に，マンモグラフィ（乳房X線検査）と超音波検査を受けた．医師は「右乳房に2 cm大の腫瘤があります．腫瘤が良性か悪性かを判断するため，乳房の細胞を採取します．結果は1週間でわかります」と説明した．Cさんは細胞診を受け，看護師に「乳がんの可能性がありますか？　子どもは小さいし，私が働かないと生活できません．どうしよう」と話した．看護師はCさんの背中をさすり，「突然の検査で驚きましたね．いまは検査結果を待ちましょう．もし，乳がんであれば，子どもさんのこと，生活のこと，治療のことも含めて相談に応じます．結果がわかるまで長いと感じると思いますが，しっかり食事をして夜は寝てください」と話し，Cさんが落ち着くまでそばに寄り添った．

●Cさんの病気の受け止めと様子

　検査から1週間後，Cさんは一人で病院を受診した．医師が「残念ながら，検査結果は悪性でした」と伝えると，Cさん小さい声で「ショック．どうして私なんでしょうか」と発した．看護師が「驚きましたね．説明の続きを聞くことはできますか？」と確認すると，「大丈夫です」と返事があった．医師は，「腫瘤の性質を調べるために，前回よりも少し大きな針でいまから検査をします．また，乳がんは骨，肺などに転移しやすいので全身を調べる検査をします．3週間後にはすべての結果が出ます．その時に具体的に今後の治療について説明します．乳がんの治療は手術療法，薬物療法（化学療法と内分泌療法），放射線療法を組み合わせて行います」と話した．Cさんは「わかりました．治療しながら仕事はできないので辞めます」と話した．針生検の間，Cさんは無表情で，閉眼したままだった．

A. 病態・診断・治療

1 ● 病　態

a. 乳がんとは

　乳房は，乳腺，乳頭乳輪と皮膚，脂肪等の間質で構成されている．乳腺は15～20個の乳腺葉の集合体で，乳腺葉は母乳をつくる小葉と母乳を乳頭開口部まで運ぶ乳管から成り立つ．乳がんの約90％は，乳管から発生し**乳管がん**とよばれる．小葉から発生する乳が

んは**小葉がん**とよばれ，約5〜10%である．乳がんは他のがん種と比べて比較的予後良好である．乳がんの自覚症状は，6割がしこり（腫瘤）で発見されている．早い段階では無症状も多く，時間経過とともにしこり，乳房の皮膚の変化，乳頭からの分泌物等の症状が現れる．

乳がんの進行度は，T：原発巣の大きさや状態，N：リンパ節転移の有無と部位，M：遠隔転移の有無を総合的に判断し，5段階の臨床病期（ステージ）に分類される（TNM分類）．

b. 乳がんの組織学的分類

乳がんは**非浸潤がん**，**浸潤がん**，**パジェット（Paget）病**に分類される[1]．がん細胞は乳管内，または小葉内にとどまっているものを「非浸潤性乳管がん（DCIS）」「非浸潤性小葉がん（LCIS）」とよぶ．これらは，ステージ0期に分類され，DCISは手術療法のみで，LCISは経過観察で10年生存率はほぼ100%である．浸潤がんは「浸潤性乳管がん」と「特殊型」に分類される．特殊型はまれである．浸潤がんは，進行とともにがん細胞が周囲の血管やリンパ管に浸潤し，全身に転移していく．乳がんと診断された場合，約80%以上は浸潤がんなので，再発・転移を防ぐ目的で薬物療法や放射線療法が考慮される．

c. サブタイプ分類

サブタイプ分類は，病理検査（後述）で乳がん細胞の表面にあるタンパク質（ホルモン受容体，HER2，Ki-67）*を調べて分類される．乳がんのサブタイプ分類は，薬物の効果予測に利用され，ステージ分類と同様に乳がんの薬物療法の決定に有用である．

2● 診　断

問診，視触診にて乳がんの存在が疑われれば，マンモグラフィ，超音波検査を行う．これらによって良性か悪性かの区別がつかない場合や悪性を疑った場合には細胞診や組織診（針生検）による病理検査を行う．その結果，悪性（＝乳がん）と診断されれば，乳房内の病変の広がりを調べるためのCTあるいはMRIを行う．また，肺や骨等の多臓器の転移（遠隔転移）がないかをCTや骨シンチグラフィ等の画像検査で調べる．

3● 治　療

診断の結果，転移がなければ（ステージⅠ〜Ⅲ）乳がんの治癒を目的に治療を始める．もし転移があれば（ステージⅣ）治癒は望めず，治療の目的は延命とQOL（生活の質）の維持になる．ステージⅠ〜Ⅲの乳がん治療は，手術療法，薬物療法（化学療法と内分泌療法），放射線療法を組み合わせて行う．

a. 手術療法

乳がんの手術は，乳房の手術と腋窩(えきか)の手術に分けて考える．乳房の手術は，**乳房部分切**

---

*ホルモン受容体：エストロゲン受容体（estrogen receptor：ER）とプロゲステロン受容体（progesterone receptor：PgR）がある．
HER2：がん細胞の増殖にかかわるタンパクで，陽性の場合はトラスツズマブ等の分子標的治療薬が使用できる．HER2陽性は乳がんの15〜30%である．
Ki-67：乳がんの増殖能を示すマーカーである．施設によってはMIB-1と示す．Ki-67が高値ということは悪性度が高く再発しやすいということである．

除術と乳房全切除術に大別される．乳房部分切除術は，乳腺内の病巣を部分的に切除し，乳房を残す方法である．手術にあたって，腫瘤の大きさと部位，乳管内のがんの広がりを正確に評価する必要がある．この手術は，乳房の膨らみや乳頭を残すことは可能だが，乳房の変形が生じる場合もある．また手術後には，残った乳房内からの局所再発を予防する目的で放射線療法が必要になる．患者自身が乳房の温存を強く希望する場合，術前化学療法を行い，腫瘍を小さくしてから乳房部分切除術を行うことも1つの方法である．乳房全切除術は，乳輪乳頭を含め乳房をすべて切除する方法である．手術後は乳房の膨らみが消失する．乳房皮膚を残し，乳頭乳輪と全乳腺を切除する方法を**皮膚温存乳房全切除術**とよび，さらに乳頭乳輪も温存する方法を**乳頭温存乳房全切除術**とよび，**乳房再建**をする場合に選択される．

　乳がんは，主に**腋窩リンパ節**に転移を起こす．乳がん細胞が最初にたどりつくリンパ節を**センチネルリンパ節**とよぶ．センチネルリンパ節生検を行い，病理検査で転移がなければ腋窩リンパ節郭清術は省略する．センチネルリンパ節に転移を認めた場合や，術前に腋窩リンパ節に転移を認める場合は，**腋窩リンパ節郭清術**を行う．腋窩リンパ節郭清をすると約30%の患者にリンパ浮腫が生じる．

b. 薬物療法

　乳がんの薬物療法の目的は，再発・転移の予防である．使用する薬物は，抗がん薬，分子標的治療薬，内分泌療法薬になる．化学療法は，術前に行っても（術前化学療法）術後に行っても（術後化学療法），乳がんの再発率や生存率に差はない．

　乳がんの化学療法は，アントラサイクリン系抗悪性腫瘍薬，タキサン系抗悪性腫瘍薬を含む治療が標準治療薬である．HER2陽性の場合，化学療法＋抗HER2療法の治療をする．

　内分泌療法はホルモン受容体陽性の場合に適応となる．閉経前と閉経後で使用する薬剤が異なる．

c. 放射線療法

　乳房部分切除後の放射線療法は，残った乳房内からの局所再発を防ぐ目的で行う．乳房全体に1回線量2.0 Gy，総線量50 Gyを5週間かけて行う．近年，条件を満たせば寡分割照射（総線量42.56 Gy，1回線量2.66 Gyを16回/22日行う放射線治療）が行われるようになった．腋窩リンパ節転移が4個以上の場合は，再発予防目的で放射線療法を行う．

B.　診断時の看護

1 ● 看護問題

＃1　乳がんの告知によるショック

＃2　乳がん治療と仕事の両立の不安

＃3　再発・転移の不安

＃4　家族の不安

＃5　母親としての役割が遂行できない罪悪感

2 ● 看護活動

　ここでは，＃1および＃2について解説する．

＃1　乳がんの告知によるショック

●原　因

　乳がんの告知は，自分自身の将来を悲観的にとらえてしまい，また死を意識する出来事である．多くの患者は，乳がん告知によりショック等の危機的状況に陥ると考えられる．

●看　護

　急性の身体症状をアセスメントしながら感情表出を促す．患者が安心できる環境を整え，医師の説明内容の受け止め方や理解の程度を把握し，患者がわかりやすい言葉で補足説明を行う．この時，"乳がん"という言葉の使用を極力控える．患者から乳がん治療に関する質問があれば，具体的かつ現実的な情報を伝える．患者の安全を守るため帰宅方法の確認を行う．

●Cさんへの看護の実際と評価

　看護師が別室でCさんの身体症状に注意しながら感情表出を促すと，Cさんは涙を流した．看護師はCさんの気持ちに寄り添い続けた．数秒の沈黙の後に，Cさんは「乳房を残す手術をしたい」と話し，娘と両親に病名を伝えるかどうか，もし伝える場合の伝え方について質問があった．看護師はCさんの乳房への思いを受け止めた．そして，子どもに病名を伝えるタイミングはCさんの気持ちが落ち着いてからでも遅くはないこと，伝える時には**3つのC***を念頭に正直に伝えること，子どもの生活を守ることを考えて周囲に協力をお願いする方法等を伝えた．Cさんは「子どものことは両親と相談します」と話し，笑顔がみられた．看護師はCさんの帰宅方法を確認し，継続的に相談に応じることを約束した．

　看護師はCさんの感情表出を促したことで，Cさんが乳がんの診断に伴う入院期間や子どものことを気がかりにしていることが理解できた．Cさんの気持ちに理解を示すとともに，気がかりに対して1つずつアドバイスをしたことで，Cさんが現実的に取り組む課題が見出せたと考える．

＃2　乳がん治療と仕事の両立の不安

●原　因

　がん治療に専念しなければならないとの思い，治療への不安，治療のプロセスがイメージできないことなどが重なり，診断後に退職を考える患者は多い．仕事は生計を立てるためだけではなく，その人の生きがいにもつながるので，仕事を継続できないことへの不安は患者にとって大きな心理的負担になる．

●看　護

　大事なことは，退職を促すことではなく就労継続を支援することである．診断時に就労の相談をする患者は少ないので，看護師から就労について尋ねる．治療の見通し，副作用と対処方法を詳細かつ継続的に説明する．また，治療しながら仕事を継続する中で職場と

---

*3つのC:Cancer（がん）という病気，Catchy（伝染）しない，そしてCaused（原因）は誰も関係ないということである.

折り合いをつける方法を一緒に考える．時には治療開始時期，治療スケジュールの調整も必要になる．

●Cさんへの看護の実際と評価

　看護師は，診断直後で気持ちが動揺していると思うが早急に答えを出さないこと，就労しながら乳がん治療は可能であるのですぐに退職しないように伝えた．Cさんは「仕事を続けながら治療をしたい」と話した．Cさんは大学卒業後から同じ会社で正社員として勤務し，以前は総務部に所属していたが，いまは店頭販売を担当していること，上司は女性で相談しやすいこと，上司には検査中であることを伝えていることがわかった．看護師は，乳がん治療の概要，入院期間等，Cさんの治療に関する質問に正確に答え，「具体的な治療計画が立てば再度相談に応じます」と付け加えた．Cさんは「いまの状況を上司に伝えます」と話した．看護師はまた，相談窓口についても提示した．

　診断直後のCさんの気持ちをアセスメントしながら，就労の話題を取り上げた．治療と仕事の両立が可能であることを伝え，退職の考えを先送りにしたことで，Cさんはいったん退職を保留とし，退職せずに就労を継続するための第一歩が踏み出せたと考える．

場面② 治療の選択・実施の場面

　Cさんは，診断を受けた日に両親に病名を電話で伝えた．その日の夜，両親はCさんの自宅を訪ね，全面的に協力すること，外来受診には同席することをCさんに約束した．Cさんは娘に病名を伝えるかどうかを両親に相談し，伝えることにした．

　翌日，Cさんは上司に，乳がんと診断を受けたこと，これから検査をすること，および治療の概要を伝えた．上司が「わかった．今日は仕事できるの？」と尋ねると，Cさんは「仕事中は病気のことを忘れられるから大丈夫です」と返事をした．上司は，いまは身体を優先すること，治療が具体的にわかれば教えてほしいこと，治療によって仕事内容は相談しようと話した．その後，Cさんはこれまでどおりの生活を心がけたが，今後の不安は続き，ときどき眠れなかった．

　針生検の結果，左浸潤性乳管がんで，NG 3，Ly（＋），V（＋）*，ER（100％），PgR（75％），HER2（2＋），Ki-67（30％）であった．

　後日，Cさんは乳房MRI，CT，骨シンチグラフィを受けた．3週間後の外来診察時には実母が同席した．医師は「全身に転移は認めませんでした．腫瘍が2.5 cmだったので，いまの時点ではステージII（cT2N0M0）になります．HER2陽性，Ki-67が高値，Cさんの年齢を考えると再発予防目的で化学療法は必要です．Cさんには術前化学療法を勧めます．化学療法は手術前に行っても手術後に行っても再発率や生存率は同じです．よい点として，しこりが小さくなると手術で切除する範囲が小さくすむ可能性があります．先に手術となれば，乳房部分切除術だと乳房が変形する可能性があるので，乳房切除術をして治療が一段落してから乳房再建術をすることを勧めます．どうされますか？」と話した．Cさんは「娘と一緒にお風呂に入りたいので，乳房を残したいです．化学療法で使うお薬は手術前も手術後も同じですか？」と質問した．医師は「治療は，FEC療法，パクリタキセル，トラスツズマブ，ペルツズマブです．治療期間は6ヵ月で，トラスツズマブとペルツズマブ

---

*NG：がん細胞の悪性度．Ly：＋の場合は周囲のリンパ管にがん細胞を認める．－はがん細胞の侵襲がない．V：＋の場合はがん周囲の血管にがん細胞を認める．－はがん細胞の侵襲がない．

のみ1年間です. 副作用には骨髄抑制, 脱毛, 悪心・嘔吐, 手先のしびれ等があります」と説明した. Cさんは返事に困っていたので, 看護師は「すぐに返事はむずかしいですね. 別室でお話を伺います」と, Cさんと実母を別室に案内した.

<治療計画>

FEC100療法（フルオロウラシルを500 mg/m^2, エピルビシンを100 mg/m^2, シクロホスファミドを500 mg/m^2）を3週間ごとに4回, 続いてパクリタキセル（80 mg/m^2）は毎週12回, トラスツズマブ（初回4 mg/kg, 2回目以降2 mg/kg,）とペルツズマブ（初回840 mg, 2回目以降420 mg）3週間ごとに18回

C. 初期治療選択時の看護

1 ● 看護問題

＃1 初期治療の選択の迷い

2 ● 看護活動

＃1 初期治療の選択の迷い

●原　因

　乳がんの初期治療選択では, 乳がんという病気がもつ不確かさに加え, 治療の副作用や後遺症を伴うため, 患者が意思決定にいたるまでの過程は容易ではない. たとえば, 乳房切除術か乳房部分切除術かの選択だけでなく, 乳房再建を行うかなど, 治療の選択肢の幅が広い. この事例の場合, 術前化学療法か術後化学療法かの**治療選択**で迷いが生じていると考えられる.

●看　護

　患者が意思決定できる心身の準備にあるかを確認する. 医師の説明内容の受け止め, 理解を把握する. 乳房への価値観を明確にし, 術後の自分の姿や生活のイメージを促す. 提示された選択肢についてのメリットとデメリットが理解できるように支援する. また, デメリットを補う方法（この事例の場合は乳房補整や乳房再建術等の情報）を伝える.

●Cさんへの看護の実際と評価

　Cさんは「全身に転移がなくてよかったです. 娘から"私は大丈夫. ママ, 治療がんばって"と励まされました. 抗がん薬は避けたかったけど無理ですね」と話し, 術前化学療法への不安を訴えた. 看護師は, 娘との出来事を一緒に喜び, Cさんの不安を受け止めた. そして, 医師の説明内容を一緒に振り返り, 看護の視点で術前化学療法の補足説明をした. また, 看護師はCさんには挙児希望がないことを確認した. Cさんは, 最終的に術前化学療法を受けることに決めた. その後, 看護師が医師にCさんの意思決定の内容を伝え, 医師からCさんと実母に具体的な治療計画の説明があった. 看護師は, 治療スケジュール, 副作用の出現時期と消失時期, 副作用への対処方法等を具体的に伝え, 治療と仕事との両立についてアドバイスした. Cさんは「一度, 上司に相談します」と, 笑顔がみられた.

　医師の説明内容を一度で理解できる人は少ない．看護師は，医師の説明内容を一緒に振り返り，治療の選択肢のメリットとデメリットを整理したり，看護の視点で情報を補うことでCさんは治療の理解が深まったと考える．選択肢を正しく理解したうえで，乳房への価値観を明確にし，意思決定のプロセスを共に歩むことで，Cさんは初期治療の意思決定ができたと考える．

場面❸　術前化学療法を受ける場面

　Cさんは，初回のFEC療法開始までにウィッグを購入した．上司に治療スケジュールを伝え，治療と仕事の両立が成立できるよう調整することができた．また，治療が落ち着くまでの期間は販売部門から事務部門に異動することになった．Cさんは，外来化学療法室で「本当に嘔吐はしないですか？　しんどくないですか？」と話したので，看護師は「初めてなので心配しますね」とCさんの気持ちに寄り添いながら起こりうる副作用，対処方法，予防方法等をパンフレットを用いながら説明した．また，看護師は，安心感を与えるように想定外の副作用も起こりうるので心構えも必要であることを伝えた．その後，Cさんは急性期の副作用症状もなくFEC療法を終了し，帰宅できた．
　2回目の治療当日，Cさんは「初回の治療は，夕方までは調子がよかったけど，夕食後に嘔吐しました．治療翌日は会社を休んで1日寝ていました．こんな調子で治療を続けることはできますか？　ある程度は覚悟していましたが髪も抜けて精神的にまいっています」と話した．体重は治療前と変化はなく，血液検査の結果でも骨髄抑制等はなく，2回目の治療を受けられる状態だった．

D. 化学療法時の看護

1 ● 看護問題

　＃1　急性の悪心・嘔吐
　＃2　予期性悪心・嘔吐
　＃3　感染
　＃4　脱毛によるボディイメージの変化
　＃5　女性性の喪失感

2 ● 看護活動

　ここでは，＃1について解説する．
　＃1　急性の悪心・嘔吐
　●原　因

　FEC療法は高度催吐性リスクに分類される．Cさんの嘔吐は，投与後24時間以内に起こったので急性の悪心・嘔吐である．悪心・嘔吐のリスクには，50歳未満の女性，強い不安がある，乗り物酔いの既往歴があるなどがある．Cさんは急性の悪心・嘔吐の高リスクであった．

●看　護

　支持療法薬の服薬状況，食事内容など悪心・嘔吐の原因をアセスメントし，原因を除去する．食事の配慮，リラクセーション等の気分転換を一緒に考える．一度，悪心・嘔吐を経験すると，薬剤をみるだけで反射的に悪心・嘔吐を引き起こす可能性がある．この**予期性悪心・嘔吐**の予防が重要になる．

●Cさんへの看護の実際と評価

　Cさんの支持療法は，日本癌治療学会の制吐療法診療ガイドライン[2]に準拠した処方（アプレピタント，5-HT$_3$受容体拮抗薬，デキサメタゾン）だった．看護師は，Cさんの悪心・嘔吐の体験を把握するため，嘔吐時の状況を詳細に情報収集した．Cさんは，悪心・嘔吐が怖くて朝食と昼食を軽食にし，治療中に悪心・嘔吐がなく安心し，空腹だったので夕食は揚げ物を食べたことを話してくれた．夕食後2時間を過ぎた頃から気分が悪くなり，嘔吐を数回繰り返したとのことだった．看護師は，夕食が原因で悪心・嘔吐を引き起こした可能性があるので，治療当日の食事内容を見直す必要があることを伝え，治療当日の食事の工夫，食べやすい食事等をアドバイスした．また，医師，薬剤師と相談し，予期性悪心・嘔吐を予防する目的で抗不安薬を処方した．Cさんは「もう1回がんばります」と2回目のFEC療法を受けた．2回目以降，嘔吐はなく治療を継続できた．

　悪心・嘔吐は患者にとって非常につらい副作用で，栄養面だけでなく闘病意欲の低下につながる．嘔吐時の状況を詳細に把握することで，悪心・嘔吐の原因が明確になり，食事のアドバイスができた．また，予期性悪心・嘔吐対策を多職種で取り組んだことで，2回目以降の症状発現を抑制できたと考える．

場面④ 術後3日目の場面

　Cさんは，術前FEC療法とパクリタキセル＋トラスツズマブ＋ペルツズマブを予定どおり終了して入院した．医師から「化学療法の効果があり，しこりは小さくなりました．乳房部分切除術が可能です．センチネルリンパ節生検で転移があれば，腋窩リンパ節まで郭清することになります」と説明し，Cさんは手術に同意した．Cさんは「やっとこの日を迎えることができました．入院中は自分のことだけを考えようと思います」と話した．看護師は，「6ヵ月の化学療法，お疲れ様でした．がんばりましたね」と，術前化学療法の完遂をねぎらう言葉がけを行うと同時に，副作用の身体的問題を把握した．Cさんより「手先のしびれが残っている程度です．脱毛したので手術室に行く時はウィッグをつけても大丈夫ですか？」と質問があったので，看護師は手術室に確認し，綿帽子着用で出棟の許可を得た．また，看護師は，Cさんが手術で気がかりに思っていること，乳房がどのように変化するか，創部がどのようになるとイメージしているかを確認した．Cさんは「やっと手術日を迎えたので，いまは手術後のことは考えたくないですね」と話した．看護師は「わかりました」と返事をして，Cさんの言動を見守ることにした．

　Cさんは予定どおりの乳房部分切除術とセンチネルリンパ節生検を受けた．手術後の合併症はなく，術後は問題なく経過した．手術翌日，医師と看護師が創部を観察した時，Cさんは閉眼していた．清拭時に看護師が「創部は順調に回復しています」と伝えると，うなずくのみで創部や乳房に関する質問はなかった．術後3日目，Cさんは「皆が創部を見ましたか？って質問してくる．怖くて見られない．私は変ですか？」と涙を流した．患側上肢は90°まで挙上できていた．

E. 周手術期の看護

図Ⅷ-3-1に，術後3日目のCさんの状況を整理した情報の関連図を示す．

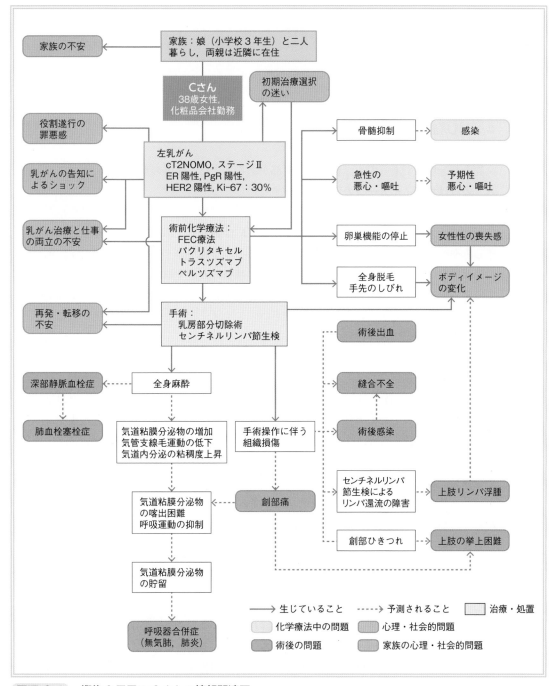

図Ⅷ-3-1　術後3日目のCさんの情報関連図

1 ● 看護問題

> ＃1　乳房部分切除に伴うボディイメージの変化
> ＃2　手術後の上肢機能障害の可能性
> ＃3　センチネルリンパ節生検によりリンパ浮腫発生の可能性
> ＃4　手術操作に伴う苦痛（創部痛，術後出血，縫合不全，術後感染）
> ＃5　深部静脈血栓症，肺血栓塞栓症
> ＃6　呼吸器合併症（無気肺，肺炎）

2 ● 看護活動

ここでは，＃1について述べる．

＃1　乳房部分切除に伴うボディイメージの変化

●原　因

乳房部分切除であっても，乳房には創部がある．また，乳房の形も変わっていることから，患者はボディイメージの変化を体験する．

●看　護

ボディイメージの変化を受容するまでの時間には個人差がある．患者の体験を理解し，悲しみやつらい気持ちに寄り添う．創部を見る心の準備が整うまで無理強いせず，創部の治癒状態を伝えることで心の準備を促す．乳房補整の方法を伝えたり，自分の身体に対して価値の転換を図ることを提案しながら，新しいボディイメージを受容できるよう支援する．また，重要他者からの肯定的な言動もボディイメージの変化の受容に欠かせない．

●Cさんへの看護の実際と評価

Cさんの場合，手術前に創部や乳房の話題を避ける言動があったことから，予期悲嘆が十分ではなく，創部を見る心の準備が整っていなかったと考えられる．看護師は，Cさんの話に耳を傾け，「皆が創部のことばかり質問してつらかったですね．Cさんのお気持ちに気づきませんでした」と伝え，Cさんが術後の乳房を見る心の準備ができるまで待つこと，焦る必要はないこと，手術をしたが内面はこれまでのCさんと変わりないこと，創部をみる心の準備が整ったら教えてほしいことを伝えた．また，服の上から乳房を触ることを提案し，創部を見る時は看護師も同席すること，乳房補整の方法等を付け加えた．Cさんは「ありがとうございます」と話した．Cさんは入院中に創部を見ることができなかったので，病棟看護師は外来看護師に継続看護を依頼した．

看護師は，手術が決まった時からボディイメージの変化の受容を促す支援が必要である．Cさんは，手術前から創部や術後の乳房に関する話題を避けていたことから，ボディイメージの変化を現実的にとらえる心の準備が整っていなかった．さらに，術後も創部を見る心の準備が整っておらず，医療者の言動で傷ついたと推測される．看護師は，Cさんの傷ついた気持ちに気づき，Cさんの体験に寄り添い，少しずつ心の準備を促す支援をしたことで，Cさんは安心感が得られたと考える．なお，退院後にCさんは娘と創部を一緒に見ることができた．看護師の支援に加え，娘の言動が肯定的にボディイメージの変化を受け止める契機になったと考える．

> **場面 ⑤ 放射線療法を受ける場面**
>
> 　退院後の初回外来で，乳腺外科医は「手術後の経過は良好です．化学療法の効果があり腫瘍は小さくなっていました．手術の結果，しこりは完全に切除でき，断端は陰性でした．トラスツズマブとペルツズマブは継続します．そして，残った乳房への局所再発予防で放射線療法を行います．放射線療法は放射線科での治療となります」と説明した．Cさんは看護師に「退院した日に娘が手術したママの胸を見たいって言うので，思い切って一緒に見ました．入院中は毎日泣いていたのに，案外平気でした．娘がどう思うかが心配だったのかもしれません．多少，乳房の左右差はありますが，これも私だと思えるようになりました．毎日娘とお風呂に入っています」と話し，笑顔がみられた．ボディイメージの変化に対し肯定的に受け止められるようになっていた．
>
> 　1週間後，Cさんは放射線科を受診した．放射線治療医から「乳房全体にX線を接線照射します．総線量50 Gy，1回線量2.0 Gyを5週行う放射線治療を予定しています．副作用は，放射線宿酔，倦怠感，放射線皮膚炎，放射線肺臓炎などがあります．1週間後に治療計画をして治療を始めます」と，放射線に関する説明があった．Cさんは「治療時間はどのくらいですか？　そろそろ仕事に復帰したいけど，治療が終わるまでは休職したほうがいいですか？　インターネットに，皮膚が真っ赤になって水疱ができて大変だったと書いてありました．放射線皮膚炎の予防ってできないですか？」と看護師に話した．

F. 放射線療法時の看護

1 ● 看護問題

> ＃1　乳がん治療と仕事の両立への不安
> ＃2　放射線皮膚炎への不安，気がかり

2 ● 看護活動

＃1　乳がん治療と仕事の両立への不安

● 原　因

　放射線治療は，入院管理が必要となるような副作用が生じないため毎日の通院である．患者は，治療と社会的役割とを両立するためには，治療時間と就労時間との調整だけでなく，子育てや家事などの調整も必要となる．初めての経験となるため，放射線治療と仕事の両立への不安が生じると考えられる．

● 看　護

　乳がん治療と仕事の両立で具体的に何が不安かを明確にする．そして，放射線治療計画，実際の治療時間や治療方法，副作用と対処方法等の情報提供をする．放射線治療と仕事を両立しながら継続できる方法を一緒に考える．また，病院と職場との距離を考慮し，治療時間の調整をする．

● Cさんへの看護の実際と評価

　看護師は「放射線治療と仕事の両立は可能だと思います」と伝え，放射線の副作用，副

作用の出現時期，対処方法に関する情報提供をした．さらに，実際の放射線の治療時間は数分だが，衣服の着脱，治療の準備，会計等を含めると病院滞在時間は1時間であることを伝えた．Cさんは「上司に就業開始時間と就業時間の相談をしてみます．たぶん大丈夫だと思います」と話した．Cさんは帰宅後，上司に電話し，放射線治療期間中のみ8時間勤務から6時間勤務に調整することができた．

放射線治療の副作用，対処方法，具体的な治療に必要な時間の情報を伝えることで，Cさんは放射線治療のイメージができ，上司に何を相談すべきかが明確になり，会社の協力を得ることができたと考える．

＃2　放射線皮膚炎への不安，気がかり
●原　因
初めてがん治療を受ける患者は，周囲，書籍，インターネット等から治療に関する情報を得る．そういった情報には個人の体験も含まれる．また，情報源が不確かな場合もある．情報が多過ぎると誤解や過度な不安を助長すると考えられる．

●看　護
患者がもっている情報，情報源を把握する．情報の修正や情報整理，必要に応じた補足説明をする．また，正しい情報の見極め方，信頼できる情報サイト等を伝える．放射線皮膚炎の出現は必須なので，患者のセルフケアが重要である．看護師は，症状の発症時期，消失時期，予防方法，症状出現時の対処方法，日常生活の注意事項等を伝え，セルフケア支援をする．

●Cさんへの看護の実際と評価
看護師は，Cさんにブログ等から情報を得ることはよいが，副作用は個人差があるのですべてを自分に当てはめないこと，国立がん研究センターの「がん情報サービス」等から正しい情報を得ること，看護師が相談に応じることを伝えた．Cさんは「不安だからブログを見てしまう．不安になれば看護師さんに相談します」と話した．次に看護師は，皮膚を清潔にすること，入浴方法や下着・衣服の工夫で皮膚を保護することなどの予防的スキンケア方法を伝えた．また，2週目頃から発赤等の症状が出現すること，皮膚炎発症時は薬剤処方を医師と相談すること，治療的スキンケア方法を具体的に伝えた．Cさんは「職業柄スキンケアには自信があります．顔だけでなく胸のケアもしっかりがんばりたいです」と話した．看護師は，Cさんの不安を軽減した後で，放射線療法のオリエンテーションを行った．1週間後，Cさんは放射線治療計画が無事に終わり，放射線治療が開始となった．

Cさんの行動を否定せず，正しい情報源から情報収集するように伝えることが大事である．治療開始前は情報の量が多くなるが，まずCさんが不安に感じている放射線皮膚炎に関するケアを行ってからオリエンテーションを行ったことが，Cさんの不安軽減と治療の理解を深めることにつながったと考える．

┃引用文献┃
1)　日本乳癌学会（編）：乳癌取扱い規約，第18版，p.3-5，22-63，金原出版，2018
2)　日本癌治療学会：制吐療法診療ガイドライン，〔http://www.jsco-cpg.jp/guideline/29.html〕（最終確認：2020年8月31日）

4 成人（壮年後期）のがん患者への看護—肺がんの男性

場面 ❶ 初回抗がん薬治療（1次治療）終了後から2次治療を開始するまでの場面

●患者・家族の情報

　Dさん，63歳男性．小細胞肺がん．職業は会社員（管理職）．家族構成は妻60歳（無職），長男29歳（会社員）と同居，長女35歳は他県在住で育児休暇中．嗜好品は，喫煙が20本／日：40年，飲酒がビール350 mL／日：40年である．

●肺がん診断後から2次治療開始までの経緯

　1年前に血痰があり，かかりつけ医を受診したところ胸部X線検査で異常影を指摘された．精査の結果，小細胞肺がんで，進行度はcT4N3M0，ステージⅢB，対側への縦隔リンパ節転移，広範囲にがん性リンパ管症を認めており，進展型小細胞肺がんと診断された．医師から，治癒はむずかしい状態で，治療の目的は，腫瘍の増大を抑え，できるだけ小さくすることであると説明された．そして，標準治療である化学療法が提示された．

　Dさんは「たばこを吸い続けたのだから自業自得，いまは治療をがんばるだけだ」と話し，化学療法を受けることを決め，入院してPI療法（CDDP：シスプラチン＋CPT-11：イリノテカン塩酸塩）を行った．副作用で，遅発性の下痢や味覚障害，汎血球減少（骨髄抑制）が生じたが，妻の協力を得て，食事を工夫するなどにより対処できた．しかし，4コース終了後，胸部痛が増悪したためCT検査を受けたところ，腫瘍の増大を認めた．Dさんは，医師から現在の病状と今後の治療の選択肢，急激に病状が悪化する可能性があることについて説明を受けた．2次治療としてCE療法（CBDCA：カルボプラチン＋VP-16：エトポシド）を受けることを決めた．

●Dさんの病気の受け止めと様子

　Dさんは2次治療を受けることを決めたものの，看護師に対し，「治療が効かないのはなぜなのか．このまま治療の効果がなかったら，どうなってしまうのか」と，いらだちと今後の経過に対する不安を表出した．

A. 病態・診断・治療

1 ● 病　態

　肺がんは，空気の通り道である気管，気管支，肺胞までの粘膜（上皮）に発生する悪性腫瘍の総称である．肺がんは組織型により**非小細胞肺がん**（腺がん，扁平上皮がん，大細胞がん）と**小細胞肺がん**に分類される．その割合は，非小細胞肺がんが約85〜90％，小細胞肺がんが約10〜15％[1]で，最も多い組織型は腺がんである．肺がんの原因としては，喫煙，職業性曝露（アスベストなど），大気汚染（PM2.5など），慢性閉塞性肺疾患がある．小細胞肺がんは男性や喫煙者に多い．初期は無症状のことが多いが，進行とともに咳，呼吸困難（息切れ，息苦しさ），体重減少，痰，血痰，胸部痛などの症状が出現する．

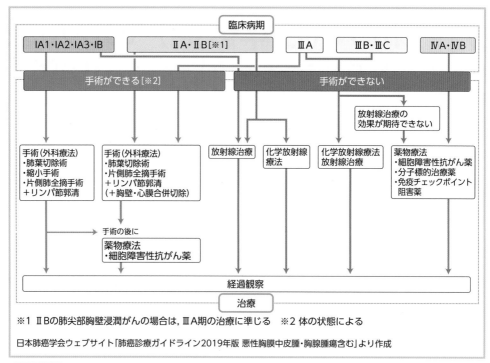

図Ⅷ-4-1　非小細胞肺がんの治療選択

〔国立がん研究センターがん情報サービス：肺がん―治療，2020年1月23日更新・確認，〔https://ganjoho.jp/public/cancer/lung/treatment.html〕（最終確認：2020年9月1日）より引用〕

2●診　断

　肺の異常の有無を調べるためにX線検査，喀痰細胞診，血液検査（腫瘍マーカー）を行う．また，鑑別診断を行うためにCT検査，確定診断を行うために気管支鏡検査（気管支鏡下肺生検），経皮針生検，胸腔鏡検査による細胞診を行う．そして，確定診断後に治療方針を検討するために，バイオマーカー検査*，MRI検査，PET，骨シンチグラフィを行う．さらに，治療効果を評価するために，血液検査，尿検査，胸部X線検査などを行うほか，必要に応じてCT検査，MRI検査，PET-CT検査，骨シンチグラフィを行う．

3●治　療

　肺がんの治療法として，主に手術療法，薬物療法，放射線療法がある．治療法は，肺がんの組織型や遺伝子の型，がんの広がり方（病期［ステージ］）に基づき（図Ⅷ-4-1，Ⅷ-4-2），がんの部位や患者の体力，治療に対する希望などをあわせて検討される．

a. 手術療法

　非小細胞肺がんの病期がⅠ～ⅢA期では，手術療法を中心とした治療を行う．小細胞肺がんは限局型のⅠ～ⅡA期で手術療法が適応となる．

---

*バイオマーカー検査：バイオマーカーとは，血液や尿などの体液や組織に含まれるタンパク質や遺伝子などの生体内の物質で，病気の変化や治療に対する反応に相関し，指標となるものをいう．肺がんでは「ROS1融合遺伝子」「ALK融合遺伝子」「EGFR遺伝子変異」の有無により分子標的治療薬の使用を検討する．また，がん細胞上に発現した「PD-L1」の有無により免疫チェックポイント阻害薬の使用を検討する．

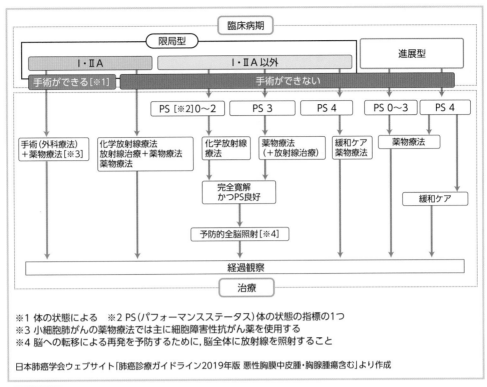

※1 体の状態による　※2 PS（パフォーマンスステータス）体の状態の指標の1つ
※3 小細胞肺がんの薬物療法では主に細胞障害性抗がん薬を使用する
※4 脳への転移による再発を予防するために，脳全体に放射線を照射すること

日本肺癌学会ウェブサイト「肺癌診療ガイドライン2019年版 悪性胸膜中皮腫・胸腺腫瘍含む」より作成

図Ⅷ-4-2　　小細胞肺がんの治療選択
［国立がん研究センター がん情報サービス：肺がん—治療, 2020年1月23日更新・確認, 〔https://ganjoho.jp/public/cancer/lung/treatment.html〕（最終確認：2020年9月1日）より引用］

　手術には開胸術と胸腔鏡手術があるが，近年は，より体の負担が少ない胸腔鏡手術が主流となっている．標準術式は腫瘍がある肺葉のみを切除する**肺葉切除術**であるが，腫瘍の広がりによっては，片側の肺をすべて切除する**肺全摘術**や肺葉の一部を切除する**縮小手術**を行うこともある．

b. 薬物療法

(1) 細胞障害性抗がん薬

　非小細胞肺がんの化学療法では，手術で根治が可能なⅠ〜Ⅱ（時にⅢA）期の術後に，残っている可能性があるがん細胞を根絶し，再発を防ぐために行う**補助化学療法**や，手術による根治がむずかしいⅢ期以降に，腫瘍の縮小，再発・転移を防ぐために抗がん薬単独，あるいは放射線療法と組み合わせて行う**化学放射線療法**がある．小細胞肺がんは手術療法が行える早期に発見されることは少なく，抗がん薬単独，あるいは放射線療法と組み合わせて行う化学放射線療法が中心となる．

　細胞障害性抗がん薬は種類により副作用が異なり，その程度にも個人差がある．

(2) 分子標的治療薬

　切除不能な進行・再発の非小細胞肺がんの治療法として使用する．がん細胞がもつ増殖などにかかわる分子を標的として，その作用を阻害することで抗腫瘍効果を発揮する．そのため，がんの増殖にかかわる遺伝子変異の有無を調べて使用する薬剤を検討する．

（3）免疫チェックポイント阻害薬

切除不能な進行・再発の非小細胞肺がんの治療法などとして使用する（p.149参照）．

c. 放射線療法

治癒を目的に行う**根治的放射線治療**と，骨や脳などへの転移によって起こる症状を緩和する**緩和的放射線治療**がある．根治的放射線治療は，非小細胞肺がんのⅠ期やⅡ期で手術がむずかしい場合や，Ⅲ期で化学放射線療法がむずかしい場合と小細胞肺がんの限局型で適応となる．小細胞肺がんで限局型の場合は，脳への転移を予防するために，脳全体に放射線を照射する**予防的全脳照射**を行う場合がある．

d. 緩和ケア

緩和ケアでは，患者と家族が自分らしく過ごせるように，心と体に生じるさまざまなつらさを和らげるための対応をする．肺がんの療養中は，**呼吸困難**（息切れ，息苦しさ），**胸部痛**，**食欲低下**，**倦怠感**などが生じることがある．また，患者と家族は，がんの診断時，治療の経過，再発や転移の診断時などの場面で気分の落ち込みや絶望感などつらさを感じている．緩和ケアはがんが進行してからだけでなく，がんと診断された時から必要に応じて提供される．

B. 1次治療終了後，腫瘍の増大時の看護

1 ● 看護問題

> ＃1　病状や今後の経過に対する不安
> ＃2　腫瘍の増大に伴う胸部痛
> ＃3　急激に病状が悪化する可能性

2 ● 看護活動

ここでは，＃1と＃3について述べる．

＃1　病状や今後の経過に対する不安

●原　因

化学療法による腫瘍縮小効果が得られないことによる死への恐怖，治療経過に対する不確かさ，新たな化学療法やそれに伴う副作用などにより不安が生じる．不安を増強させる要因として，疼痛や呼吸困難などの苦痛症状や患者の個性（考え方や価値観，コーピングスタイルなど），精神疾患の既往などがある．

●看　護

患者が安心して話ができるように静かな環境を用意する．そして，患者の不安な気持ちを傾聴し，共感的な理解を示しながらありのままに受け止める．患者の気持ちの揺れ動きが落ち着いたら，患者に気がかりに思っていることや知りたいと思っていることを確認し，患者のニーズと理解度に合わせて情報を提供する．多くの情報が提供されることにより不安が強くなる患者には，患者にとって必要な最低限の情報を提供する．不安が強度になると，強い緊張感を示し，特定の些細なことへ注意が集中してしまう，目の前の状況

を把握するのがむずかしいなどの状況が生じるため，治療に関する重要な意思決定を休止し，専門家へのコンサルテーションを行う.

●Dさんへの看護の実際と評価

Dさんは苛立ち，落ち着かない様子であった. 看護師はDさんの話に注意深く耳を傾け，Dさんの気持ちを理解しようと努めた. Dさんは「胸が痛み，自分でもよくなっていないと感じて，ずっと気持ちが落ち着かなかった. 悪いことばかり考えていた」と話した. 看護師は「痛みから病気が回復していないと感じて落ち着かなかったんですね」と確認し，Dさんの不安の原因や背景について理解を深めていった. 看護師の共感的なかかわりの結果，Dさんは次第に自分の気持ちに気づき，落ち着きを取り戻していった. そして，「どうなるかはわからないけれど，いまは次の治療にしっかり取り組みたいと思う」と2次治療に対する前向きな姿勢を示し，納得して治療を開始することができた.

#3　急激に病状が悪化する可能性

●原　因

縦隔リンパ節転移は，気管への浸潤により気管閉塞，大血管への浸潤による大出血などの急変のリスクがある. また，小細胞肺がんは進行が速く，なかでも進展型小細胞肺がんの生存期間中央値は9〜11ヵ月[2]とされ，治療を行った場合でも1年近く生存できる人は半数にとどまる.

●看　護

現在の病状と今後の病状悪化の可能性に関する医師からの説明をどのように受け止め，理解しているかを確認し，その受け止めや理解に合わせて情報を補足する. また，深刻な病状の進行を見据えて，今後の治療・ケア・療養生活に関することについて，患者，家族，医療者やケア提供者等が共に話し合い，その人らしさを大切にした生き方を考えるプロセス[3]である**アドバンス・ケア・プランニング（ACP）**（p.66参照）を行う.

●Dさんへの看護の実際と評価

2次治療の開始後，Dさんに病状認識について確認したところ，医師の説明を正確に理解しており，心身の状態も安定していたためACPを行った.「私たちも治療の効果を期待しているが，この先，もしも治療の効果が得られなくなった場合や，万が一，急激な病状の変化が生じた場合に備えて話し合いたい」と伝え，今後の治療や過ごし方の希望について話し合った. Dさんは「仕事一筋にがんばってきた. いまのプロジェクトは見届けたい. いまは治療を諦めたくない」と話し，仕事に打ち込んできた人生を振り返り，生きることへの強い希望を表出した. また，痛みや苦しさは取り除いてほしい，自分で意思決定ができなくなった場合の決定は妻に委ねたいと希望した. Dさんの心身の状態がよいタイミングでACPを行ったことや，「もしも」との前置きで侵襲的なコミュニケーションにならないように配慮したことにより，信頼関係が構築され，Dさんは"自分はどうしたいか""何を大切にしたいか"を意識化し，表現することができたと考えられる. Dさんの意向は医療チーム内で共有し，引き続き病状や生活の変化に合わせてACPを繰り返し行うことを計画した.

　場面②　2次治療を中止し，緩和ケアを中心とした治療への移行を意思決定する場面

　Dさんは，外来でCE療法を継続していた．しかし，1コース目の薬剤投与後から食欲低下と倦怠感が増強し，自宅のベッド上で横になったりして過ごし，急激にパフォーマンスステータス（PS）（p.40参照）が低下した．3コース目の薬剤投与日に，Dさんは倦怠感の増強と労作時の呼吸困難を訴えた．経皮的動脈血酸素飽和度は安静時92％，労作時は88％であった．血液検査では肝機能障害（AST188 U/L，ALT122 U/L，ビリルビン3.2 mg/dL）が出現しており，CT検査では腫瘍のさらなる増大とがん性リンパ管症の増悪，胸水を認めた．

　主治医から，倦怠感は化学療法の副作用とがんの進行による悪液質が原因と考えられ，呼吸困難はがん性リンパ管症の増悪，および胸水が原因と考えられると説明された．また，2次治療の効果が得られておらず，これ以上いまの化学療法を続けることは身体に負担になると伝えられた．そして，いまの状態で効果が期待できる抗がん薬はないため，今後は苦痛症状を緩和する治療である緩和ケアを中心にした治療を進めていきたいとの提案を受けた．Dさんは硬い表情で医師の話を聞いていたが，「本当に何も方法がないのか？　息子は治療についていろいろ探している」と医師に質問し，治療の選択肢について詳しく説明を受けた．そして，「まだやらなければならない仕事もある．いますぐには決められない」と答えた．妻はおろおろした様子であった．そこで，1週間後に再度，治療の方向性を検討することになり，外来時には妻だけでなく，息子にも同席してもらうことになった．

C.　2次治療の中止，および緩和ケアを中心とした治療への移行を意思決定する時の看護

　図Ⅷ-4-3に，緩和ケアを中心とした治療への移行を意思決定する場面のDさんの状況を整理した情報の関連図を示す．

1 ● 看護問題

　＃1　2次治療の中止についての意思決定に対する葛藤
　＃2　病状の悪化に伴う倦怠感
　＃3　がん性リンパ管症に伴う呼吸困難
　＃4　家族の予期悲嘆

2 ● 看護活動

　ここでは，＃1と＃2について述べる．
　＃1　2次治療の中止についての意思決定に対する葛藤
　●原　因

　治療中止についての意思決定に対する葛藤が生じる原因として，自分の病状を理解できていない，今後の治療の選択肢についての知識や情報が不足している，化学療法に過大な期待をかけている，家族が化学療法の継続を強く期待している，この先をどのように過ごしたいかについての考えが明確になっていない，自分の決定について認めてくれる人がいないなどがあげられる．その結果，治療の危険性と受益性に関連して葛藤が起こり，治療

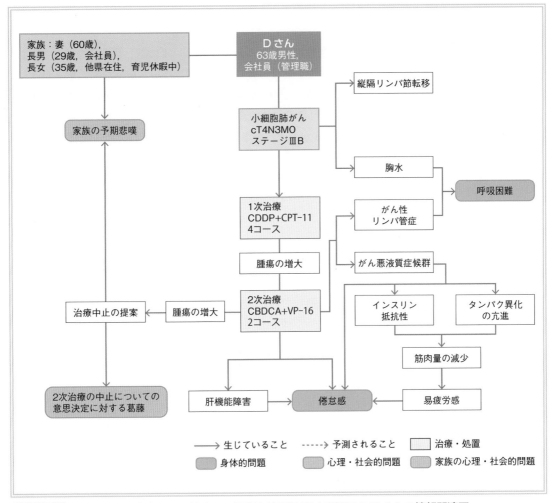

図Ⅷ-4-3　緩和ケアを中心とした治療への移行を意思決定する場面のＤさんの情報関連図

中止について決定できない，治療中止に対する自分の決定に確信をもてないといった状態が生じる．

●看　護

　治療中止についての意思決定における葛藤の状態を明らかにするため，現在の病状や今後の治療に対する患者の理解や思い，患者がどのように意思決定を行おうとしているのかを把握する．痛みや倦怠感などの苦痛症状は，患者が元来もっている意思決定の力を阻害する要因となるため苦痛緩和を行う．とくに，現在の病状と先の見通しに対する正確な理解は今後の治療に関する意思決定において重要になる．しかし，患者は先の見通しにより死に直面することを恐れている場合があるため[4]，患者が自分の病状についてどの程度知りたいと思っているのかを確認しながら，慎重に病状理解を促す．そして，葛藤を解決できるように支援する．患者と家族の意向に相違が生じている場合は，家族と互いの考えや思いを率直に話し合うように促す．もしくは，看護師が患者の気持ちを家族に代弁する，医療者を交えた話し合いの場を設けることを提案するなどにより，患者が葛藤を解決しな

がら納得して意思決定できるように支援する.

●Dさんへの看護の実際と評価

　医師からの2次治療中止の提案後に,Dさんおよび妻と一緒に話し合う場を設けた.Dさんは「自分の体はずいぶん弱っているようだ.先生が薬はないというなら,悪あがきしても仕方がない.息子とも相談する」とつらい気持ちを表出した.看護師はDさんの話を受容的な態度で真摯に聴き,「ご自身のお体の変化を感じ,治療ができないことにやるせない気持ちでおられるのでしょうか」と,Dさんの気持ちを確認しながら理解を深めていった.Dさんは化学療法に強い期待をかけており,治療の中止に納得できず,意思決定に対する葛藤が生じていた.しかし,医師の説明に基づいた病状と治療選択肢の理解に加えて,看護師の共感的・受容的なかかわりによって,これ以上の化学療法の手段がないため中止せざるを得ないことを納得していった.看護師はDさんがこれまで治療に取り組み,副作用症状に対応してきたことをねぎらい,引き続き治療の意思決定について支援していくことを伝えた.そして,Dさんの病状や先の見通しに対する理解を確認し,今後の治療についてのDさんの気がかりを整理していった.Dさんは,今後自分がどのくらい仕事を続けられるかを気にしており,見通しが知りたいとの意向を示した.そして,Dさんと妻,息子は次の診察で,医師から再度,今後の見通しについて説明を受け,2次治療を中止することを意思決定した.

#2　病状の悪化に伴う倦怠感

●原　因

　がんの終末期には,がんの進行に伴う悪液質や臓器障害(肝機能や腎機能の障害)などの身体的な要因のほか,がんの進行に伴う不安や抑うつなどの心理的な要因,睡眠障害など多要因が関連して**倦怠感**が生じる.

●看　護

　倦怠感の原因について,身体的な要因だけでなく,がんの進行に伴う不安などの心理的な要因や睡眠障害などの生活の状況など,多面的な視点からアセスメントし,除去や軽減が可能なものについて検討する.そして,患者の病状や症状マネジメントに対する意欲に合わせて援助する.患者が自ら症状マネジメントに取り組める場合は,生活状況(日中の活動の様子,休息のとり方など)や倦怠感の強さなど症状の増強パターンに合わせて,優先度の高い活動から取り組む方法やエネルギーを温存する方法について説明する.進行がんの場合は副腎皮質ステロイドが有効な場合があるため,患者にとっての大切なイベントに合わせて短期間使用するなどの検討を行う.

●Dさんへの看護の実際と評価

　Dさんの倦怠感の原因について,医師や看護師,薬剤師,栄養士などの多職種で多面的に検討し,原因の軽減に努めた.Dさんの倦怠感には,抗がん薬の副作用である肝機能障害のほか,悪液質による骨格筋でのインスリン抵抗性やタンパクの異化亢進に伴う筋肉量の減少に伴い生じる易疲労感などが関連しているため,原因の除去はむずかしいと考えられた.Dさんは「来週,仕事のプロジェクトの重要な会議があるので出席したい」と希望していた.そこで,Dさんに症状マネジメントに一緒に取り組むことや副腎皮質ステロイ

ドの使用を提案した．Dさんは症状マネジメントに取り組むことを希望したため，倦怠感の症状の出現パターンを共有し，活動に優先順位をつけてもらった．そして，症状の出現パターンに合わせて優先度の高い活動から取り組み，倦怠感が強い時は優先度の低い活動は見送り，休息をとる，もしくは他者の援助を受けるなどエネルギーを温存するといったマネジメントの方法を説明した．また，Dさんと具体的な取り組みを一緒に考え，Dさんが自ら工夫した取り組みを評価し，自らの体調や体力に合わせて取り組めるように修正した．その結果，Dさんはプロジェクトの会議に出席し，「何もできないと情けない気持ちになっていたが，やるべきことがやれた」と話した．Dさんと倦怠感のマネジメントに一緒に取り組んだことで，倦怠感の改善のみならず，コントロール感覚を高めることにつながったと考えられた．

> **場面③** 緩和ケアを中心とした治療への移行後，療養の場を決定するまでの場面
> 　Dさんは，緩和ケアを中心とした治療に移行し，苦痛症状が緩和してきた．医師からは今後を見据えて療養の場について検討する必要があると伝えられた．Dさんは「いずれは考えなければならないと思っていたが……」と言葉を濁した．妻は「ようやく落ち着いたところなのに……」と動揺をみせた．Dさんも妻もすぐには考えられない様子だった．

D. 療養の場を意思決定する時の看護

1 ● 看護問題

> ＃1　療養の場についての意思決定に対する葛藤
> ＃2　療養の場の移行に伴う家族の不安
> ＃3　病状の悪化に伴う倦怠感
> ＃4　がん性リンパ管症に伴う呼吸困難

2 ● 看護活動

　ここでは，＃1について述べる．

＃1　療養の場についての意思決定に対する葛藤

●原　因

　療養の場の意思決定に対する葛藤の原因として，死が避けられないという厳しい現実を認めることができない，病状悪化の見通しを立てることがむずかしい，療養の場の選択肢や社会資源に関する知識や情報が不足している，周囲の人の意見がよくわからない，患者と家族の意向が一致しない，これらをどのように解決していったらよいかわからないなどがあげられる．その結果，死が避けられないこと，家族の意向との折り合い，家族の負担への配慮に関連して葛藤が生じ，決定を先延ばしにして新しい治療を求め続ける，療養の場を決定できない，葛藤が解決できないまま決定してしまうなどの状況が生じる．

●看　護

　療養の場の意思決定においては，患者と家族の合意に基づく意思決定が重要であるため[5]，患者・家族の双方に対する意思決定支援を行う．まず，患者・家族が療養の場について話し合える心身の状態であるか，判断能力があるかを見極める．とくに，患者・家族が患者の死をどのように受け止めているかを把握し，死を認めていく過程に寄り添うことが重要である．患者・家族が，療養の場について話し合える状態になったら，患者の今後の病状の変化に合わせて療養の場を選択できるよう，病状や今後の見通しについての理解を促す．患者の病状の進行に伴い苦痛症状が出現し，在宅での医療が必要になる場合や，ADLが低下して生活が変化し，介護の必要性が生じる場合を考慮できるように，患者に適した療養の場の選択肢など，個別の情報を患者・家族の理解に合わせて提供する．また，これからの過ごし方について，患者が大切にしていることや気がかりについて問いかけ，患者の希望とその理由を引き出していく．さらに，患者の過ごし方に対する家族の願いや気がかりについて問いかけ，家族の懸念を明確にしていく．患者は自宅で過ごしたいが家族の負担が気になる，家族は患者の希望をかなえたいが介護に不安があるなど，それぞれの葛藤の状況が明確になったら，患者の希望の理由や家族の不安の背景に着目して相互の理解を促すことで，何を優先するかを考え，患者と家族が互いに納得して意思決定を行えるように支援する．

●Dさんへの看護の実際と評価

　医師から療養の場の検討の必要性が伝えられてから数日後，今後の療養の場についてDさんおよび妻と話し合う場を設けた．Dさんは「いずれはこういうことを決めていく必要があると考えていた」と話し，妻も「そうですね」と応じたため，Dさんと妻は今後の療養の場について話し合える状態にあると考えられた．そこで，今後，呼吸困難や疼痛が増悪し，医療が必要な状況が生じる可能性を伝え，在宅で療養する場合には在宅医による訪問診療や訪問看護師による訪問看護など在宅での療養を支援するサービスが受けられること，急な病状悪化に際しては病院での対応が可能であること，さまざまな苦痛の緩和を専門的に行うホスピスや緩和ケア病棟があることなど，療養の場の選択肢を提示した．そして，Dさんに療養の場についての希望とその理由を確認したところ，「気兼ねなく過ごしたいから自宅にいたいが，家族につらい姿を見せたくないから，いよいよの時は病院がいい」と話した．妻は「本人の希望はかなえたいが，体の不調に対応できるのかが心配．息子は夜しか帰らないし，娘は小さい子どもがいるのでとても頼れない．訪問診療や訪問看護について詳しく聞きたい」と苦痛症状への対応を不安に思う気持ちを表出した．そこで，在宅で受けることができる医療や社会資源についてDさんの居住地域の情報を詳しく説明したところ，妻はDさんの「できるだけ自宅にいたい」という希望について了解した．Dさんは，地域の在宅医の訪問診療や訪問看護を受けながら，自宅での療養を継続し，最期は病院で迎えることを意思決定した．患者および家族との今後の見通しの共有，Dさんの病状と必要な医療やケアに対する妻の対応能力に合わせた療養の場の選択肢の提示と個別の情報提供により，意思決定におけるDさんと妻双方の葛藤が解決され，互いに納得した意思決定につながった．在宅医，訪問看護師は，Dさんの症状緩和に加えて，急変時，看取り時の対応について意思決定支援を継続した．

場面④ 在宅での療養の経過

　Dさんは在宅で訪問診療と訪問看護を受けながら療養を継続した．Dさんは「妻には心配ばかりかけているが，自分はとても安定した気持ちで過ごしている．孫の顔を見ると，もう少し生きたいと欲がでる」と話した．妻は「在宅医の先生と訪問看護師さんがとても親身になってくれる．夫の穏やかな顔を見ると，この時間がもててよかったと思う」と話した．

引用文献

1)　日本臨床腫瘍学会（編）：新臨床腫瘍学，第5版，p.406，南江堂，2018
2)　National Comprehensive Cancer Network：NCCN腫瘍学臨床診療ガイドライン 小細胞肺癌，2018年第2版，〔https://www2.tri-kobe.org/nccn/guideline/lung/japanese/small.pdf〕（最終確認：2020年9月1日）
3)　近藤まゆみ：その人らしさを支えるアドバンス・ケア・プランニング．がん看護 22（7）：667-670，2017
4)　Back AL, Arnold RM, Quill TE：Hope for the best, and prepare for the worst. Annals of Internal Medicine 138：439-443, 2003
5)　厚生労働省：人生の最終段階における医療・ケアの決定プロセスに関するガイドライン，2018，〔https://www.mhlw.go.jp/stf/houdou/0000197665.html〕（最終確認：2020年9月1日）

5 高齢のがん患者への看護 —大腸がんの男性

場面① 外来化学療法を終了し手術のために入院した場面

●患者・家族の情報

Eさん，70歳代後半の男性．妻とは5年ほど前に死別．その後は一人暮らしをしている．日本料理店で長年板前として働いていたが，70歳を機に退職し，現在は年金生活者である．長女（40歳代）と長男（40歳代）は共に結婚して子どもがおり，遠方に居住している．現在，白内障があるが生活に支障はない．また，軽度の認知機能の低下があり要介護1の認定を受けているが，介護サービスは利用したことがない．

●診断がつくまでの経緯

6ヵ月ほど前から腹部膨満感を自覚し，近くのクリニックを受診した結果，便潜血検査陽性だった．大腸内視鏡検査を行った結果，直腸に腫瘍があり，全周性に軽度の狭窄を認めたため，直腸がん疑いで精査加療目的に自宅から少し離れた総合病院に紹介受診となった．病院で再度大腸内視鏡検査，生検を行った結果，肛門から約6cm口側の直腸に大きさ5cm程度の腫瘍があり，直腸がんと診断された．CT検査の結果，周辺のリンパ節転移が見つかったが，肝転移，肺転移は認めなかった（T2N1M0，ステージⅢa）．

●術前化学療法

Eさんは，長男と長女の同席のもと，主治医から「直腸という部分にがんができていますので手術でその部分を切除します．がんの場所が肛門に近いので人工肛門（ストーマ）を造設することになります．また，再発のリスクを減らすために手術の前に抗がん薬の治療をします」と説明を受けた．Eさんは「人工肛門は不安だけど，がんを治すほうが大事だ」と言い，術前化学療法が開始となった．

Eさんは一人で電車とバスを使い，約1時間かけて外来通院しながら，術前化学療法を3コース受けた．化学療法中は食欲低下，悪心，全身倦怠感などの副作用症状のため，外出機会が減ったものの，近所に住む友人から食材の買出し等の支援を得ることができ，何とか一人で生活することができていた．化学療法の効果判定で腫瘍の縮小が認められたため，手術目的で入院することになった．

●Eさんの入院時の様子

Eさんは長女に付き添われて手術前日に入院した．入院時，Eさんは看護師に「肛門の近くにがんができたので手術の前に化学療法を受けた．直腸がんの手術で人工肛門になると医師から説明を受けた」と話した．病棟案内時，Eさんは看護師に何度も同じ質問をするなど，そわそわと落ち着かない様子であった．また，長女は「最近は怒りっぽくなった．入院日が近づくにつれ，人工肛門なんて自分には無理なんじゃないかと言い始めた」と心配そうに話した．午後にストーマサイトマーキング（後述）が予定されている．

A. 病態・診断・治療

1 ● 病　態

　大腸は，大きく結腸と直腸からなる．結腸は，盲腸，上行結腸，横行結腸，下行結腸，S状結腸に区分される．また，直腸は，直腸S状部（RS），上部直腸（Ra），下部直腸（Rb）に区分される．大腸壁は，粘膜，粘膜下層，固有筋層，漿膜下層，漿膜という5つの層で構成される．大腸では，主に水分の吸収と便の形成・排泄が行われる．

　大腸がんは大腸に発生した悪性腫瘍である．大腸がんは，良性のポリープ（腺腫）ががんに進展するものと正常な粘膜からがんが発生するものとがあると考えられている．発生には生活習慣が関与しているとされるが，遺伝的素因が関与している場合（家族性大腸腺腫症［familial adenomatous polyposis：FAP］，リンチ［Lynch］症候群など）もある．日本人はS状結腸と直腸にがんが発生しやすいといわれている．

　早期の大腸がんでは自覚症状はほとんどなく，進行すると血便，下血，下痢と便秘の繰り返し，便柱狭小化，残便感，腹部膨満感，腹痛，貧血，体重減少などがある．これらの症状はがんの占拠部位によって違いがあり，盲腸から横行結腸の大腸がんは，腸管内容が液状で腸管内腔が広いことから通過障害になりにくく，そのため，腫瘍が大きくなるまで症状が出にくい．一方，下行結腸から直腸のがんは，腸管内容が固形で肛門に近いことから，比較的早い時期から血便，便柱狭小化，便秘といった症状がみられやすい．しかし，血便や下血は痔核などの良性疾患でもみられるため，発見が遅れる場合もある．

2 ● 診　断

　大腸がんが疑われる場合，まず問診や便潜血検査などでがんの存在を確認し，次に各種検査によりがんの進行度診断を行う．

a. 便潜血反応

　便中に血液が混入していないかを調べる．陽性であれば大腸内視鏡検査や注腸造影検査を行う．

b. 大腸内視鏡検査

　大腸の内部を直接観察することを目的とする．肛門から内視鏡を挿入し，全大腸を観察する．がんやがんの疑いがある病変から生検をすることができる．下剤を用いた前処置が必要となる．

c. 注腸造影検査

　病変の位置や大きさの把握など，腸の全体像をとらえることを目的とする．肛門から造影剤（バリウム）を空気とともに注入して大腸壁に付着させて大腸の形の変化を観察する．進行がんではアップルコアサインがみられる．下剤を用いた前処置が必要となる．

d. CT検査・超音波検査・MRI検査

　大腸がんと周囲の臓器との位置関係，転移の有無をとらえることを目的とする．

3 ● 治　療

　病期（ステージ）は，壁深達度（T因子），リンパ節転移（N因子），遠隔転移（M因

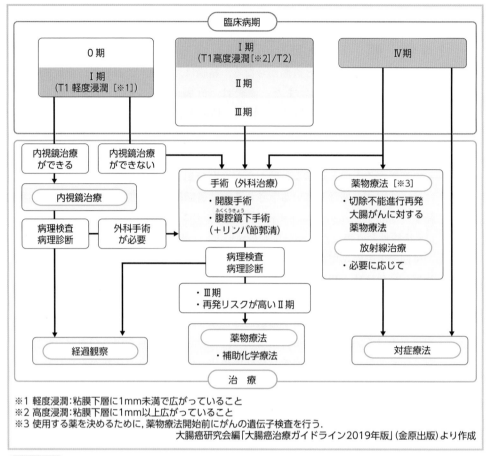

※1 軽度浸潤：粘膜下層に1mm未満で広がっていること
※2 高度浸潤：粘膜下層に1mm以上広がっていること
※3 使用する薬を決めるために，薬物療法開始前にがんの遺伝子検査を行う．
大腸癌研究会編「大腸癌治療ガイドライン2019年版」（金原出版）より作成

図Ⅷ-5-1　大腸がんの治療の選択

〔国立がん研究センターがん情報サービス：大腸がん（結腸がん・直腸がん）―治療，2020年4月9日更新・確認，〔https://ganjoho.jp/public/cancer/colon/treatment.html〕（最終確認：2020年9月1日）より引用〕

子）に基づいて決定され，0期～Ⅳ期に分類される．

　大腸がんの治療には，内視鏡治療，外科治療，薬物療法，放射線治療などがあり，病期に応じて内容が検討される．そのほか，患者の全身状態や合併症の有無などを考慮して治療方針が決定される．大腸がんの治療のアルゴリズムを**図Ⅷ-5-1**に示す．

a. 内視鏡治療

　リンパ節転移の可能性がなく，がんが粘膜内にとどまっている，あるいは，粘膜下層には及んでいるが浸潤の程度が軽いものが**内視鏡治療**の適応となる．内視鏡治療には，内視鏡的ポリープ切除術（ポリペクトミー），内視鏡的粘膜切除術（endoscopic mucosal resection：EMR），内視鏡的粘膜下層剝離術（endoscopic submucosal dissection：ESD）がある．切除した病変部の病理検査の結果によっては外科的な追加切除が必要になる場合がある．

b. 外科治療（手術）

　大腸がんの手術は，**原発巣切除**と**リンパ節郭清**が基本となる．また，治療の原則は病巣の切除であり，遠隔転移があっても原発巣の切除が可能な場合は原発巣と転移巣の切除を行う．

表Ⅷ-5-1　クリーブランド・クリニックの5原則

①臍窩（さいか）より低い位置
②腹部脂肪層の頂点
③腹直筋を貫く位置
④皮膚のくぼみ，しわ，瘢痕，上前腸骨棘（じょうぜんちょうこつきょく）から離れた位置
⑤本人が見ることができ，セルフケアしやすい位置

(1) 結腸がんの手術

　がんから口側，肛門側にそれぞれ10cmほど離れた部位で腸管を切除し，その後，腸管どうしを吻合（ふんごう）する．術式はがんの存在部位によって決定され，回盲部切除，結腸右半切除，横行結腸切除，結腸左半切除，S状結腸切除がある．近年，腹腔鏡下での手術が増加してきている．

(2) 直腸がんの手術

　術式はがんの存在部位によって決定され，腹膜反転部より口側での吻合が可能な場合は**高位前方切除術**，腹膜反転部より肛門側での吻合となる場合は**低位前方切除術**となる．腹部からアプローチしてがんを切除し，肛門から自動吻合器を挿入して，残った結腸と直腸とを器械吻合する．肛門括約筋は温存されるために人工肛門は不要である．一方，がんが肛門近くにある場合は，肛門も含めてがんを切除する**直腸切断術**（マイルズ［Miles］手術）となり，人工肛門の造設が必要となる．

●人工肛門（消化管ストーマ）：

　人工肛門とは，消化管を人為的に体外へ誘導して造設した開放孔である．人工肛門は括約筋がなく，不随意に便が排泄されてしまうので，便を受けるための装具が必要となる．

　人工肛門には，永久的人工肛門と一時的人工肛門があり，後者は，低位前方切除術など縫合不全のリスクが高い術式の際に予防的に造設され，後日手術により腸管を元に戻す．人工肛門は造設部位によって，**コロストミー**（結腸につくられた人工肛門）と**イレオストミー**（回腸につくられた人工肛門）に分類される．また，開口部の数によって，**単孔式**（開口部が1つ）と**双孔式**（開口部が2つ）に分類される．

　造設する人工肛門の位置を術前に決め，印をつけることを**ストーマサイトマーキング**という．ストーマサイトマーキングは，緊急時であっても，人工肛門を造設する可能性がある場合は（一時的人工肛門の場合も含めて）できるだけ行う．患者の受け止めの状態をみながら，イラスト，写真，映像を用いて人工肛門について説明し，患者が人工肛門について正しい知識をもつことができるようにする．そして，患者の職業や生活行動，好みの服装などをもとに，患者が管理しやすく都合のよい位置に造設されるよう，患者と医療者（医師，看護師など）が相談しながら人工肛門を造設する位置を決定する．基準として，**クリーブランド・クリニックの5原則**などが用いられている（**表Ⅷ-5-1**）．

　ストーマサイトマーキングを通して，患者は自身が人工肛門を保有することについて心身の準備をする．看護師は「位置を決める」ということのみに専念するのではなく，患者が人工肛門について正しく理解できるよう支援するとともに，人工肛門に慣れることでこれまでとほとんど変わらない生活を送れるようになることを伝えて，患者が手術に前向きに取り組めるよう支援する必要がある．

c. 薬物療法

　大腸がんに対する薬物療法には，化学療法，分子標的治療，免疫チェックポイント阻害薬による治療があり，手術後の再発予防（術後補助化学療法）および手術により切除がむずかしい進行がんや再発がん（切除不能な進行・再発大腸がん）の治療目的に行われる．術後補助化学療法は，一般的に，根治切除が行われたステージⅢの大腸がんの患者に対して行われる．切除不能な進行・再発大腸がんに対する薬物療法は，腫瘍サイズを縮小して手術を可能としたり（本事例での術前化学療法にあたる），がん自体の進行を抑えて延命や症状緩和を図ったりすることを目的に行われる．基本的な薬はフルオロウラシル（5-FU）であり，代表的なレジメンにはFOLFOX療法やFOLFIRI療法がある．切除不能な進行・再発大腸がんに対する化学療法には分子標的治療薬が併用されることもある．

d. 放射線治療

　大腸がんに対する放射線治療は，切除可能な直腸がんを対象に，再発予防，がんの縮小，人工肛門の回避などを目的に行われる．一般的に手術前に行われ，薬物療法と併用される場合もある．

B. 入院時の看護

1 ● 看護問題

　#1　入院に伴う混乱
　#2　人工肛門造設によるボディイメージ混乱のリスク

2 ● 看護活動

　ここでは，Eさんに特徴的な#1と#2について述べる．
　#1　入院に伴う混乱
●原因

　高齢者では，入院に伴い生活の場が自宅から病院へと大きく変化することにより，混乱が生じる可能性が高い．
●看護

　入院時は，病室やトイレの位置，ナースコールの使用方法など，病棟の構造をゆっくりとわかりやすく説明する．患者が混乱しないよう，認知機能の状態によっては必要最小限の説明とすることも重要である．そして，不明なことがある場合は遠慮なく看護師に声をかけるように説明するとともに，看護師からも頻回に声をかけるようにする．
●Eさんへの看護の実際と評価

　Eさんは70歳代後半であり，軽度の認知機能低下と白内障があった．入院時，Eさんは看護師に何度も同じ質問をするなど，そわそわと落ち着かない様子であった．そこで，病棟案内は長女同席のもと，ゆっくりとしたペースで行い，Eさんの質問にもそのつど丁寧に対応した．手術のオリエンテーションが終わると，Eさんは「わかったよ」と落ち着いた表情で話した．Eさんは入院環境に混乱することなく手術に臨むことができた．

＃2　人工肛門造設によるボディイメージ混乱のリスク

●原　因

排泄経路の変化は，羞恥心や自尊心の低下を招きやすく，術後にボディイメージの混乱を招く可能性がある．

●看　護

患者の受け止めの状態を確認しながら，イラスト，写真，映像を用いて，患者や家族に人工肛門とそのセルフケア方法について情報提供する．そして，患者や家族が人工肛門を保有しての日常生活・社会生活をイメージすることができるように支援する．人工肛門造設に対する思いの表出を促し，また，人工肛門を保有して生活するうえで生じる可能性のある問題を解決するための情報を適宜提供しながら，患者が手術を受けること（人工肛門を保有すること）を決意できるよう支援する．患者が手術を受けることを受容したら，ストーマサイトマーキングを実施する．

●Eさんへの看護の実際と評価

長女によると，Eさんは「手術の前に化学療法を受けたらがんが治って人工肛門をつくらなくてもいい」とか，入院日が近づくにつれ，「人工肛門なんて自分には無理なんじゃないか」と話していたとのことだった．このことから排泄経路が変化することによるボディイメージ混乱のリスクは大きいと考えられた．

看護師はEさんの反応を確認しながら，人工肛門とそのセルフケア方法についての情報提供を行った．人工肛門の写真を見ながら，Eさんは「痛そうだし，自分の体だと思えないし，怖いよ」「年だし，目も見えにくくて細かい作業ができないから，自分で交換なんて絶対に無理だね」と話した．長女も「私も遠方に住んでいますので，装具交換のたびに駆けつけることはできません．退院前に自分で交換できるようになるのでしょうか」と不安を口にした．看護師は，Eさんと家族に，入院中に装具交換の手技が獲得できるよう手助けすること，外来でも継続して支援していくことを約束し，Eさんと家族の心理的負担が最小になるよう援助した．また，退院後，訪問看護等の社会資源を活用することができることを情報提供した．しばらくの間，Eさんは考え込んでいたが，「人工肛門でがんばっている人もいるのだから，自分もがんばってみるよ」と話し，手術を受けることを決意した．そこで，Eさんと医療者はストーマサイトマーキングを行った．

場面②　術後早期の場面

全身麻酔・硬膜外麻酔下で直腸切断術（マイルズ手術）が行われた．術後の麻酔覚醒は良好で，術後経過も良好であったが，Eさんの口からは「装具交換は大変．一人でできるようになるかわからないし，やっぱり手術を受けなければよかったのかもしれない」という声が聞かれるようになった．

C. 術後早期の看護

1 ● 看護問題

#1　術後合併症のリスク
　　　#1-1　術後出血
　　　#1-2　呼吸器合併症
　　　#1-3　縫合不全
　　　#1-4　腸閉塞
　　　#1-5　術後感染
　　　#1-6　人工肛門関連合併症（早期合併症）
　　　#1-7　排尿障害
#2　創部痛
#3　カテーテル，ドレーン挿入による苦痛
#4　ボディイメージ混乱のリスク

2 ● 看護活動

ここでは，Eさんに特徴的な#1-4，#1-6，#4について述べる.

#1-4　腸閉塞

●原　因

術後の腸管の癒着等により，腸の蠕動運動機能が低下し，腸内容物の流れが停滞することがある. **悪心・嘔吐，腹痛，腹部膨満感**等の症状が出現する. 禁食と，胃管を挿入して胃の減圧と消化液を持続吸引することにより，多くは1週間前後で改善する. 改善の見込みがない場合，再手術により癒着の解除が必要となる.

●看　護

排ガスの有無を確認するとともに，悪心・嘔吐，腹部膨満感の有無等を確認する. 麻酔覚醒後より積極的に床上運動・体位変換を行い，手術翌日から早期離床を進める. 早期離床にあたっては，疼痛コントロールを十分に行う.

●Eさんへの看護の実際と評価

手術当日は軽度の創部痛があるのみで経過は良好であった. Eさんは手術翌日から病棟内の歩行を開始した. 装具内に排ガスも確認でき，Eさんは腸閉塞を起こさず経過した.

#1-6　人工肛門関連合併症（早期合併症）

人工肛門関連合併症には，術後早期に起こる合併症と，数ヵ月から数年後の晩期に起こる合併症がある. 早期合併症には，出血，浮腫，**血流障害，壊死，粘膜皮膚接合部離開**などがあり，晩期合併症には，狭窄，脱出，陥没，**傍人工肛門ヘルニア，静脈瘤**などがある.

●原　因

人工肛門関連合併症のうち早期合併症は手術の手技によるものが多い. 出血は，術中の不十分な止血操作によることが多い. 浮腫は，腹壁開口部が狭く腸管が締めつけられるこ

とによって生じる．血流障害や壊死は，人工肛門造設の際に腸管や腸粘膜を過度に伸展することによって生じる．粘膜皮膚接合部離開は，人工肛門（粘膜）と周辺の皮膚が癒合せずに縫合不全を起こした状態で，血流障害によって生じる．また，人工肛門の創部感染や膿瘍形成，糖尿病の既往や低栄養なども原因となる．

●看　護

出血や浮腫の有無，人工肛門の色調の変化，人工肛門と皮膚の接合部の状態を定期的に観察する．異常がみられた場合は医師に報告する．浮腫が生じている場合は，装具交換時に装具で人工肛門を傷つけないように気をつける．離開が生じている場合は毎日創部洗浄が行われるので介助する．離開部は皮膚保護材やドレッシング材を症状に合わせて使用する．

●Eさんへの看護の実際と評価

早期合併症は手術の手技が原因であるものが多いが，術前化学療法を受けた患者では，副作用により血球の回復が遅れて感染が起こりやすくなったり，また，化学療法のために食事がとれず栄養状態が悪い場合には，人工肛門の血流障害，壊死，粘膜皮膚接合部離開などが起こりやすくなる．Eさんは手術前に化学療法を3コース受けていたため，看護師はEさんの人工肛門に発赤，腫脹，離開などが生じていないか注意深く観察した．また，装具交換も人工肛門を傷つけないよう丁寧に実施した．その結果，Eさんは人工肛門関連合併症を起こさず経過した．

#4　ボディイメージ混乱のリスク

●原　因

排泄経路の変化は身体的変化とともに心理的にも大きな変化をもたらす．術前に人工肛門についての情報を得ていても，実際に人工肛門が造設され，いままでの排泄機能が失われたことを実感すると，混乱することも少なくない．人工肛門に対する陰性感情が強ければ強いほど，人工肛門を受容しセルフケアを行うことがむずかしくなる可能性がある．

●看　護

人工肛門造設術を受けた患者は，人工肛門を保有した自分を受容するために葛藤を繰り返し，複雑な心理状態に陥る．身体の変化に対する患者の心理的反応を十分にアセスメントし，受容の段階に応じたケアを実施する（p.156参照）．とくに，人工肛門をケアする看護師の態度は，人工肛門ができた自分自身を患者が受け止めるうえでとても重要となる．患者は，人工肛門を保有した自分を他者はどのように見るだろうかと気にかけ，その他者の反応をみて新しい自己概念をつくり上げる．看護師は，たとえ外観の変化があっても，かけがえのない一人の存在として患者を大切に思う態度を示しながらケアする必要がある．

●Eさんへの看護の実際と評価

Eさんは，術前から人工肛門のパンフレットや写真を見たり，人工肛門のセルフケアのビデオを観たりしながら，自分なりに情報を得て手術に臨んだ．しかし，実際に手術を受けてみると，ガス抜きや装具交換する時の便臭によって常に人工肛門のことが頭から離れなくなり，他人に排泄の世話をしてもらわなければならないことに嫌悪感や羞恥心を感じ，人工肛門造設術を受けたことを後悔するような発言が聞かれるようになった．

　看護師はEさんの症状，表情，行動等を注意深く観察し，人工肛門に対するEさんの受容の段階を確認しながらケアを行った．術後早期の装具交換時，Eさんは人工肛門から目を背けていたが，看護師は見ることを強いることはせず，「人工肛門の状態はとてもよいですよ」と笑顔で声をかけ，手早くケアを行った．術後3日目あたりからEさんは装具交換時に人工肛門を見るようになり，また，術後痛が和らぎトイレでガス抜きができるようになると，「だんだんコツがわかってきたよ」と前向きな言葉が聞かれるようになった．退院時，Eさんは「何とかやっていけるめどがついたよ．これから人工肛門とうまく付き合っていくよ」と明るく話した．

場面 ③ 在宅療養に向けて：人工肛門のセルフケア確立への支援を行う場面

　看護師が行う装具交換を見ることができるようになったあたりから，Eさんは装具交換の練習を開始した．練習の結果，Eさんはトイレに行って装具内の排泄物を廃棄したり，ガス抜きをしたりすることはできるようになった．しかし次第に，「家に帰ったら自分でするから交換してよ」と看護師に装具交換を依頼することが目立つようになった．

D. 在宅療養に向けたセルフケア確立時の看護

　図Ⅷ-5-2に，セルフケア確立に向けて支援を行う場面のEさんの状況を整理した情報の関連図を示す．

1 ● 看護問題

#1　退院後，人工肛門のセルフケアが確立しない可能性

2 ● 看護活動

#1　退院後，人工肛門のセルフケアが確立しない可能性

● 原　因

　人工肛門造設後は，退院後の生活を想定して，装具交換のセルフケアを行うための知識・技術の獲得を促す必要がある．さらに，それらのセルフケア方法を自宅などの療養の場で円滑に行えるよう指導する必要がある．しかし，独居や手術による体力低下などがある場合，それまでは自立した生活を送っていたとしても，退院後に一人で人工肛門のセルフケアを行うことが困難な場合もある．

● 看　護

　看護師は，患者が身体の変化に向き合えるようになったら，セルフケアを行うための知識・技術の獲得に向けた援助を開始する．人工肛門のセルフケアに必要な知識・技術を説明し，技術の練習を促す．一方で看護師は，患者が退院後，人工肛門のセルフケアができるかどうかを，患者の身体的状況，社会的状況，および患者や家族の希望等からアセスメントする．一人で人工肛門のセルフケアを行うことがむずかしいと判断される場合は，訪

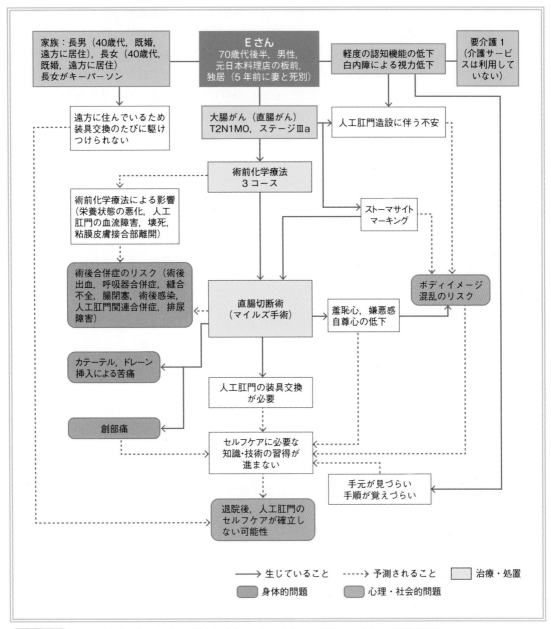

家族： 長男（40歳代，既婚，遠方に居住），長女（40歳代，既婚，遠方に居住）
長女がキーパーソン

Eさん
70歳代後半，男性，元日本料理店の板前，独居（5年前に妻と死別）

軽度の認知機能の低下
白内障による視力低下

要介護1（介護サービスは利用していない）

遠方に住んでいるため装具交換のたびに駆けつけられない

大腸がん（直腸がん）T2N1M0，ステージⅢa

人工肛門造設に伴う不安

術前化学療法3コース

術前化学療法による影響（栄養状態の悪化，人工肛門の血流障害，壊死，粘膜皮膚接合部離開）

ストーマサイトマーキング

術後合併症のリスク（術後出血，呼吸器合併症，縫合不全，腸閉塞，術後感染，人工肛門関連合併症，排尿障害）

直腸切断術（マイルズ手術）

羞恥心，嫌悪感自尊心の低下

ボディイメージ混乱のリスク

カテーテル，ドレーン挿入による苦痛

人工肛門の装具交換が必要

創部痛

セルフケアに必要な知識・技術の習得が進まない

手元が見づらい手順が覚えづらい

退院後，人工肛門のセルフケアが確立しない可能性

――→ 生じていること　┄┄→ 予測されること　▢ 治療・処置
▢ 身体的問題　▢ 心理・社会的問題

図Ⅷ-5-2　人工肛門のセルフケア確立に向けて支援を行う場面のEさんの情報関連図

問看護などの社会資源を積極的に活用し，退院までに支援体制を整える．

●Eさんへの看護の実際と評価

　Eさんが，看護師が行う装具交換を見るようになったあたりから，看護師は排泄物の廃棄方法やガス抜きの方法，装具交換の方法，人工肛門の観察方法などの指導を開始した．最初はモデルを示し，その後Eさん自身にやってもらうようにした．その結果，Eさんはトイレに行って装具内の排泄物を廃棄したり，ガス抜きをしたりすることができるように

なった．しかし，白内障による視力低下で手元が見づらく，認知機能の低下により手順がなかなか覚えられなかったため，装具交換の実施には多くの困難が伴った．

この状況をふまえ，看護師は，Eさんは独居であり家族も遠方に住んでいることから，Eさん一人で人工肛門のセルフケアを行うことはむずかしいのではないかと判断した．そこで，Eさんと家族（長女）に対して，術前に説明した訪問看護の導入を提案した．Eさんと家族も「一人暮らしだし，やっぱり訪問看護師さんには来てもらいたい」と訪問看護の導入を希望した．看護師は主治医の許可を得て，**退院支援看護師**と連携を図り，退院後の療養環境を整えるために支援することにした．

退院支援看護師はEさんと家族と面談し，退院後の生活についてイメージしやすいよう意向を確認しながら，訪問看護を含めた介護サービスに関する情報提供を行った．そして，Eさんの自宅近くの訪問看護ステーションや居宅支援事業所の**ケアマネジャー**とやり取りし，退院前カンファレンスを計画した．カンファレンスでは，Eさんの治療経過と今後の方針，家族背景，装具交換する際の手技獲得状況を，訪問看護師，ケアマネジャーと共有した．その結果，退院後は訪問看護師が週2回程度，Eさんの装具交換などのセルフケア支援を行うことになった．

退院後しばらくすると人工肛門の浮腫が軽減する．また，皮膚トラブルなどが生じると，そのときどきで人工肛門に合う装具を選定したり，ケア方法を見直したりする必要が生じる．そのため，退院後も訪問看護師と連絡を取り合い，必要時に**ストーマ外来**を受診するなど，Eさんがセルフケアを継続できる体制を整えた．

Eさんと家族は退院後の生活に不安を感じていたが，訪問看護などの社会資源を活用することにより，住み慣れた自宅で療養することになった．Eさんは「一人暮らしだけど，これで安心して退院できる」と話した．看護師はEさんに対し「訪問看護を利用することで装具交換などのサポートは受けられるが，やはりEさん自身も装具交換の手順等を理解しておく必要がある」と説明し，Eさんは再び練習に取り組むことになった．

第Ⅷ章の学習課題

1. 各事例の患者が罹患したがんについて，病態，診断，治療を説明してみよう
2. 各事例において行われた実際の看護の根拠を，第Ⅰ〜Ⅷ章までの内容をもとに考えてみよう

索　引

和文索引

あ

アイデンティティの確立　98
悪液質　50, 214
悪性腫瘍　24
悪性中皮腫　27
悪性腹水　225
アスベスト　27
アセトアミノフェン　208
アテゾリズマブ　150, 151, 152
アドバンス・ケア・プランニング（ACP）　66, 84, 297
アドバンス・ディレクティブ　66
アドボカシー　69
アピアランスケア　6, 7, 80, 168
アファチニブ　167
アベルマブ　150, 153
アポトーシス　29
AYA世代　96, 271
　――の部位別10年相対生存率　96
アルキル化薬　126, 145, 168
アロディニア　207
アロマターゼ阻害薬　173
アントラサイクリン系抗がん薬　165, 263

い

異化亢進　216
怒り　46, 116
易感染　260
異型　24
異形成　28
移行ケア　98
意思決定　107
　――支援　5, 6, 76
易出血　260
移植コーディネーター　268
移植前処置　141, 144, 186
移植片対宿主病（GVHD）　142, 187, 269
遺族会　251
遺族ケア　90, 247, 251
痛み　205, 245
　――のメカニズム　206
一次予防　31
遺伝カウンセリング　68
遺伝子診断　2
遺伝性腫瘍　28, 54
遺伝性乳がん・卵巣がん症候群　54

遺伝毒性　28
イピリムマブ　150, 153
イリノテカン　167
医療ソーシャルワーカー（MSW）　39, 60, 104
医療被曝　28
医療保険　243
医療連携調整　241
イレオストミー　307
院内学級　100
インフォームド・アセント　68, 95
インフォームド・コンセント　42, 74
インフォームドディシジョンモデル　77
インフュージョン・リアクション　165

う

ウィッグ　80, 167, 265
ウイルス　28
うつ病　46, 74

え

栄養サポート　216
疫学　12
腋窩リンパ節郭清術　283
エクササイズ　214
エックス線　135, 136
エトポシド　263
エピルビシン　166
エプスタイン・バーウイルス　28
エリクソン　96
エルロチニブ　168
遠隔転移　27
炎症性抗がん薬　165
炎症性サイトカイン　212, 215
エンゼルケア　251
エンド・オブ・ライフ　3, 6, 85
　――期にあるがん患者の身体症状　86
　――期にあるがん患者の心理・社会的状況　87
エンド・オブ・ライフ・ケア　85
エンパワメント　240
塩分制限　225

お

嘔吐　166, 220, 263
オキサリプラチン　168
オキシコドン　208
悪心　166, 220, 263
温罨法　211

オンコロジックエマージェンシー　43

か

開胸・開腹手術　122
介護支援専門員（ケアマネジャー）　243, 254, 255, 314
介護保険　243
　――サービス　252
　――制度　247
介護老人福祉施設　240, 252
介護老人保健施設　240, 252
外部照射　135, 137
外来看護　240
科学的根拠に基づく医療　8
科学的根拠に基づく看護実践　8
化学発がん物質　27
化学放射線療法　295
化学療法　126, 163
　――による主な副作用　165
過活動型せん妄　234
拡大手術　122
下肢静脈血栓症　123
画像診断　38
画像誘導放射線治療　139
家族　88, 92, 115
　――との関係　244
　――へのケア（家族ケア）　8, 89, 116, 246, 250
　――への対応　47
家族看護　116
家族支援　103
家族システム理論　115
家族性大腸腺腫症　54, 305
価値による決定モデル　72
活力の低下　176
過敏症　164
カルシニューリン阻害薬　146
加齢　106
癌　24
がん　24
　――死亡数　15
　――の臨床経過　4
がん悪液質　215
がん遺伝子　30, 127
がん遺伝子パネル検査システム　54, 129
がん医療　2
　――の均てん化　20
がん化学療法看護認定看護師　39
がん看護　2

がん看護専門看護師　39, 60
がん看護相談外来　240
がん患児　92
がん患者の受容の過程　45
がん関連倦怠感　51
がん教育　21
　環境要因　221
がん啓発教育　4, 8, 35
がんゲノム医療　53
がん原遺伝子　30
がん研究10か年戦略　110
がん研究の推進　20
がん検診　33, 34
　──受診行動　8
　──受診率　8, 33, 34
がんサバイバー　110
がんサバイバーシップ　110
間質性肺炎　170
患者会　81, 113, 241
患者サロン　113, 241
患者擁護　69
癌腫　24
癌真珠　25
がん診療連携拠点病院　19
がん・生殖医療　68
感染　32
感染症予防　146
がん相談支援センター　19, 78, 81,
　104, 254
がん対策　18
　働く世代や小児への──　20
がん対策加速化プラン　21
がん対策基本法　19, 20
がん対策推進基本計画　19, 20
　第1期──　20
　第2期──　20, 59, 103, 110
　第3期──　8, 22, 33, 59, 103, 110
がん対策推進協議会　19
がん疼痛　205
がん登録　20
癌取扱い規約　36, 38
がん放射線療法看護認定看護師　60
ガンマ線　135, 136
ガンマナイフ　136
がん薬物療法看護認定看護師　60
がん抑制遺伝子　30, 127
がん予防　20, 31
がんリハビリテーション　48, 158,
　161
　──医療の対象となる障害の種類
　49
　──診療の病期別の目的　49

緩和ケア　198, 248
　──主体の時期のリハビリテー
　ション診療　51
　──の充実　20
　──の定義　198
　──の分類　198
緩和ケア認定看護師　60
緩和ケア病棟　248, 252
緩和照射　135

き

起壊死性抗がん薬　165
危機介入　5, 83
奇形腫　271
希死念慮　46, 230, 233
喫煙　31
　──の発がんへの影響　32
　──対策　31
気道狭窄　123
キャンサーボード　42
急性GVHD　146, 187
　──の重症度分類　147
急性期有害事象　139
急性骨髄性白血病　258
　──の診療アルゴリズム　259
急性有害事象　179
強オピオイド　208
鏡視下手術　122
強度変調放射線治療　137
共有意思決定モデル　77
局所限局性　36
局所進行性　36
居宅介護支援事業所　240
禁煙　157

く

腔内照射　135
苦痛　4
　──緩和　159
グリーフケア　90, 251
クリーブランド・クリニックの5原
　則　307
グリーフワーク　90
クリニカルシークエンス　54

け

ケアマネジャー（介護支援専門員）
　243, 254, 255, 314
ケアリング　241
計画標的体積　137
血管外漏出　165
血行性転移　26
結腸がん　307
ケモブレイン　170
下痢　167
健康寿命　105

健康増進法　33
健康日本21（第二次）　33
倦怠感　212, 263, 300
権利擁護モデル　72

こ

後遺症　125
高位精巣摘除術　272
高位前方切除術　307
抗エストロゲン薬　173
高額医療・高額介護合算制度　112
高額療養費制度　112
高カルシウム血症　44
抗がん薬　126, 163
　──治療　126
　──曝露　169
口腔ケア　180, 187, 223, 264
口腔粘膜障害　187
抗腫瘍効果　141, 142
高線量率小線源治療　135, 139
構造異型　25
抗男性ホルモン薬　173
好中球減少　166
行動心理症状（BPSD）　107
喉頭浮腫　123
口内炎　263
更年期様症状　172
高頻度マイクロサテライト不安定性
　（MSI-High）　151
肛門周囲炎　180
高齢がん患者　59, 304
　──への教育　107
高齢者　105
　──の安全な薬物療法ガイドライ
　ン　108
　──のがん死亡率・罹患率　105
　──の薬物療法　131
呼吸困難　217, 218, 245
告知　74, 82, 83, 284
心のケア　6
個人防護具　170
姑息手術　122
骨髄移植　142
骨髄バンク　142, 183
骨髄抑制　131, 141, 180, 186, 263
コデイン　208
子どもの権利に関する条約　93
5年相対生存率　15
個別化医療　2
コルチコステロイド　221
コロストミー　307
混合型せん妄　234
根治手術　36, 122
根治照射　135

コンパニオン診断　54

さ

在院日数の短縮化　59
サイコオンコロジー　45
最期の療養の場　6
再照射　140
再生不良性貧血　145
臍帯血移植　142
さい帯血バンク　142, 183
最大耐容量　141
在宅医　302
在宅での症状マネジメント　245
在宅療養　245, 302
サイバーナイフ　136
再発　134, 148
　　──の治療　125
　　──への不安（再発不安）　6, 79,
　　81
再発・転移がん　82
　　──の診断・治療期　6
細胞異型　24
細胞死　24
細胞障害性抗がん薬　126
細胞増殖　24
サバイバー（がんサバイバー）　17,
　　110
　　3年──　17
　　5年──　17
サバイバーシップケア　93
サポートグループ　81, 113
サルコペニア　125, 215
三次元原体照射　137
三大死因　15

し

死　199
シェアードディシジョンモデル　77
視覚的アナログ評価スケール　209
死期　89
シクロスポリン　146
シクロホスファミド　145, 166, 167,
　　168, 186
自己免疫疾患　190
支持的精神療法　46, 76
　　──のスキル　83
シシリー・ソンダース　47
支持療法　39
シスプラチン　168
次世代シークエンサー　54
事前指示　66
死前喘鳴　89
シタラビン　186, 263
死亡率　15
社会参加　7

社会資源　112, 279
　　──の調整　247
社会的な苦痛　4, 47, 199
社会的制約　7
社会福祉制度　112
社会復帰　162
弱オピオイド　208
就学　99
集学的治療　37, 39, 156
周術期リハビリテーション診療　50
10年相対生存率　96
終末期　6, 51, 85
絨毛がん　271
重粒子線　135, 136
就労　99, 285
　　──支援　6, 8, 103, 279
縮小手術　122
手術侵襲　156
手術・麻酔に伴うリスク　157
手術療法　122, 156, 282
手段的サポート　111
術後合併症　123, 124, 160
術後せん妄　160
術後疼痛　159
術後病理診断　162
術式決定　123
術前オリエンテーション　156
術前化学療法　126
術前管理　123
術前練習　158
術中迅速組織診　123
腫瘍　24
腫瘍進展　26
主要組織適合性抗原　143
腫瘍崩壊症候群　44
障害年金　112
障害福祉サービス　247
生涯罹患率　13
消化管閉塞　44
状況的危機　76, 83
小細胞肺がん　293
症状緩和　87
症状マネジメント　7, 201, 202
　　在宅での──　245
　　──のための統合的アプローチ
　　203
　　──モデル　201, 202
上大静脈症候群　43
情緒的サポート　113
小児がん　92, 117, 258
上皮性　24
傷病手当金　112
情報的サポート　112

小葉がん　282
症例検討カンファレンス　42
職業がん　27
職業性曝露　169
食事の工夫　223, 224, 226
食欲不振　166, 223, 263
女性化乳房　176
女性ホルモン薬　173
所属リンパ節　26
自律尊重の原則　70
侵害受容性疼痛　205
神経支配領域　207
神経障害性疼痛　205, 207
進行がん　25
人工肛門　307
人工肛門関連合併症　310
浸潤　25
人生の最終段階における医療・ケア
　　の決定プロセスに関するガイドラ
　　イン　108
人生の最終段階における医療に関す
　　る意識調査　87, 89
人生の統合　106
迅速病理診断　161
身体障害者手帳　112, 247
身体的な苦痛　4, 47, 199
診断期　4
心タンポナーデ　43
深部静脈血栓症　43, 123, 160
心理社会教育　46
心理・社会的要因　221
心理的回復　161
心理的適応　161
心理反応　6, 74, 76, 82

す

水分摂取制限　225
スキンケア　80, 187, 228
ステージ（病期）　27, 36
ステージング　37, 38
ストーマ　307
　　──外来　314
ストーマサイトマーキング　307
ストレス　116
　　──因子　231
ストレス・バランス・モデル　232
スピリチュアルケア　249
スピリチュアルペイン　4, 46, 199

せ

世界保健機関（WHO）　31, 198
生活習慣　32
生活の質（QOL）　7
性機能の低下　172
生検　129

性交痛　175
生産年齢人口　102
生殖機能温存治療　169
生殖機能障害　99, 133, 168
成人T細胞白血病　32
成人期　101
精神腫瘍科医　39
精神障害者手帳　247
精神的な苦痛　2, 4, 47, 199
精巣腫瘍　271
生存率　15
制吐薬　166
生命予後　37
生を支えるケア　87
セカンドオピニオン　42
脊髄圧迫　43
セクシュアリティ　174
セツキシマブ　168
積極的治療中止　82
セデーション　67
セミノーマ　271
セルフケア　80, 163, 312
　　──教育　164, 172
セルフヘルプグループ　113
セルフマネジメント　6, 80
セルフモニタリング　175
セロトニン受容体拮抗制吐薬　167
前悪液質　215
前がん病変　28
善行原則　70
全人的苦痛（トータルペイン）　2,
　　4, 46, 199
全身放射線照射　144, 186
せん妄　7, 124, 234
　　過活動型──　234
　　混合型──　234
　　術後──　160
　　低活動型──　234
　　──の予防的ケア　235
専門看護師　60
専門職連携　58, 61

素因　29
早期がん　25
早期ステージ　36
早期発見　20
早期離床　123, 160
造血幹細胞　141
造血幹細胞移植　141, 183, 266
奏効率　57
造精機能の低下　272
ソーシャルサポート　111

た
第1期がん対策推進基本計画　20
第I相試験　39
体位の工夫　226
退院支援看護師　254, 314
退院指導　162
退院調整　255
対がん10か年総合戦略　18
帯下　175
第3期がん対策推進基本計画　8, 22,
　　33, 59, 103, 110
第III相試験　39
胎児性がん　271
代謝拮抗薬　126
体性痛　205
大腸がん　305
第2期がん対策推進基本計画　20,
　　59, 103, 110
第二次性徴　101
第II相試験　39
耐容線量　140
多因子遺伝　53
ダウンステージング　126
タキサン系抗がん薬　165, 167
タクロリムス　146
多剤併用（化学）療法　130, 260,
　　272
多職種連携　250
多段階発がんモデル　29
脱毛　167, 265
担がん状態　156
男性性機能障害　176

ち
地域がん診療拠点病院　19
地域がん診療病院　19
地域包括ケア　243
地域包括支援センター　240, 254
地域連携クリティカルパス　62,
　　243
チームアプローチ　200
チーム医療　58
チームカンファレンス　50
治験　39
チャイルドライフスペシャリスト
　　（CLS）　93, 100, 104, 117
中性子線　135, 136
長期フォローアップ　188, 269
腸閉塞　124, 310
直腸がん　307
直腸切断術　307
治療・回復期　5
治療関連毒性　186
治療期　78

治療計画　137
治療継続　84
治療選択　107
治療奏効率　37
治療中止　66, 298
　　──の意思決定　83
治療評価方法　41
鎮静　67
鎮痛薬　208

て
手足症候群　168
低位前方切除術　307
定位放射線治療　137
低活動型せん妄　234
低酸素血症　218
低線量率小線源治療　136
適応障害　46, 74
手のこわばり　175
デュルバルマブ　150, 152
転移　26, 36
転移巣　26
転院　252
電解質異常　44
電子線　135, 136

と
頭蓋内圧亢進症　43
同種造血幹細胞移植　141
疼痛　205
疼痛緩和　210
トータルケア　93
トータルペイン　4, 46, 199
ドキソルビシン　166, 167
特定領域がん診療連携拠点病院　19
独居・高齢世帯　246
ドナー　142, 143
　　──に対する倫理的課題　185
トポイソメラーゼ阻害薬　127
トモセラピー　136
ドライバー遺伝子　127
　　──変異　31
トラマドール　208
トランジションケア　98

な
内視鏡治療　306
内視鏡的粘膜下層剥離術　306
内視鏡的粘膜切除術　306
内視鏡的ポリープ切除術　306
内臓痛　205
内部照射　135, 138, 139
内分泌障害　148
内分泌療法　127, 172
内分泌療法薬　127, 128, 173
ナラティブ・アプローチ　84

に

肉眼的腫瘍体積　137
肉腫　24
二次がん　111, 133, 148
二次的所見　54, 55
21世紀における第二次国民健康づくり運動　33
二次予防　33
日常生活動作　48
ニボルマブ　150, 152
日本人のためのがん予防法　35
乳がん　281
乳がん看護認定看護師　60
入退院支援　254
乳頭温存乳房全切除術　283
乳房再建　283
乳房全切除術　283
乳房部分切除術　282
認知機能障害　107
認定看護師　60
妊孕性　68, 99, 169
　　――温存　68, 174, 267, 277
忍容性　152
妊孕能　3

ね・の

年少人口指数　102
年齢階級別がん罹患率　12
年齢調整死亡率　15, 16
年齢部位別のがん罹患数割合　105
脳腫瘍　92

は

バイオマーカー　128
　　――検査　294
肺がん　293
胚細胞腫瘍　271
排泄困難　245
肺全摘術　295
肺塞栓　43, 123
排便管理　223
排便コントロール　180, 227
廃用症候群　124
肺葉切除術　295
パクリタキセル　167, 168
曝露対策　170
パジェット病　282
播種性血管内凝固症候群　45
播種性転移　26
パターナリズムモデル　77
発汗　172
発がんリスク　28
白金製剤　126, 168
白血病　92, 258
パッセンジャー遺伝子変異　31

発達段階　3, 92
　　――ごとの特徴に応じた支援　94
バッドニュース　7, 65
発熱性好中球減少症　44, 132, 167
パフォーマンスステータス　40, 163
晩期合併症　125, 133, 148
晩期障害　133
晩期有害事象　139, 140, 182

ひ

ピアサポート　7, 113, 241
非壊死性抗がん薬　165
非オピオイド鎮痛薬　208
微小管阻害薬　127
非小細胞肺がん　293
非上皮性　24
非浸潤性小葉がん（LCIS）　282
非浸潤性乳管がん（DCIS）　282
ビスホスホネート製剤　44
非セミノーマ　271
悲嘆　47
　　――の作業（グリーフワーク）90
　　――のケア（グリーフケア）90
ヒトT細胞白血病ウイルス　28, 32
ヒトパピローマ（乳頭腫）ウイルス　28, 32
ヒドロモルフォン　208
皮膚温存乳房全切除術　283
評価的サポート　113
病期（ステージ）　27, 36
　　――診断　37, 38, 129
標準手術　122
標準治療　39
病理診断　37, 38
ビンカアルカロイド　165
ビンクリスチン　167, 168
貧血　133, 260

ふ

不安　7, 230
　　――のレベル　231
部位別がん死亡数割合　15
部位別がん死亡率　15
フィンクの危機モデル　76, 83, 161, 162
フェイスペインスケール　209
フェンタニル　208
不応性悪液質　216
腹腔穿刺　226
複雑性悲嘆　247
副作用　42, 131, 163
腹水　225
腹部膨満感　225

不死化　24
ブスルファン　145, 186
フッ化ピリミジン系　168
不妊　148
不眠　176, 246
フルオロウラシル　167
フルダラビン　145
プレパレーション（心理的準備）93
プロゲステロン薬　173
分割照射　135
分子標的治療　31
分子標的治療薬　127, 128

へ

ペイシェントアドボカシー　69
ペインスケール　209, 210
ベースラインの体調　190
PEPリソース　9
ペムブロリズマブ　150, 151, 152
ヘリコバクター・ピロリ　32
便秘　167

ほ

縫合不全　124
放射線　28
　　――防護対策　182
　　――療法　135, 177
放射線急性有害事象　180
放射線性宿酔　179, 180
放射線腸炎　180
放射線粘膜炎　180
放射線肺線維症　182
放射線晩期有害事象　182
放射線皮膚炎　179, 180, 292
ホウ素中性子捕捉療法（BNCT）136
訪問看護　243, 302
訪問看護師　255, 302
訪問看護ステーション　240
訪問診療医　255
補完・代替医療　51
補助化学療法　295
ボディイメージ　79, 180, 290, 311
ボディマス指数（BMI）　215
ほてり　172
ポリファーマシー　108
ポリペクトミー　306

ま

マーキング　178
マイルズ手術　307
末期がん　26
マッサージ　211
末梢血幹細胞移植　142
末梢神経障害　133, 168

マルチキナーゼ系抗がん薬　168
慢性GVHD　146, 188
慢性期　6
マンモグラフィ　281, 282

み

味覚障害　166
3つのC　284
看取り　247, 251
　——のケア　89
ミニ移植　145

む

無危害の原則　69
無気肺　123

め・も

メイク　80, 167
メサドン　208
メトクロプラミド　221
メトトレキサート　146
メルファラン　186
免疫寛容　55, 56
免疫関連有害事象　191
　——の発現時期　192
免疫組織化学染色　38
免疫チェックポイント抗体　56
免疫チェックポイント阻害　149
免疫チェックポイント阻害薬　56,
　150, 190
　——の重大な副作用　154
免疫チェックポイント分子　55
免疫療法　52, 55, 149, 190
モルヒネ　208, 219

や

薬物療法　126
　——の副作用対策　131

ゆ

有害事象　41
有害反応　42, 131
有料老人ホーム　240, 253
輸液　225
輸注　145

よ

陽子線　135, 136
用手的リンパドレナージ　228
用量制限毒性　141
予期性悪心・嘔吐　166, 288
予期的指導　157
予期悲嘆　47, 247
抑うつ　7, 230
　——感　176
　——状態　46
予防的全脳照射　296
予防の時期　4

ら

ライフレビュー　250
卵黄嚢腫瘍　271
卵巣凍結保存　267

り

罹患数　12
罹患率　12
　生涯——　13
　年齢階級別がん——　12
　——の動向　14
リスク管理　50
リニアック　136
利尿薬　226
リハビリテーション　48
　——の中止基準　50
リハビリテーション科医　48
リハビリテーション専門職　48
リハビリテーションプログラム　50
リ・フラウメニ症候群　54
良性腫瘍　24
療養の場　252
　——の移行　252, 301
　——の移行支援　253
　——の意思決定　302
　——の選択　252
療養病棟　252
リラクセーション　214
臨床試験　39
リンチ症候群　54, 151, 305
リンパ行性転移　26
リンパ節郭清　123, 228
リンパ節転移　26
リンパ浮腫　227
　——の病期分類　228
倫理調整　71
倫理的意思決定　65
倫理的課題　65
倫理的行動力　71
倫理的配慮　185

る

累積死亡リスク　15
累積罹患リスク　13

れ

冷罨法　211
レジメン　130, 163
レジリエンス　82, 83, 111
レスパイト　248

ろ

老年期　105
　——の発達課題　106
老年症候群　106
老年人口指数　102

わ

悪い知らせ　65
　——に対する心理反応　75

欧文索引

A

activities of daily living（ADL）　48, 51
acute myeloid leukemia（AML）　258
advance care planning（ACP）　66, 84
advocacy　69
AJCC（American Joint Committee on Cancer）　38
*ALK*融合遺伝子　127
anorexia　223
anxiety　230
*APC*遺伝子異常　29, 30
ascites　225
ATL　32
AYA（adolescent and young adult）世代　96, 271

B

B型肝炎ウイルス　28, 32
BMI　215
bone marrow transplantation（BMT）　142
*BRAF*遺伝子　127

C

C型肝炎ウイルス　28, 32
cachexia　214
cancer pain　205
cancer-related fatigue（CRF）　51
complementary and alternative medicine（CAM）　51
cord blood transplantation（CBT）　142
CTCAE（Common Terminology Criteria for Adverse Events）　132
CTLA-4（cytotoxic T-lymphocyte-associated protein 4）　149, 150

D

delirium　234
depression　230
disseminated intravascular coagulation（DIC）　45
dose limiting toxicity（DLT）　141
dyspnea　217

E

*EGFR*遺伝子　30, 127
EGFR阻害薬　168
　——による皮膚障害　168
endoscopic mucosal resection（EMR）　306

endoscopic submucosal dissection（ESD）306
Erikson　96
evidence-based medicine（EBM）8
evidence-based practice（EBP）8

F

familial adenomatous polyposis（FAP）305
fatigue　212
febrile neutropenia（FN）44, 167
Finkの危機モデル　76, 83, 161, 162
FPS（Faces Pain Scale）209

G

GVHD（graft versus host disease）142, 146, 268
GVL効果　141, 142

H

HER2　30
HLA　143, 183
HPV　28, 32
HTLV-1　32

I

image-guided radiotherapy（IGRT）139
immunohistochemistry staining（IHC）38
interprofessional work（IPW）58
iRECIST（immune RECIST）153
irRC（immune-related response criteria）153
irRECIST（immune-related RECIST）153

L

LH-RHアゴニスト　173
LH-RHアンタゴニスト　173
Li-Fraumeni症候群　54
long-term follow-up（LTFU）188
lymphedema　227
Lynch症候群　54, 151, 305

M

manual lymph drainage（MLD）228
maximum tolerated dose（MTD）141
McCaffery　205
medical social worker（MSW）60

N・O

nausea　220
NF1　30
NRS（Numerical Rating Scale）209, 219
NSAIDs（non-steroidal anti-inflammatory drugs）208
oncofertility　68

P・Q

*p53*遺伝子　29, 30
Paget病　282
patient advocacy　69
PD-1（programmed cell death 1）149, 150
PD-L1（programmed death-ligand 1）149, 150
PEPリソース　9
performance status（PS）40, 163
peripheral blood stem cell transplantation（PBSCT）142

personal protective equipment（PPE）170
precachexia　215
QOL（quality of life）7

R

RALS（Remote After Loading System）135
*ras*遺伝子　29, 30
RB　30
RECIST（Response Evaluation Criteria in Solid Tumors）41, 132, 153
　――効果判定基準　133
refractory cachexia　216
*ROS1*融合遺伝子　127

S

sarcopenia　215
sedation　67

T

TNM分類　26, 36, 38
total body irradiation（TBI）144
total pain　46

V

VAS（Visual Analogue Scale）209, 219
vomiting　220

W

WHO　198
WHO 3段階除痛ラダー　207